Susanne Alber-Jansohn

Naturheilkunde für Kinder
Ein Praxisbuch für Eltern und Therapeuten

Susanne Alber-Jansohn

Naturheilkunde für Kinder

Ein Praxisbuch für Eltern und Therapeuten

BACOPA VERLAG

Impressum

4521 Schiedlberg | Austria, Waidern 42
e-mail: office@bacopa.at | verlag@bacopa.at
www.bacopa.at | www.bacopa-verlag.at

Umschlaggestaltung: Dirk Scheuble
Coverbild: Kolibri | Maler, Zeichner, Grafiker | www.kolibri-atelier.de
Grafiken: Friedemann Garvelmann, Mili Badic
Satz: Kerstin Badic, Mili Badic

Printed in the European Union

ISBN: 9783991140849
1. Auflage, 2024

Ich widme dieses Buch den Kindern und ihren Eltern.
Möge es Euch bewusst werden, dass Ihr
als Teil der Natur gut von dieser beraten werdet.

INHALT

TEIL 2

Vorwort der Autorin

Als ich vor 30 Jahren die Möglichkeit bekam, in der Praxis des „alteingesessenen" Heilpraktikerkollegen Friedemann Garvelmann zu assistieren, war dies der Beginn einer wunderbaren Reise (und ja, auch Freundschaft). Ich hatte meine Zulassung als Heilpraktikerin in der Tasche, ein solides schulmedizinisches Wissen aus meinem ersten Beruf und ich hatte bereits einige naturheilkundliche Methoden erlernt. Was ich nicht hatte, war ein ganzheitliches Konzept, um die vielen einzelnen Puzzlestücke zu einem sinnvollen Bild zusammensetzen zu können. Es war mehr als eine glückliche Fügung, dass ich in Friedemanns Praxis die Konstitutionsmedizin und deren praktische Anwendung hautnah kennenlernen durfte – sie war das ganzheitliche Konzept, das mir noch gefehlt hatte. Die zugrundeliegende Vier-Säfte-Lehre (Humoralmedizin) mit ihrer klaren Logik hat mich sofort begeistert und die praktische Umsetzung in der täglichen Arbeit war mehr als überzeugend. Und so wurde diese auch zur Arbeitsgrundlage für meine eigene Praxistätigkeit.
Es hat mich immer wieder erstaunt, wie – auch in Fachkreisen – wenig bekannt die Wurzeln unserer eigenen Medizin sind. Häufig ist das Yin-Yang-Prinzip der Traditionellen Chinesischen Medizin (TCM) bekannter als das Feuchtigkeits- und Wärmeprinzip unseres eigenen Traditionellen Medizinsystems.
Die Frage, warum dieses wertvolle Medizinsystem des europäischen Kulturkreises fast verloren gegangen ist – obwohl es von der Antike bis vor circa 200 Jahren Grundlage jedes ärztlichen Tuns war, kann nicht wirklich schlüssig beantwortet werden. Vermutlich hat – neben der Euphorie über die Errungenschaften der modernen Medizin – der Mangel an zeitgemäßer Fachliteratur und der Mangel an qualifizierten Ausbildungsangeboten eine Rolle gespielt. Zumindest dieses hat sich in den letzten Jahren zum Besseren gewendet. Die Säftelehre (Humoralmedizin) wurde als Grundlage der Traditionellen Europäischen Naturheilkunde (TEN) inzwischen klar definiert und hat nun endlich umfangreiche Grundlagenliteratur, verfasst in einer zeitgemäßen Sprache (siehe Anhang *Literaturempfehlungen*). Vor allem in Österreich und der Schweiz gibt es zudem ein umfangreiches Aus- und Fortbildungsprogramm. Der Weg ist also geebnet für eine Medizin der Zukunft: **Für** die Menschen, mit **allen** medizinischen Erkenntnissen der Menschheitsgeschichte.

Im Bereich der Kinderheilkunde möchte ich mit diesem Buch eine bestehende Lücke schließen. Ich wünsche mir, dass die darin festgehaltene Erfahrung meiner langjährigen Praxisarbeit vor allem den Kindern dient – ihnen fühle ich mich verpflichtet!

Kadelburg, 18. März 2024

Vorwort von Friedemann Garvelmann

„Naturheilkunde ist Heilkunst mit den Mitteln und nach den Gesetzen der Natur“ (F. Garvelmann)

Vermutlich halten Sie dieses Buch in Ihren Händen, weil Sie ihr erstes Kind erwarten oder Sie haben es zur Geburt Ihres Kindes von einem lieben Menschen geschenkt bekommen als Unterstützung bei den schönen, aber auch verantwortungsvollen und manchmal unerwarteten Aufgaben junger Eltern, die Sie selbstbestimmt meistern wollen.

Vielleicht sind Sie auch schon länger Mutter oder Vater und bei Ihrem Kind treten immer wieder Infekte auf, es haben sich allergische Reaktionsmuster entwickelt oder es sind Entwicklungsprobleme aufgetreten – um nur einige Beispiele zu nennen.

Zu diesen Themen gibt es sehr viele Bücher und auch „Dr. Google“, in denen Sie Tipps für Arzneien und sonstige Anwendungen bekommen, mit denen Sie die Symptome Ihres kranken Kindes lindern können. Wieso braucht es also ein weiteres Buch? Die Tipps, die Sie in den genannten Quellen finden, sind durchaus oft wertvoll und im Fall einer aktuellen Krankheit auch hilfreich. Sie wirken aber meist zu oberflächlich symptomatisch, denn sie gehen von der falschen Vorstellung aus, dass die verschiedenen Krankheiten, die jeder Mensch in seinem Leben durchmacht, voneinander unabhängige Einzelereignisse sind, die auch so behandelt werden müssen. Nein, genau das sind sie nicht! Eine wichtige und uralte naturheilkundliche Erkenntnis ist die, dass auch zwischen sehr unterschiedlich verlaufenden Krankheiten mit unterschiedlichen Diagnose-Namen (fast) immer konstitutionelle Zusammenhänge bestehen, die sich rational erklären lassen. Und das gilt auch für Krankheiten mit großem zeitlichen Abstand. Die Frage ist also nicht, ob Zusammenhänge bestehen, sondern ob wir die Zusammenhänge erkennen, verstehen und in eine effiziente Behandlung umsetzen können. Im Grunde stehen immer wieder die Fragen im Raum: Warum hat mein Kind diese Krankheiten? Und warum flackern sie immer wieder auf? Warum reagiert das Immunsystem plötzlich allergisch auf Stoffe, die eigentlich kein Problem sind? Die Beispiele könnten unbegrenzt erweitert werden …

Das große WARUM ist der gedankliche „rote Faden“, der sich durch dieses Werk zieht, das Pflichtlektüre für jeden Menschen sein sollte, der mit Kindern zu tun hat. Aus der Erklärung der Hintergründe (das ist die Kernkompetenz der Konstitutionsmedizin) entwickelt die Autorin tiefgreifende, aber trotzdem praktikable Behandlungsempfehlungen, die jede Mutter und jeden Vater darin unterstützen, die Initiative für die Gesundheit und die konstitutionelle Stabilität ihrer Kinder zu ergreifen – eigenverantwortlich und unabhängig von medizinischen Dogmen.

In diesem Zusammenhang spielt das Thema Impfungen eine zentrale Rolle, mit dem sich jeder, der für Kinder verantwortlich ist, auseinander setzen muss.
16 Jahre lang durfte ich in sehr harmonischer Praxisgemeinschaft mit Susanne Alber-Jansohn die Naturheilkunde nicht nur anwenden, sondern auch „leben", denn Naturheilkunde ist nicht nur einfach ein beliebiges Medizinsystem, sondern als spezifisches Element der Naturkunde auch eine Philosophie, die sich in allen Bereichen des Lebens spiegelt. Unsere Faszination für die traditionelle Naturheilkunde entstand nicht nur durch die täglichen Erfolge bei der Behandlung kleiner und großer Menschen, sondern basiert auch auf der universellen, „eleganten" Logik des humoralmedizinischen Denkens, das unsere Arbeit trägt.
Dieses Buch ist initiiert durch das „Feuer" im Herzen der Autorin. Es ist das dichte Konzentrat der in der praktischen Arbeit gesammelten Erkenntnisse und Erfahrungen, die Susanne Alber-Jansohn an Eltern, aber auch an Hebammen und andere Therapeuten und dafür offene Ärzte weitergeben möchte. Ihre wichtigste Arbeitsgrundlage dabei ist das Denk- und Arbeitsmodell der Traditionellen Europäischen Naturheilkunde bzw. - Medizin (TEN/TEM). Diese erklärt die für den Menschen gültigen Gesetze der Gesamtnatur, von denen die Lebensprozesse in Gesundheit, Krankheit und vor allem die universellen Heilungskräfte jedes Menschen gesteuert werden, und macht sie therapeutisch nutzbar.
Dieses Buch behandelt die in der Kindheit wichtigsten Krankheitsmechanismen (die man im Fachausdruck als „Skrofulose" bezeichnet) in gut verständlicher Form und gibt wirksame konstitutionelle und symptomorientierte Behandlungstipps aus der großen Vielfalt naturheilkundlicher Mittel und Methoden. Dabei hat die Heilpflanzenkunde besonderen Stellenwert.

Die gesundheitliche Entwicklung der ersten Lebensjahre prägt das gesamte restliche Leben, sowohl in positiver als auch negativer Richtung. Eine individuell fördernde und v. a. die Entwicklung eines jungen Menschen nicht störende Kinderheilkunde ist daher von elementarer persönlicher und sozialer Bedeutung.
Möge dieses einzigartige Werk seinen Beitrag in diesem Sinne leisten!

Friedemann Garvelmann, Februar 2024
humores@posteo.de

Zum Gebrauch des Buches

Der menschliche Organismus ist ein Wunderwerk, das wir nicht genug schätzen und bewundern können. Wollen wir verstehen, wie dieses Wunderwerk funktioniert, dann ist – wie für alle biologischen Systeme – eine systemische Betrachtungsweise mit einem dafür geeigneten Arbeitsmodell ausgesprochen nützlich.

Alle in der Menschheitsgeschichte entstandenen Traditionellen Medizinsysteme (Traditionelle Europäische Naturheilkunde/TEN, Traditionelle Chinesische Naturheilkunde/TCM, Ayurveda u. a.) sind solche systemische Arbeitsmodelle – sie haben einen ganzheitlichen Blick auf die Krankheitsursachen und einen jeweils passenden Erfahrungsschatz an Heilmitteln, Verhaltens- und Ernährungstipps.

Im Verständnis der traditionellen Heilkunde hängt alles mit allem zusammen – diese Komplexität ist für unseren meist linear denkenden Verstand jedoch eine gewisse Herausforderung. Für einen möglichst unkomplizierten Weg hin zu einem soliden Verständnisfundament habe ich dafür im ersten Teil des Buches einen schrittweisen Aufbau der wichtigsten Grundelemente gewählt und empfehle Ihnen, diesen in chronologischer Reihenfolge zu lesen. Unter anderem erfahren Sie dabei, warum die ersten Lebensjahre so entscheidend für die Entwicklung einer stabilen Grundgesundheit sind, welche Bedeutung die körpereigenen Selbstheilungsstrategien haben und warum die meisten Krankheiten des Kindesalters einen gemeinsamen konstitutionellen Hintergrund haben.

Der zweite Teil des Buches ist als Nachschlagewerk konzipiert. Hier finden Sie schnell alles Wissenswerte rund um die jeweilige Krankheit. Beschrieben werden die häufigsten akuten Infekte des Kindesalters mit ihrem Verlauf, ihren typischen Symptomen und den jeweiligen bewährten Behandlungsvorschlägen. Sie finden jedoch auch die chronischen und sich häufig wiederholenden Erkrankungen wie Hautausschläge, Kopfschmerzen, Bauchschmerzen, Allergien usw. mit ihren jeweiligen Hintergründen, die eine tiefergehende konstitutionelle Stabilisierung benötigen.
Für naturheilkundlich interessierte Therapeuten gibt es – wo es sinnvoll erschien – vertiefende Informationen und Behandlungstipps in farbig markierten Textabschnitten.

Ich wünsche Ihnen viel Freude und einige Aha-Momente beim Lesen!

TEIL 1

Die Entwicklung einer stabilen Grundgesundheit – die ersten zwei Lebensjahre

Wie es sein könnte – die Kurzversion

Lassen Sie sich auf eine kleine Reise zu den wichtigsten Stationen auf dem gesundheitlichen Entwicklungsweg eines Kindes mitnehmen: Wir befinden uns am Ende der Schwangerschaft, die werdende Mutter ist in jeder Hinsicht gesund, zuversichtlich und gut begleitet durch Menschen ihres Vertrauens. Sie wählt den Ort und die Bedingungen für eine natürliche Geburt (mit einem Backup für Unvorhergesehenes). Das Baby wird spontan geboren, Mutter und Kind werden von der Hebamme des Vertrauens durch die erste Zeit begleitet und beraten. Der neugeborene Säugling wird voll gestillt, hat eine ruhig-liebevolle Umgebung und bekommt die menschliche Nähe, die er braucht. Das Wichtigste ist nun schon fast geschafft – jetzt gilt es nur noch die Entwicklung bis zum Ende der Milchzahnentwicklung zu bestaunen, die Überwindung des einen oder anderen Infekts mit pflanzlichen, homöopathischen oder biochemischen Mitteln zu begleiten, nach der Muttermilchernährung auf eine angemessene feste Ernährung umzustellen und schon ist das gesundheitliche Fundament gelegt.

So hat sich das die Natur gedacht und so darf ich es auch immer noch ab und zu in meiner Praxistätigkeit erleben. Mir ist bewusst, dass diese Kurzversion als seltener Idealzustand oder sogar als eine an der Realität vorbeigehende Vereinfachung empfunden werden kann. Sollte sich bei Ihnen ein solches Gefühl gemeldet haben, dann möchte ich Sie bitten, sich an eine Zeit oder Gegebenheit in Ihrem Leben zu erinnern, in der Sie die Kraft und die Perfektion der Natur bewusst wahrgenommen haben. Wir Menschen sind ebenfalls ein Naturwunder und nirgends wird es sichtbarer als in den ersten Lebensjahren unserer Kinder. Ich mache mich stark für eine respektvolle, achtsame Begleitung dieses Entwicklungswunders. Gehen wir doch einfach davon aus, dass Kinder perfekt vorbereitet und ausgerüstet auf die Welt kommen und alle Fähigkeiten in ihnen angelegt sind, die sie für ein gesundes Leben auf der Erde brauchen. Der Start ins Leben darf durchaus auch mal etwas holprig beginnen und der Entwicklungsweg auch mal ein paar kleine Umwege nehmen – wichtig ist nur ein sicheres Navigieren zurück in die Spur. Mit einem soliden Grundverständnis, für die so wichtigen ersten Lebensjahre, werden Eltern dazu selbst in der Lage sein oder sich bei Bedarf auch entsprechende Unterstützung holen.

Der Blick geht ins Detail – die lange Version

Im Folgenden führe ich Sie durch die wichtigsten Phasen der ersten Lebensjahre mit ihren Besonderheiten, den häufigsten Stolpersteinen und wie diese überwunden werden können.

Schwangerschaft

Der Darm eines gesunden Menschen ist mit einer Vielzahl von Bakterien besiedelt, die zahlreiche Hilfsdienste leisten, z. B. für das Immunsystem und die Verdauungstätigkeit. Bereits in der Schwangerschaft bereitet sich der mütterliche Organismus auf die Zeit nach der Entbindung vor und der Darm der werdenden Mutter spielt dabei eine wichtige Rolle. Normalerweise lässt ein gesunder Darm ausschließlich die für den Organismus benötigten Nährstoffe durch die Darmwand hindurchtreten und alle anderen Bestandteile werden im Darmlumen zurückgehalten. In den letzten vier Wochen vor der Entbindung wird der mütterliche Darm jedoch durchlässiger. Damit wird es möglich, dass Darmbakterien durch die Schleimhaut hindurch wandern und über den Lymphweg zur mütterlichen Brust gelangen können. Mit der durch diese mütterlichen Darmbakterien angereicherten Muttermilch stehen dem Neugeborenen dann nicht nur perfekt abgestimmte Nährstoffe zur Verfügung, sondern eben auch Starterbakterien für die Entwicklung der eigenen Schleimhautflora oder korrekter ausgedrückt, des eigenen Mikrobioms[1].

Geburt

Einen weiteren Beitrag zur Ansaat der kindlichen Symbiontenflora nimmt der Geburtsvorgang ein. Beim Durchtritt des kindlichen Kopfes durch den Geburtskanal, kommt es ebenfalls zu einer Übertragung von wichtigen Stammbakterien der mütterlichen Scheidenflora auf das Baby.

Eine weitere, sofort verfügbare Starthilfe ins eigenständige Leben erhält das Neugeborene, indem die Nabelschnur auspulsieren darf, bevor abgenabelt wird. Damit gibt es nochmals eine Extraportion sauerstoff- und nährstoffreiches Blut und der Übergang gestaltet sich sanfter.

Eine natürliche Geburt und eine anschließende Muttermilchernährung stellen die Grundlage dar für die stabile Entwicklung des kindlichen Mikrobioms. Dieses wiederum ist der Dreh- und Angelpunkt für eine stabile Gesundheit (siehe dazu Kapitel

[1] Als Mikrobiom bezeichnet man die Summe der Bakterien in einem menschlichen Organismus, die in Symbiose – also im gegenseitigen Nutzen – mit diesem leben. Die Bakterienflora auf den menschlichen Schleimhäuten wird häufig auch als Symbiontenflora bezeichnet.

Lymphsystem/Schleimhaut-Flora-Lymphsystem). Auf dieser Grundlage kann das Neugeborene dann weiter in eine belastbare Funktion von Verdauungskraft, Immunsystem, körperlicher und emotionaler Gesundheit hinein ausreifen.

Säuglingszeit

Am Beispiel der Muttermilch lässt sich eindrücklich sehen, wie komplex und fein abgestimmt das Mutter-Kind-System angelegt ist. Die Muttermilch passt sich den Bedürfnissen des gestillten Kindes optimal an und das nicht nur in Bezug auf die Nährstoffe, sondern auch bezüglich des Immunsystems.

Hier ein paar Einblicke in die Inhaltsstoffe von Muttermilch und deren meisterhafte Regulation:

- Leicht verdauliche Nährstoffe in einer dem Alter des Kindes entsprechenden Zusammensetzung versorgen den Säugling optimal mit Energie und Baustoffen für das körperliche Wachstum.
- Die Menge der gebildeten Milch entspricht dem jeweiligen Bedarf des Kindes und kann von diesem gesteuert werden. Häufigeres Trinken signalisiert einen Mehrbedarf und stimuliert die Milchbildung.
- Mütterliche Abwehrzellen schützen das noch unreife Neugeborene und sind das immunologische Startkapital bei der Ausreifung des eigenen Abwehrsystems. Erkrankt das Baby, erhöht sich die Anzahl der immunkompetenten Abwehrzellen in der Milch und unterstützt damit die Überwindung des Infekts.
- Mütterliche Darmflora-Bakterien dienen als Starthilfe für das kindliche Mikrobiom.
- Mehrfachzucker (HMO: humane Milch-Oligosaccharide) wirken als präbiotische Ballaststoffe und dienen als Nahrung für die Darmbakterien des Säuglings.
- Mütterliche Stammzellen werden dem kindlichen Organismus als universelles Baumaterial zur Verfügung gestellt. Stammzellen können sich – ganz nach Bedarf – zu allen benötigten Zellen ausdifferenzieren (also zu Nerven-, Muskel-, Knochen-, Blut- oder Organzellen).

Wie gesagt, dies sind nur einige Beispiele! Für mich werden hier die unglaubliche Intelligenz des menschlichen Organismus sichtbar und die sinnvollen Konzepte, die sich in der Menschheitsgeschichte entwickelt und bewährt haben. Die Fähigkeit der Eigenregulation ist hierbei offensichtlich nicht beschränkt auf den mütterlichen Organismus, sondern schließt – zumindest während der Stillzeit – Ihren Säugling mit ein.

Hier nun der große Schritt in Richtung der aktuellen Realität vieler Kinder:

Stolpersteine auf dem Weg zur Grundgesundheit

- Die werdende Mutter kann nur weitergeben, was sie selbst hat. Sind die mütterlichen Darmbakterien Mangelware, dann wird auch die Muttermilch mit weniger Bakterien angereichert sein.
- Kurz vor der Entbindung eingenommene Antibiotika reduzieren nicht nur die unerwünschten Krankheitskeime, sondern auch die wichtigen Funktionsbakterien. Dadurch sinkt die Übertragungsrate der Ansaatbakterien beim Geburtsvorgang und die Muttermilch wird mit weniger Bakterien angereichert sein.
- Bei Kaiserschnittgeburten fehlt die vaginale Bakterienübertragung.
- Wird ein Kind nicht gestillt, dann entfällt der Übertragungsweg über die Muttermilch.
- Eine Antibiotikabehandlung in den ersten Lebensjahren führt zu einem Rückschritt in der Ausreifung der Verdauungs- und Abwehrkraft.

Weitere Stolpersteine, die in den folgenden Kapiteln ausführlich besprochen werden

- unterdrückende medikamentöse Maßnahmen (Fieberunterdrückung, Unterdrückung von Ausscheidungsprozessen der Haut [Ekzeme] und der Schleimhaut [Katarrhe] u. a.)
- Impfungen
- ungeeignete Ernährung

Was ist zu tun?

Erstmal vorne weg: weder eine Kaiserschnitt-Entbindung noch das Nicht-Stillen des Babys sind eine Katastrophe. Sie stellen lediglich Stolpersteine auf dem Weg in eine stabile Grundgesundheit dar, deren Überwindung unterstützt werden sollte. Ein kindlicher Organismus kann einiges ausgleichen, aber eben nicht alles. Wichtig ist deshalb zu verstehen, dass die Anzahl der Stolpersteine in den ersten wichtigen Lebensjahren eines Kindes von ganz entscheidender Bedeutung dafür ist, ob die Ausreifung in eine stabile Grundgesundheit hinein gelingt oder nicht. Es liegt in unserer Hand, ihre Anzahl so gering wie möglich zu halten.

Ebenso wichtig ist das Verständnis für die typischen Besonderheiten von Kindern mit einem Versorgungsmangel an mütterlichen Starterbakterien. Sie brauchen einfach mehr Zeit für den Aufbau einer stabilen Verdauungs- und Abwehrkraft. Diese kann sich mit längeren Schreiphasen durch Bauchschmerzen zeigen, häufigeren Verdauungsproblemen, einer höheren Infektanfälligkeit, einer höheren Wahrscheinlichkeit für Allergien und generell einer länger anhaltenden Neigung zu lymphatisch – skrofulösen Erkrankungen (siehe Kapitel *Lymphatismus – Skrofulose*).

Prophylaktische und therapeutische Empfehlungen

Die Schwangerschaft ist ein guter Zeitpunkt für die werdende Mutter, die eigene Darmflora zu stärken. Alle in diesem Buch genannten probiotischen Bakterienpräparate sind so zusammengesetzt, dass sie die Flora[2] sämtlicher Schleimhäute des Körpers aufbauen. Damit werden dann recht elegant einige wertvolle Effekte erzielt:

- das mütterliche Immunsystem wird gestärkt
- das mütterliche Verdauungssystem wird gestärkt
- die mütterliche Scheidenflora wird gestärkt und damit auch die Anfälligkeit für eine Besiedelung mit potenziell krankheitserregenden Mikroorganismen (Pilze, Bakterien, Viren) reduziert
- die Versorgung des Neugeborenen mit mütterlichen Ansaatbakterien wird verbessert und verkürzt so die Aufbauzeit des kindlichen Mikrobioms

Minimalprogramm, 4 Wochen vor Entbindung:	
Omni-Biotic Panda[3] (Allergosan)	**1 Beutel täglich** Pulver in einem Glas Wasser 10 Minuten quellen lassen, umrühren und morgens nüchtern trinken

Es hat sich als sehr günstig erwiesen in dieser Zeit den Konsum von einfachen Kohlenhydraten – Weißmehlprodukte, Zucker – weitgehendst zu meiden. Günstig ist dagegen ein hoher Anteil an Ballaststoffen – leichtverdaulich und damit geeignet für die letzte Phase vor der Geburt sind die Gemüsesorten der Saison sowie Samen und Nüsse (Leinsamen, Flohsamenschalen, Erdmandelflocken, Mandeln, Walnüsse u. a.). Diese Ernährungsweise fördert ein gesundes Darmmilieu und stabilisiert den gesamten Stoffwechsel (mehr dazu im Kapitel *Ernährung*).

Bei geplanten Kaiserschnitten besteht die Möglichkeit der manuellen Übertragung der vaginalen Bakterienflora. Beratung und Durchführung erfolgt meist über erfahrene Hebammen oder Entbindungsstationen. Ähnliches gilt für die Praxis der Stuhlübertragung. In einer kleinen Studie der Universität Helsinki wurde durch Kaiserschnitt entbundenen Kindern eine krankheitskeimfreie, verdünnte Stuhlprobe ihrer Mütter gegeben. Die Darmflora der so behandelten Kinder hatte sich nach drei Wochen der Flora vaginal geborener Kinder angeglichen. Dies war bei den unbehandelten durch Kaiserschnitt entbundenen Kindern nicht der Fall.

2 Bakterielle Schutzschicht.

3 Siehe die sogenannte Panda-Studie der Firma Allergosan.

Diese sogenannte Stuhltransplantation gehört selbstverständlich in fachliche Hände. Nach einer Kaiserschnittentbindung (ohne Bakterienübertragung) kann folgendermaßen vorgegangen werden:
Wird gestillt, kann die Mutter weitere 2–3 Monate täglich Omni-Biotic Panda einnehmen, um so Ihre Milch mit den Probiotika anzureichern. Wird nicht gestillt, ist es sinnvoll, das Bakterienpräparat dem Neugeborenen täglich direkt über mindestens 2–3 Monate zu geben.

Muss nach einer Antibiotikabehandlung in den ersten beiden Lebensjahren die Bakterienflora wieder aufgebaut werden, kombiniert man die probiotischen Bakterienpräparate immer mit einer allgemeinen Milieustütze (Bitterstoffe und Lymphmittel) oder einer individuell passenden Konstitutionsmischung (mehr dazu im weiteren Verlauf des Buches).

Eine mögliche Aufbaukur für Säuglinge und Kleinkinder könnte so aussehen:	
Omni-Biotic Panda (Allergosan)	**1 Beutel täglich** (Anwendung wird ans Alter des Kindes angepasst, siehe Firmenhinweise)
Aquilinum comp. (Wala)	**2 x täglich 5 Kügelchen**

Fazit

Eine Mutter mit einer guten Grundgesundheit kann darauf vertrauen, dass ihr eigener Körper und der Körper ihres Kindes in einem perfekten Austausch sind und genau wissen, was zu tun ist. Nützlich ist ein kleines Netzwerk an Unterstützung, das bei Unsicherheiten und Problemen begleitend zur Verfügung steht. Elterliche Eigenfürsorge sowie die liebevolle Aufmerksamkeit auf den kindlichen Entwicklungsprozess stärken das neue kleine Familiensystem.
Die meisten der üblicherweise auftretenden Gesundheitsprobleme sind in diesem Buch beschrieben – sowohl in ihrem Verlauf, als auch mit entsprechenden Behandlungstipps für den Hausgebrauch.
Bleiben Sie möglichst nah an der Natur und nutzen Sie den in der DNA Ihres Kindes in Jahrtausenden angelegten Erfahrungsschatz. Im nächsten Kapitel geht es um einige dieser – bei allen Kindern vorhandenen – Erfolgskonzepte auf dem Weg in eine stabile Grundgesundheit.

Grundsätzliches zu Gesundheit und Krankheit

Wie der Volksmund schon sagt: „Gesundheit ist unser höchstes Gut!“ Diese altbekannte Weisheit werden die meisten Menschen schon einmal gehört haben und vermutlich auch so unterschreiben können. Wie selbstverständlich denken wir dabei jedoch häufig eher an ältere Menschen und weniger an die Kinder. Von ihnen nehmen wir einfach an, dass sie natürlicherweise gesund sind. Prinzipiell ist das auch so, oder vielmehr war das mal so. Inzwischen ist die Zahl der chronisch kranken Kinder dramatisch gestiegen und selten trifft man auf wirkliches Interesse an der Frage, warum das so ist.

Aber wann sind wir denn wirklich körperlich und seelisch gesund? Eine naturheilkundlich-systemische Definition sieht Gesundheit gegeben, bei einer starken, belastbaren Anpassungsfähigkeit an äußere und innere Reize.

Die folgenden beiden Tabellen geben einen kleinen Einblick, welcher Vielfalt an Reizen wir täglich ausgesetzt sind:

Beispiele für äußere Reize	Beispiele und Erklärungen	Symptome bei mangelnder Anpassungskraft
Klimatische Reize	Fönwetterlagen, Wechsel der Jahreszeiten, schnelle Temperaturänderungen u. a.	Wetterfühligkeit mit allgemeinem Unwohlsein, Anpassungsprobleme des Kreislaufsystems, Müdigkeit u. a.
Nahrungsreize	Aufforderung an das gesamte Verdauungssystem, die benötigten Verdauungssäfte bereitzustellen und an das vegetative Nerven- und Hormonsystem, die Verdauungsvorgänge zu koordinieren	Verdauungsstörungen aller Art: Völlegefühl, Blähungen, Bauchschmerzen u. a.
Chemische Reize	Chemische Stoffreize in der Luft, in Wohnmaterialien, Nahrungsmitteln, Kleidung, Medikamenten u. a.	Allergische Erkrankungen, Verdauungsstörungen, Atemwegserkrankungen u. a.
Elektromagnetische Reize	Elektromagnetische Reize durch Mobiltelefone, DECT-Telefone, WLAN, Hochspannungsleitungen u. a.	Neuro-vegetative Regulations- und Anpassungsstörungen, Schlafstörungen, nervliche Überlastungssymptome u. a. m.
Mikrobielle Reize	Bakterien, Viren, Pilze, Parasiten und deren Stoffwechselprodukte	Mykosen, Infekte u. a.

Beispiele für äußere Reize	Beispiele und Erklärungen	Symptome bei mangelnder Anpassungskraft
Medikamentöse und therapeutische Reize	Wirkstoffreize, mechanische Reize bei Massagen u. a.	Wirkstoffnebenwirkungen, Schmerzsyndrome u. a.
Sonstige Anforderungsreize	Prüfungen, neue Situationen u. a.	Überforderungsgefühle, Ängste, Schlafstörungen, vegetative Reaktionen (Schwitzen, Übelkeit, Durchfall u. a.)

Beispiele für innere Reize	Beispiele und Erklärungen	Symptome bei mangelnder Anpassungskraft
Verdauungsreize	Verdauungsaktivität verbraucht Energie	Müdigkeit nach dem Essen, allgemeine Verdauungsschwäche, Blähungen u. a.
Reize durch Körpersäfte	Zusammensetzung und Verteilung der Nährsäfte u. a.	Stimmungslabilität, Energiemangelzustände, Stauungszustände u. a.
Aktivitätsreize des Immunsystems	Blutbildveränderungen, Histaminerhöhung u. a.	Fieber, Entzündungen, Allergien u. a.
Vegetative Reize	Vegetative Nervenreize, hormonelle Reize	Krämpfe, Schlafstörungen, Stressbelastung u. a.
Gedanken- und Emotionsreize	Wie das Leben empfunden und wahrgenommen wird	Psycho-emotionale Belastungen, Stressbelastung, Erschöpfungssyndrome u. a.

Können diese Reize vom menschlichen Organismus integriert und angemessen kompensiert, also ausgeglichen werden, dann befindet sich dieser Mensch in seiner konstitutionellen Stärke und ist gesund.

Können die genannten Reize nicht vollständig integriert oder kompensiert werden, wird es erst einmal zu Unwohlsein und nicht gleich zu krankhaften Zuständen kommen. Das kann der Kopfschmerz oder Schwindel sein, wenn zuwenig getrunken wurde oder das Wetter sich ändert. Das kann sich als nervöse Unruhe zeigen nach dem Genuss eines süßen Kuchens oder zuckerhaltigen Getränks oder als Bauchschmerzen bei Sorgen. Im Kindesalter zeigt sich häufig eine vorübergehende Infektanfälligkeit und/oder emotionale Labilität nach Wachstums- oder Entwicklungsphasen. Diese sind ebenfalls nicht als manifeste Erkrankungen zu sehen, sondern eher als Signal des individuellen Frühwarnsystems – mit der Meldung, dass gerade eine störanfällige, geschwächte Lebenssituation entstanden ist. Wird dieses Frühwarnsystem als solches erkannt, dann kann angemessen darauf reagiert werden und es wird sich recht schnell wieder ein stabiles Gleichgewicht einstellen.

Schauen wir uns das an zwei Beispielen einmal etwas genauer an:

Situation/Problem	Symptom, das den Handlungsbedarf anzeigt	Handlung/ Problemlösung
Flüssigkeitsmangel	Schwindel	Trinken

Wird der Durst nicht wahrgenommen oder wird – aus welchem Grund auch immer – nicht getrunken, dann verschlechtern sich die Arbeitsbedingungen des Organismus. Je nach Dauer und Ausmaß des Flüssigkeitsmangels wird das den Organismus mehr oder weniger fordern. Und da der Mensch höchst individuell, oder wie in diesem Buch ausgedrückt, *konstitutionell* reagiert, kann man es wie folgt formulieren: Ob der Flüssigkeitsmangel unbemerkt vonstattengeht oder ob Folgeprobleme wie Kopfschmerz, Schwindel, Müdigkeit, Aggression, Kreislaufprobleme auftreten, hängt von der momentanen Anpassungs- und Kompensationsfähigkeit ab und von der individuellen Neigung zu bestimmten Krankheitssymptomen bzw. Reaktionsmustern. Oder bezogen auf Ihr Kind: Die Frühwarnsymptome Ihres Kindes werden sich immer typisch für dieses Kind zeigen.

Das zweite Beispiel zeigt eine in der Kinderpraxis häufig vorkommende Situation, bei der ein Ursache-Wirkung-Prinzip nicht so einfach zu erkennen ist – aber nichtsdestotrotz vorhanden ist.

Situation/Problem	Symptom, das den Handlungsbedarf anzeigt	Handlung/ Problemlösung
Schwäche, Kraftlosigkeit (z. B. nach Wachstumsschüben, längeren Krankheitsphasen, schulischen Mehrbelastungen u. a.)	Ängste	innere Kraftreserven aufbauen, Substanz-Aufbau

Für das Erkennen braucht es in diesem Fall unter Umständen fachliche Unterstützung, zumindest bis Eltern mit den konstitutionellen Besonderheiten ihres Kindes vertraut sind. Mit einer gezielten konstitutionellen Unterstützung, etwas Geduld und gutem Menschenverstand werden Kinder recht schnell wieder in ihre individuelle Stabilität finden. Allgemeine Maßnahmen, die helfen wieder in die Kraft zu kommen, sind:

- regelmäßige leicht verdauliche und hochwertige Mahlzeiten einnehmen
- viel Trinken (Wasser oder Tee)
- viel Schlafen
- viel in der Natur bewegen
- Qualitätszeit mit Familie und Freunden verbringen

In beiden Fällen haben die auftretenden Symptome erstmal keinen Krankheitscharakter und werden sich bei angemessener Reaktion auf die zugrundeliegende Hauptproblematik schnell verflüchtigen. Ein ganzheitliches Betrachten des Kindes ermöglicht ein frühzeitiges Erkennen und angemessene Hilfestellungen.

Kommt es zu einem sehr starken Reiz – beispielsweise bei Unfällen –, dann wird wiederum die verfügbare Fähigkeit zu Reparieren und zu Verarbeiten darüber entscheiden, wie schnell und vollständig die Gewebsschädigung und möglicherweise aufgetretene psychische Traumatisierung überwunden wird.

Alle Anpassungsvorgänge im Organismus laufen automatisch, also ohne unser bewusstes Zutun, ab. Nichtsdestotrotz braucht es auch die bewusste Mithilfe des Menschen – ohne Essen, Trinken, Bewegen und Schlafen wird der Organismus recht schnell in Bedrängnis kommen.
Es gibt zwei Situationen, die Probleme bei der Anpassung entstehen lassen:

- Der Reiz ist zu stark.
- Die Anpassungsfähigkeit des Organismus ist zu schwach. Der betroffene Mensch reagiert bereits bei schwachen Reizen mit deutlichen Symptomen.

Die beiden folgenden Grafiken verdeutlichen diese Zusammenhänge.
Zunächst die Situation, wie sie sich bei einem Menschen mit einer recht stabilen Konstitution darstellt:

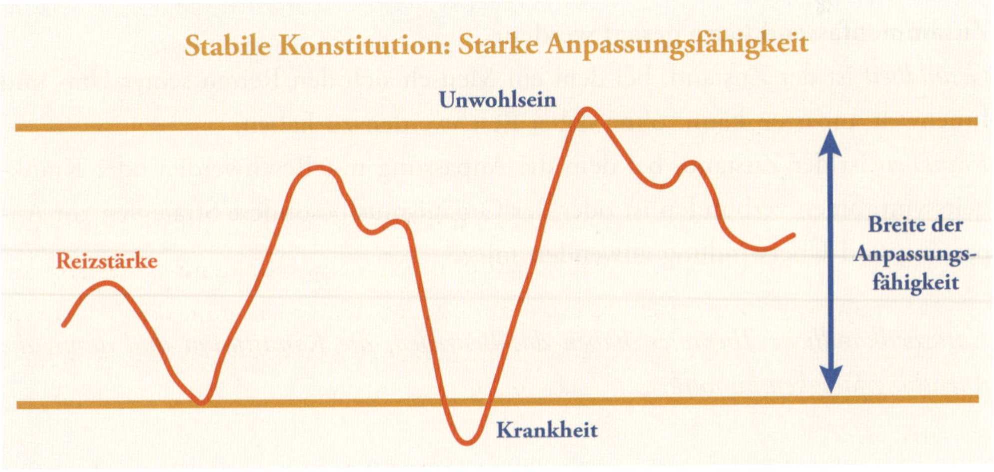

Nun die Situation, wie sie sich bei einem Menschen mit geschwächter Konstitution zeigt:

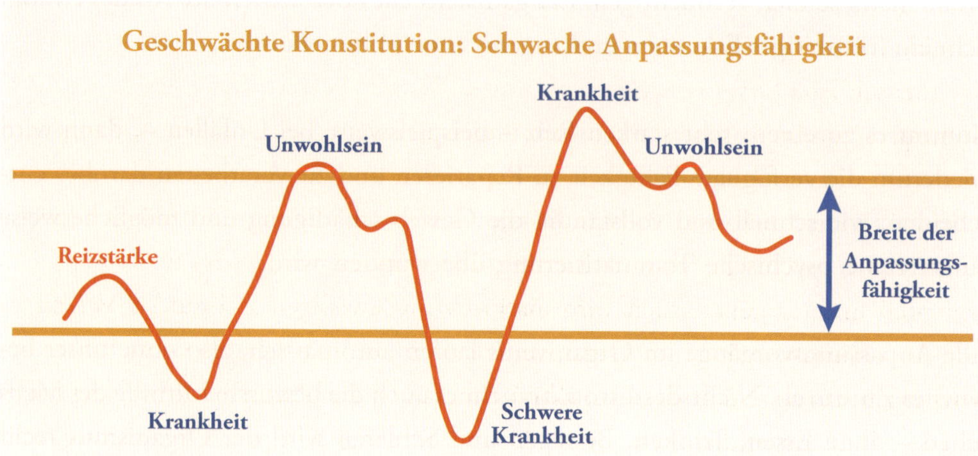

In diesem Fall ist gut zu erkennen, dass bereits relativ schwache Reize zu Unwohlsein und Krankheit führen. Hinzu kommt, dass der Organismus weit größere Anstrengungen unternehmen muss, um wieder in seine Anpassungsbreite zurückzufinden. Für diesen Mehraufwand benötigt der Organismus eine Extraportion an Energie – diese Energie steht dem konstitutionell geschwächten Organismus jedoch nicht ausreichend zur Verfügung. In der Folge können dann Krankheiten nicht mehr vollständig überwunden werden und es besteht eine entsprechend große Neigung zu chronischen Krankheitsverläufen.

Zusammenfassend kann gesagt werden:
Gesundheit ist der Zustand, bei dem ein Mensch sich den Reizen seiner Um- und Innenwelt anpassen kann, ohne dabei Beschwerden zu haben.
Krankheit ist der Zustand, bei dem die Anpassung mit Beschwerden oder Krankheitssymptomen verbunden ist oder der Organismus besondere Strategien zur Anpassung und Überwindung anwenden muss.

Naturheilkundliche Therapien haben das Bestreben, die Konstitution und damit die Anpassungsfähigkeit zu stärken.

Im vorhergehenden Kapitel wurden bereits die wichtigen gesundheitsrelevanten Faktoren – rund um Geburt und Stillzeit – genannt sowie die Wichtigkeit betont, dass die Ausreifungszeit des kindlichen Immunsystems möglichst ungestört ablaufen kann. Im Folgenden geht es nun um die Bedeutung der aktiven Auseinandersetzung mit Krankheitsreizen im Kindesalter und darum, dass ein Kind auch mal krank sein darf, ja vielleicht sogar krank sein muss, damit sich eine belastbare Grundgesundheit aufbauen kann.

Schauen wir uns nun die im Laufe der Evolution entwickelten Konzepte für die Krankheitsüberwindung näher an.

Die menschliche DNA ist ein faszinierendes Wunderwerk an Information und Anpassungsfähigkeit. Auf ihr sind sowohl die allgemeinen (Über-)Lebenskonzepte der Menschheit als auch die familiären (Über-)Lebenskonzepte abgespeichert. Mit bewährten Programmen zu arbeiten, könnte bei veränderten Anforderungen jedoch zum Problem werden. Aber auch hierfür gibt es eine Lösung – wir nutzen nur einen Bruchteil unserer genetischen Information zum jeweiligen Zeitpunkt. Verändern sich die Lebensbedingungen, dann werden nicht mehr benötigte Gene inaktiviert bzw. abgeschaltet, andere dagegen aktiviert bzw. angeschaltet. Dieser Vorgang findet in jedem Baby unter der Geburt statt. Die Wehentätigkeit gibt den Startschuss, dass es sich nun umzustellen gilt – von einem Leben im Mutterleib zu einem Leben in der Außenwelt. Ist das Kind dann auf die Welt gekommen, müssen die mitgelieferten Konzepte in den ersten Lebensjahren praktisch erprobt werden. Mit den individuell zur Verfügung stehenden Mitteln entwickeln sich in dieser Zeit passende Strategien für eine belastbare Eigenregulation, die dann das weitere Leben über zur Verfügung stehen. Sinnvolle Konzepte müssen praktisch erprobt, bei Bedarf angepasst und im Erfolgsfall abgespeichert werden. Der kindliche Organismus strebt dabei ein dynamisches Gleichgewicht an, sowohl in seiner Innenwelt als auch in seiner Beziehung zur Außenwelt. Dies geschieht über eine aktive Auseinandersetzung und damit auch häufig mit Krankheitssymptomen. Aus der Sicht des kindlichen Organismus sind das äußerst wichtige und sinnvolle Prozesse, sozusagen ein Feintuning, das nicht gestört oder unterbunden werden sollte.

Krankheiten mit einem für den Gesamtorganismus *gesunden* Verlauf dürfen diesen zwar fordern, aber nicht überfordern und sollten ihn langfristig stärken. Das ist daran zu erkennen, dass Krankheiten gut überwunden werden, die Kinder hinterher wieder in ihrer Kraft, fröhlich und ganz gesund sind. Auch bei gefühlt ständigen Infekten in den ersten Lebensjahren sollten diese Phasen vollständiger Gesundheit zwischen den Krankheitsepisoden vorhanden sein. *Gesunde* Krankheiten sind im Wesentlichen solche, die mit akut entzündlichen Prozessen auf den Körperoberflächen (Haut und Schleimhäuten) ablaufen. Das Bestreben des Organismus, die Krankheit an der Oberfläche zu halten, sie also nicht tiefer in den Organismus eindringen zu lassen, kann mit deutlichen Krankheitssymptomen wie hohem Fieber einhergehen. Die Bedeutung von Fieber für den gesunden Krankheitsverlauf und seine naturheilkundliche Behandlung folgt im weiteren Verlauf.

Neben den sogenannten *gesunden* bzw. sinnvollen Krankheiten gibt es aber auch Krankheiten mit einem *krankhaften* Verlauf, die den Organismus belasten und überfordern. Bei *krankhaften* Krankheiten laufen die Krankheitsprozesse auf biologisch unsinnige Weise ab. Durch den aktuellen Krankheitsprozess gelingt es dem Organismus weder, die auslösenden Reize zu neutralisieren, noch kann er zu einer gesunden und symptomfreien Eigenregulation zurückfinden. Wenn also ein Krankheitsprozess zu träge oder überschießend abläuft und damit nicht angemessen überwunden wird, wenn eine Krankheit immer wieder aufflackert oder chronisch wird, dann sprechen wir von *krankhaften* Krankheiten.
Krankheiten, bei denen strategische Konzepte und die vorhandene Kraft nicht ausreichen, um sie an der Oberfläche zu überwinden, entwickeln einen krankhaften Charakter. Wird ein tiefer eingedrungener Krankheitsprozess zur Bedrohung für den Gesamtorganismus, so wird hier selbstverständlich alles Nötige getan, um den kranken Menschen zu schützen. Diese Fälle gehören in erfahrene Therapeutenhände. Beispiele für den Übergang von einer oberflächlichen Schleimhauterkrankung zu einer tiefergehenden Organerkrankung sind, wenn aus einer Blasenentzündung eine Nierenbeckenentzündung wird oder aus einem banalen Atemwegsinfekt sich eine Lungenentzündung entwickelt.

In der Kindheit nehmen Krankheiten – mit wenigen Ausnahmen – meist einen gesunden Verlauf. Sie verlaufen akut, werden gut überwunden und führen zu einer vollständigen gesundheitlichen Stabilität. So dankbar wir auch sein können über unser modernes Medizinsystem, so problematisch ist der viel zu häufige Einsatz von Medikamenten, die störend in die Eigenregulation des kindlichen Organismus eingreifen. Je früher und häufiger sie angewendet werden, umso deutlicher wird ihre destabilisierende Langzeitwirkung. Dies sind vor allem die frühen Mehrfach-Impfungen und symptomunterdrückende Medikamente wie fiebersenkende Mittel, Antibiotika, Cortisonsalben und -sprays. Bevor wir uns tiefer mit dieser Realität der heutigen Kinder beschäftigen, schauen wir uns zunächst die bereits genannten evolutionären Konzepte an.

Strategien zur Überwindung von Krankheiten – die Kurzversion

Hier nun einige bewährte Überwindungsstrategien, die bei akuten Krankheiten auftreten und die wir vermutlich alle aus eigener Erfahrung kennen:

- *Energiesparprogramm*
  Vor allem bei akuten Infekten kommt es zu einem vorübergehenden Appetitmangel und zu einem erhöhten Schlafbedürfnis. Beides dient dem Zweck, die für das Verdauen und das Wachsein benötigte Energie zu sparen und sie dem aktivierten Immunsystem für die Krankheitsüberwindung zur Verfügung zu stellen.
- *Ausscheidungs- und Entlastungsprogramm*
  Ein akut erkrankter Organismus befreit sich häufig von Ballast, indem er den Magen-Darm-Trakt entleert. Ist ein Magen-Darm-Keim an der Erkrankung beteiligt, wird er praktischerweise über die Entleerungsreaktionen Erbrechen und/oder Durchfall gleich mit ausgeschieden. In dieselbe Kategorie gehört die strategische Aktivierung des Ausscheidungsorgans *Haut*. Hier kommt es zu einer Entlastung des Gesamtorganismus über die Anregung des Ausscheidungsorgans Haut, das sich durch vermehrtes Schwitzen zeigen kann, aber auch als Ausscheidungsekzem oder als kurzzeitige Nesselsucht (Urtikaria).
- *Fieber*
  Die Erzeugung von Fieber gehört zu den potentesten Strategien. Fieber ist die Fähigkeit des Organismus, die Körpertemperatur und damit die immunologische Stoffwechseltätigkeit zu erhöhen und Krankheitskeime auf diesem Wege an ihrer Ausbreitung zu hemmen.
- *Entzündung*
  Die kraftvollste lokale Strategie, um krankhafte Zustände zu kontrollieren und zu überwinden, ist die Fähigkeit des Organismus eine lokale Entzündungsreaktion zu erzeugen. Auch diese hat den Sinn, den Belastungsreiz zu beseitigen und den Zustand von Gesundheit wiederherzustellen.

Sowohl das Fieber wie auch die Entzündung werden in der modernen Medizin nicht mehr als sinnvolles Handwerkszeug des Organismus zur Krankheitsüberwindung verstanden. Treten diese Abwehrstrategien bei einer Krankheit in Erscheinung, dann werden sie meist sehr schnell als lästig, unnötig oder gefährlich wahrgenommen und entsprechend schnell medikamentös unterdrückt. Die körpereigenen Selbstheilungskonzepte werden dadurch allerdings massiv behindert – mit mehr oder weniger schwerwiegenden Folgen. Ich möchte Ihnen daher die nun folgende Langversion wärmstens ans Herz legen.

Strategien zur Überwindung von Krankheiten – Entzündung

Der Begriff der Entzündung dürfte allgemein bekannt sein und viele Menschen verbinden damit etwas Bedrohliches oder zumindest sehr Unangenehmes. Entsprechend massiv sind die Behandlungsmethoden, mit denen üblicherweise *gegen* Entzündungen vorgegangen wird. Es gibt hierzu eine Fülle von entzündungshemmenden Mitteln, die sogenannten Antiphlogistika. Da diese Mittel die mit der Entzündung verbundenen Schmerzen rasch lindern, sind die Patienten verständlicherweise für diese symptomatische Hilfe zunächst auch dankbar.

Mit einem Perspektivwechsel ergibt sich jedoch rasch ein ganz anderes Bild. Nimmt man den Fokus weg vom reinen Symptom und betrachtet den entzündlichen Prozess aus der Sicht des Organismus, wird man schnell einen gewissen Sinn erkennen können und feststellen, dass Entzündungen eine wichtige Selbstheilungsstrategie des Organismus darstellen.

Gerade bei den Krankheiten der Kinder spielen akute Entzündungen eine tragende und ausgesprochen wichtige Rolle im Abwehrgeschehen. Entzündungen entstehen bei ihnen recht schnell, sind häufig begleitet von hohem Fieber, was durchaus auch sonst „coolen“ Eltern Schweißperlen auf die Stirn treiben kann – zumal solche Krankheiten dazu neigen, entweder am Wochenende zu beginnen oder auf einer abgelegenen Hütte in den Bergen, auf jeden Fall immer dann, wenn die vertraute medizinische Versorgung gerade nicht erreichbar ist …

Wie immer gilt es, einen angemessenen Mittelweg zu gehen zwischen „auf die leichte Schulter nehmen“ auf der einen Seite und „mit Kanonen auf Spatzen schießen“ auf der anderen Seite. Um die jeweilige Situation einschätzen und dann angemessen reagieren zu können, braucht es Wissen um die Zusammenhänge und Erfahrung. Es scheint mir an dieser Stelle wichtig, nochmals darauf hinzuweisen, dass die Zusammenhänge auch für medizinische Laien gut zu verstehen sind. Informierte Eltern können problemlos die meisten akuten Erkrankungen ihrer Kinder selbst managen. Und da die Eltern ihre Kinder am besten kennen, werden sie sehr schnell ein Gefühl dafür haben, wann eine zusätzliche Abklärung durch medizinische Fachpersonen nötig wird. Die Sicherheit in der eigenen Einschätzung kommt dabei mit der Erfahrung. Die ersten Infekte des erstgeborenen Kindes sind natürlicherweise noch mit Unsicherheiten verbunden. Sind diese dann aber gut bewältigt worden, steigt auch das Zutrauen der Eltern. Jedes Kind hat seine konstitutionellen Eigenheiten, die sich auch bei einem Krankheitsverlauf zeigen. Oft verlaufen Infekte dann ganz typisch – für dieses Kind – ab. Und mit der Zeit finden sich auch die – für dieses Kind – passenden Mittel und Verhaltensmaßnahmen, und damit sind Eltern dann die absoluten Experten für ihre Kinder.

Doch zurück zur Entzündung:
Grundsätzlich muss man zwei Verlaufsformen einer Entzündung unterscheiden: Die *akute* und die *chronische* Entzündung. Der Vorgang der *akuten* Entzündung ist der mit Abstand wichtigste Abwehrmechanismus des Organismus. Bei der *chronischen* Entzündung sieht dies ganz anders aus. Ihre Bedeutung wird weiter unten besprochen.

Im Folgenden werden die Vorgänge, die sich im Verlauf einer akuten Entzündung abspielen, und deren Bedeutung für den Gesamtorganismus allgemein verständlich erklärt. Dazu ist es notwendig, sich das entzündliche Geschehen aus verschiedenen Blickwinkeln anzuschauen.

Was versteht man unter einer Entzündung?

Zunächst eine Definition aus einem Medizin-Lexikon[4]:

Entzündung	Die vom – aktiven – Bindegewebe und den Blutgefäßen getragene *Reaktion des Organismus auf einen äußeren oder innerlich ausgelösten Entzündungsreiz mit dem Zweck, diesen zu beseitigen oder zu inaktivieren und die reizbedingte Gewebsschädigung zu reparieren.* Das Geschehen wird mit der Endung ‚-itis' gekennzeichnet.

Um die Vielfalt der oben genannten äußeren und innerlichen Entzündungsreize zu verdeutlichen, werden sie hier konkretisiert und in ihrer Wirkung erklärt:
Alle diese Reize haben gemeinsam, dass sie auf den Organismus eine gewisse toxische (giftige) Wirkung haben, die mit einer gesunden Lebenstätigkeit nicht vereinbar ist.
Offensichtlich ist dies bei Stoffen, die direkt von außen in den Körper gelangen:

- Erreger (Bakterien, Viren, Pilze …)
- Säuren, Laugen (z. B. aus Putz- und Reinigungsmitteln, Impfungen u. a.)
- Allergene (= Stoffe, die eine allergische Reaktion auslösen: Pollen, Insektengifte, Tierhaare, Nahrungsmittel u. a.)
- Schwermetalle

Andere Gifte entstehen als Folge der Reizeinwirkung erst im Körper:

- Fremdkörper (z. B. Holz- und Metallsplitter)
- Druck (Prellungen, Blutergüsse)
- Verletzungen (Schnitte, Stiche, Abschürfung)
- Verbrennungen, Erfrierungen

[4] Roche Lexikon Medizin; Urban & Schwarzenberg (Zitat gekürzt).

- Ionisierende Strahlung (Röntgenstrahlung, Radioaktivität)
- UV-Strahlung (Sonnenbrand)

Alle diese Reizfaktoren schädigen körpereigenes Gewebe. Abgestorbene Körperzellen wirken als toxische Fremdstoffe und müssen erst beseitigt werden, bevor sich das Gewebe regenerieren kann. Hinzu kommt, dass bei Hautverletzungen zusätzlich Schmutz und Mikroorganismen in die Wunde gelangen können. Es kommen also nicht selten mehrere entzündungsauslösende Faktoren zusammen.

Weitere Entzündungsauslöser sind toxische Stoffe, die der Körper fälschlicherweise selbst produziert:

- Immunkomplexe: Fehlerhaft produzierte Abwehrstoffe greifen körpereigenes Gewebe an, wie es bei Autoimmun-Erkrankungen geschieht: Rheumatisches Fieber, rheumatische Gelenkentzündung, Hashimoto-Schilddrüsenentzündung, Zöliakie u. a.
- Ausscheidungspflichtige Stoffwechselprodukte wie beispielsweise die Harnsäure. Bei Kindern und Jugendlichen meist als Lymphbelastung mit Krankheitssymptomen: wiederkehrende Gelenk- und Rückenschmerzen, Kopfschmerzen, juckende Hautausschläge u. a.
- Entgleiste Enzyme, beispielsweise bei Zöliakie
- Bösartige Geschwülste: Entweder wirken die Krebszellen selbst als Entzündungsreiz oder deren toxische Stoffwechselprodukte

Die Fähigkeit des menschlichen Organismus eine akute Entzündungsreaktion zu erzeugen und diese kontrolliert ablaufen zu lassen, ist integraler Teil des Selbstheilungssystems und damit für diesen überlebenswichtig. Keine Wundheilung ohne – zumindest leichte – entzündliche Reaktion. Keine Infektüberwindung ohne Entzündungsreaktion.
Allerdings ist die komplexe Steuerung der Entzündungsreaktion störanfällig und nicht immer gelingt es dem Organismus seine Abwehrreaktionen angemessen einzusetzen. Bei starker Reizwirkung und/oder geschwächter Konstitution (siehe dazu nochmals die Grafik der Anpassungsbreite auf Seite 30) gibt es Entzündungsreaktionen, die über das Ziel hinausschießen (bei sehr heftigen Infekten, Allergien, Autoimmun-Erkrankungen) oder einen biologisch unsinnigen Verlauf nehmen (der Formenkreis der chronischen Entzündungen). Solche Formen entzündlicher Krankheiten verlangen spezielle Behandlungsstrategien. Was sich in solchen Fällen im Organismus abspielt und welche Behandlungsmöglichkeiten die Naturheilkunde hat, wird in späteren Kapiteln detailliert beschrieben.

Funktionszentrale „Bindegewebe“

In der obigen Definition einer Entzündung wird der Begriff *Bindegewebe* genannt. Für das Verständnis der Entzündungsprozesse ist es nicht unbedingt notwendig, alle Strukturen und Funktionen des Bindegewebes zu kennen. Deshalb hier nur die wichtigsten: Das Bindegewebe kann als Gerüst des Körpers bezeichnet werden, das überall im Körper vorhanden ist und daher auch für den gesamten Körper von elementarer Bedeutung ist. Es besteht aus einer flüssigen Grundsubstanz, in der die Zellen eingebettet sind. Dabei ist jede einzelne Zelle vollständig von der bindegewebigen Grundsubstanz umgeben und damit von ihrer Nachbarzelle durch einen schmalen Raum getrennt. Durch die Grundsubstanz ziehen Haltefasern, die den einzelnen Körperteilen ihre Form und Elastizität geben. Weiterhin sind im Bindegewebe verschiedene Abwehrzellen des Immunsystems ansässig, die bei Entzündungen wichtige Aufgaben übernehmen. Durch das Bindegewebe ziehen sich feinste Blutgefäße, die dem Gewebe sauerstoff- und nährstoffreiches Blut über immer feiner werdende Gefäßverästelungen zuführen. Die Gewebszellen nehmen die nährenden Blutsäfte nun auf und nutzen sie als Energieversorgung für ihre jeweiligen Aufgaben. Die bei dieser Verstoffwechselung anfallenden Abfallprodukte (Metaboliten) gibt die Zelle wiederum in den bindegewebigen Zwischenzellraum ab, wo sie von den venösen Blutgefäßen und den Lymphgefäßen aktiv aufgenommen und abtransportiert werden müssen.[5]

Es gibt also im ganzen Körper *keine* einzige Zelle, die direkt an das Blut- und Lymphsystem „angeschlossen“ ist. Nährstoffe müssen, nachdem sie das Blutgefäß verlassen haben, eine Strecke durch das Bindegewebe zurücklegen (=Transitstrecke), bevor sie von der Organzelle aufgenommen und verbraucht werden können. Das Gleiche gilt für die ausscheidungspflichtigen Stoffwechselendprodukte. Erst nachdem sie die Transitstrecke passiert haben, können sie von Blut- oder Lymphgefäßen aufgenommen und abtransportiert werden. Dies bedeutet aber auch, dass die Zellen, die in einem Organ ihre spezifischen Aufgaben zu erfüllen haben (Funktionszellen der Leber, Nieren, Herz usw.), nur dann störungsfrei und mit voller Leistungsfähigkeit arbeiten können, wenn der Stofftransport durch das Bindegewebe reibungslos klappt. Die heutige Schulmedizin sieht in der krankhaft veränderten Zelle das „Zentrum“ einer Krankheit (sogenannte Zellularpathologie).

[5] Es ist interessant, dass die Natur im Laufe der Evolution zwei Entsorgungssysteme (Venen, Lymphgefäße), aber nur ein Versorgungssystem (Arterien) geschaffen hat. Die Reinigung des Gewebes von Belastungsstoffen scheint komplizierter, aber vermutlich auch wichtiger zu sein als die Versorgung mit Nährstoffen. Die eingeschränkte Leistungsfähigkeit dieser Entsorgungsmechanismen (besonders des Lymphsystems) ist schon bei Kindern – wie wir noch sehen werden – ein zentraler Krankheitsmechanismus bei sehr vielen Krankheiten.

Dabei wird leider weitgehend übersehen, dass krankhafte Zellveränderungen meist *Folgeerscheinungen* mangelhafter Ver- und Entsorgungsvorgänge und gestörter Regulationsmechanismen im Bindegewebe um die Zelle herum sind.

Der Ver- und Entsorgungsfluss der Stoffe durch das Bindegewebe (auch als Nähr- und Klärstrom bezeichnet) unterliegt einer komplexen Steuerung, die überwiegend vegetativ, also über das Hormonsystem und das Nervensystem erfolgt. Es war der Wiener Professor Alfred Pischinger, der erkannt und beschrieben hat, dass **alle** zentralen Regulationsvorgänge unseres Organismus in dem zwischen den einzelnen Zellen liegenden Bindegewebe (dem sogenannten Interstitium oder auch Pischingerraum) ablaufen. Man bezeichnet diese Erkenntnisse daher auch als *System der Grundregulation nach Pischinger*.

Die Forschungen Pischingers liefern die Basis, um Funktionen und Prozesse, die in der naturheilkundlichen Erfahrungsheilkunde seit Jahrhunderten aus Beobachtung und Erfahrung bekannt waren, wissenschaftlich zu erklären.
Aus diesem Wissen heraus erklärt sich auch, dass sämtliche Medikamente (allopathische und homöopathische), aber auch nicht-medikamentöse Behandlungsverfahren wie Massagen, Bäder, Kneipp-Anwendungen, Wickel, Akupunktur und Ausleitungsverfahren (Schröpfen, Baunscheidtverfahren u. a.) ihre Wirkung im Bindegewebe entfalten und nur indirekt über eine Beeinflussung der Steuerungsvorgänge im Bindegewebe auf die Organzellen einwirken.

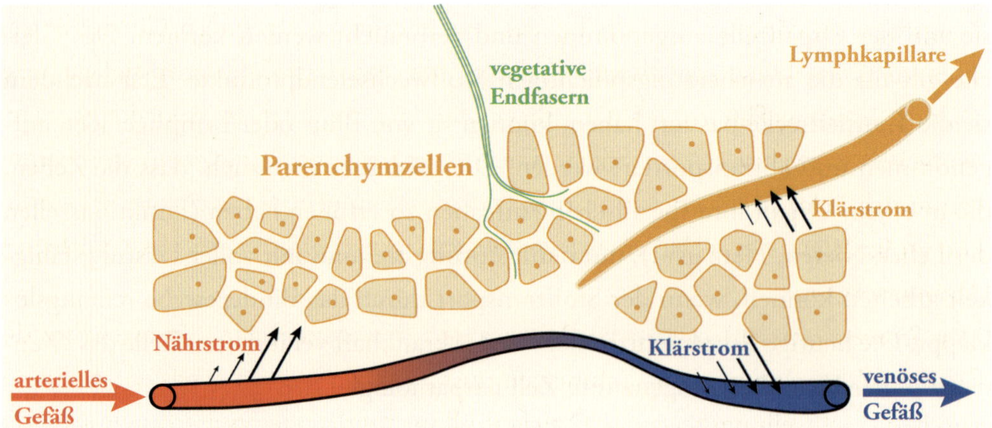

Entzündung – die einzig mögliche Abwehrreaktion des Bindegewebes

Neben den genannten Funktionen des „Stoff-Wechsels" ist das Bindegewebe auch der Ort, an dem sich die Abwehrfunktionen abspielen. Dort ist der Organismus in der Lage, sich gegen die oben genannten Reize höchst effektiv zur Wehr zu setzen und zwar *immer* in Form einer Entzündung! Diese Entzündungsreaktion hat das Ziel, den schädlichen Reizfaktor von den Organzellen fern zu halten bzw. die Schädigung dieser Zellen so gering wie möglich zu halten. Eine Entzündung läuft in verschiedenen Stadien ab und hat dabei jeweils eine typische Symptomatik.

Grundsätzlich findet man bei einer Entzündung die folgenden fünf Symptome:

- Rötung (Rubor)
- Hitze (Calor)
- Schwellung (Tumor)
- Schmerz (Dolor)
- Eingeschränkte Funktionstüchtigkeit des betroffenen Körperteils (Functio laesa)

Die *Rötung* kommt durch eine kräftige Mehrdurchblutung im Entzündungsgebiet zustande. Durch die gesteigerte Durchblutung sowie die stark vermehrte Aktivität in dem Gewebe entsteht auch die *Hitze*, die Bakterien abtöten und Viren inaktivieren kann. Die erhöhte Temperatur aktiviert die im Bindegewebe befindlichen (oder extra antransportierten) Abwehrzellen, sodass diese aggressiver und effektiver arbeiten. Die *Schwellung* entsteht durch Austritt von Blutflüssigkeit in das Gewebe um die Blutgefäße herum. Dies dient unter anderem dazu, die Giftwirkung des Entzündungsreizes zu dämpfen und die bei der Entzündung entstehenden Giftstoffe (Toxine) zu lösen. Diese mit diversen Schadstoffen beladene Gewebsflüssigkeit muss über die Lymphgefäße zu den nächstliegenden Lymphknoten transportiert werden, wo weitere Abwehrvorgänge folgen. Diese lymphatischen Begleitsymptome kennt vermutlich jeder aus eigener Erfahrung: z. B. als schmerzhaft geschwollene Lymphknoten im Kieferwinkel bei einer Mandelentzündung. Dies ist Teil des natürlichen Abwehrvorgangs.

Der *Schmerz* entsteht durch die Reizung der Nervenfasern im Bindegewebe, die für die Wahrnehmung von Schmerzen zuständig sind. Dies geschieht einerseits durch die schwellungsbedingte Druckerhöhung und andererseits durch spezielle Botenstoffe (Mediatoren), die das Entzündungsgeschehen regeln. Die Information Schmerz wird dann über das Nervensystem an das Gehirn weitergeleitet und damit vom betroffenen Menschen bewusst wahrgenommen.

Der Schmerz ist ein Warnsignal, das entzündete Körperteil zu schonen, damit die Abwehr- und Heilungsvorgänge ungestört ablaufen können.
Alle Entzündungssymptome gemeinsam ergeben die *eingeschränkte Leistungsfähigkeit* des entzündeten Körperteils.

„Ent-Zündung" – eine naturheilkundliche Betrachtung

Trennt man den Begriff Entzündung in die Wortteile Ent-Zündung, dann entsteht ein neues Bild des Entzündungsvorgangs, das hilft, die systemischen Zusammenhänge zu erkennen. Entzündet wird hierbei ein Feuer, das symbolisch sowohl für heftige Hitze als auch für eine tiefgehende Reinigung steht.
In der traditionellen Naturheilkunde steht die *Wärme* als Symbol für die dynamische Energie aller Lebensvorgänge – Träger der Wärme ist das Blut. Die Wärme gibt die notwendigen Impulse, um Lebensvorgänge in Gang zu setzen, und sie ist die Voraussetzung für alle Steuerungs- und Regelvorgänge in unserem Körper. Zudem steht die Wärmekraft eines Menschen auch für seelisch-geistige Aspekte wie Herzenswärme, Begeisterungsfähigkeit, Neugier, Lebensfreude, Liebe und Mitgefühl. Ein Mangel an Wärme geht unter anderem mit einer eingeschränkten Abwehrkraft einher, sodass eine größere Empfänglichkeit für Krankheitskeime entsteht. Naturheilkundlich ausgedrückt kann bei einem Wärmemangel *Kälte* in den Organismus eindringen. Der Volksmund wiederum nennt die so entstandenen Krankheiten dann Erkältungen. Im Bemühen, den Organismus wieder ins Gleichgewicht zu bringen, ist es notwendig, dass die Wärmeprozesse kräftig aktiviert werden. Sowohl lokal auftretende Entzündungen als auch die allgemeine Mobilmachung über die Erzeugung von Fieber sind Ausdruck aktivierter *hitziger* Wärmeprozesse.
Die alte Heilkunde drückte es so aus:

Im Feuer der Entzündung und des Fiebers verbrennen die Krankheitsgifte.

Heute könnte man es modern umformulieren:

Entzündung und Fieber löschen Krankheitsinformationen.

Jede Krankheit ist eben auch ein informativer Prozess, bei dem krank machende Informationen auf das Regulationssystem des Körpers Einfluss nehmen und so die entsprechenden Korrekturmaßnahmen in Gang setzen. Erst mit der aktiven Aufarbeitung erfolgt die Löschung der Krankheitsinformation, und erst dann kann eine Krankheit als ausgeheilt und damit vollständig überwunden betrachtet werden – nicht allein durch das Verschwinden der akuten Krankheitssymptome oder die

Normalisierung der Blutwerte. Diese Löschung von Krankheitsinformationen ist ausschließlich durch die „Feuerprozesse" der akuten Entzündung und des Fiebers möglich. Man kann es auch so ausdrücken: Akute Entzündung und Fieber sind die wichtigsten biologischen Abwehrprogramme, die die Natur in ihrer Evolution als Überlebensstrategien für Menschen (und Säugetiere) entwickelt hat.

Eine akute Entzündung läuft in verschiedenen Phasen ab, die sich vereinfacht in Form einer Kurve darstellen lässt:

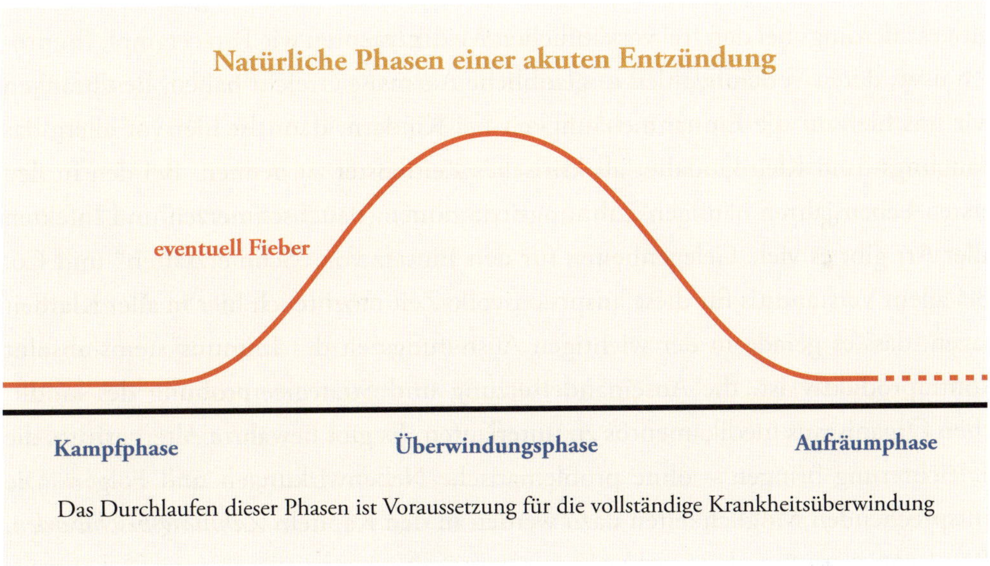

In der anfänglichen Kampfphase werden die Wärmeprozesse rasch entfacht und es entstehen die typischen Entzündungssymptome. Ist der Entzündungsreiz sehr stark oder macht die konstitutionelle Situation des Organismus die Aktivierung des Feuerprozesses im gesamten Körper notwendig, entsteht dabei auch Fieber.
In der nächsten Phase erreicht der Entzündungsprozess seinen Höhepunkt, der die Überwindung des auslösenden Reizes markiert. Danach ist dann Aufräumen angesagt. Die im Entzündungsgebiet angefallenen „Zelltrümmer" von Gewebs- und Abwehrzellen und eventuell vorhandenen Mikroorganismen müssen vom Lymphsystem beseitigt werden, damit im Heilungsprozess das zerstörte Gewebe wieder aufgebaut werden kann. Das Aufräumen läuft, wie oben erwähnt, sowohl auf der körperlichen als auch auf der Informationsebene ab. In dieser Phase werden die Krankheitsinformationen gelöscht und die abgelaufenen Abwehrreaktionen können vom Immunsystem als Erfolg verbucht werden. Der Organismus kann in späteren Fällen dann wieder auf diese bewährte Abwehrstrategie zurückgreifen.

Entzündliche Prozesse – der Einsatz schulmedizinischer Medikamente

Im Verständnis der modernen Medizin werden Entzündungsprozesse nicht als Abwehrstrategie des Organismus verstanden, sondern als behandlungsbedürftiges Krankheitsgeschehen. Da die meisten Menschen, zumindest in den westlichen Industrienationen, dies meist ebenfalls so verinnerlicht haben, werden entzündliche Krankheitsprozesse nahezu routinemäßig mit unterdrückenden Medikamenten behandelt. Dabei ist festzustellen, dass heutige Kinder deutlich häufiger mit ärztlich verordneten verschreibungspflichtigen Medikamenten wie Antibiotika und Cortison behandelt werden als noch die Generationen vorher. Ein fast noch größeres Problem gibt es allerdings bei den frei verkäuflichen Medikamenten wie Paracetamol, Ibuprofen usw., deren Verkaufszahlen unglaubliche Ausmaße erreicht haben. Beschränken wir uns hier auf die Einnahmehäufigkeit bei Kindern, dann ist hier vor allem das Säuglings- und Kleinkindalter als kritisches Zeitfenster zu nennen. Bei den in den ersten Lebensjahren häufigen Zahnungsirritationen, Bauchschmerzen und Infekten aller Art gibt es viele Gelegenheiten für den Einsatz von „Schmerzsäften" und Co. Bei allem Verständnis für diese anspruchsvolle Zeit möchte ich hier in aller Klarheit sagen, dass es gerade in der wichtigen Ausreifungszeit des Immunsystems absolut kontraproduktiv ist, die Auseinandersetzung und Strategieerprobung des kindlichen Organismus medikamentös zu unterlaufen. Es gibt bewährte Alternativen, die Erleichterung bringen – ohne problematische Nebenwirkungen und Folgen. Die entsprechenden Möglichkeiten dazu werden in den Kapiteln *Zahnungsbeschwerden*, *Bauchschmerzen* usw. besprochen.

Allgemein gilt, dass die Naturheilkunde eine Fülle von Mitteln und Anwendungen kennt, die dabei helfen, die Krankheit rasch und komplikationslos zu überwinden, und die Krankheitssymptome lindern können, ohne den eigentlichen Heilungsprozess zu unterdrücken. Damit kann problemlos ein Großteil der genannten problematischen Mittel eingespart werden. Und sie stehen uns für die seltenen Fälle zur Verfügung, in denen sie tatsächlich nötig sind. Dies ist der Fall, wenn ein entzündlicher Krankheitsprozess eskaliert, z. B. weil der Organismus im Moment nicht ausreichend Kraft für die eigenständige Überwindung zur Verfügung hat. Auch in diesen Fällen erfolgt durch diese Medikamente (Antiphlogistika) keine eigentliche Heilung, sondern man nimmt den Organismus, zu seinem eigenen Schutz, erstmal aus dem Rennen. Die eigentliche Heilung kann auch hierbei nur zu einem späteren Zeitpunkt durch den Organismus selbst geschehen.

Was geschieht, wenn entzündliche Prozesse unterdrückt werden?

Ein kindlicher Organismus reagiert in diesen Fällen zunächst meist noch sehr naturnah: Nach einer beschwerdearmen Phase, die erfahrungsgemäß 4–6 Wochen dauert, flackert die akute Entzündung am gleichen Ort wieder auf. Dies ist so zu interpretieren, dass der Organismus einen weiteren Vorstoß unternimmt, die Krankheit aktiv am ursprünglichen Ort auszuheilen. Wird die Entzündung erneut unterdrückt, verschlechtert sich häufig die Gesamtsituation zunehmend: Die Kinder sind dann auch in der Zeit zwischen den Infekten nicht mehr richtig gesund, sondern oft blass, müde, „unleidig" und appetitlos.

Chronisch-rezidivierende Entzündung

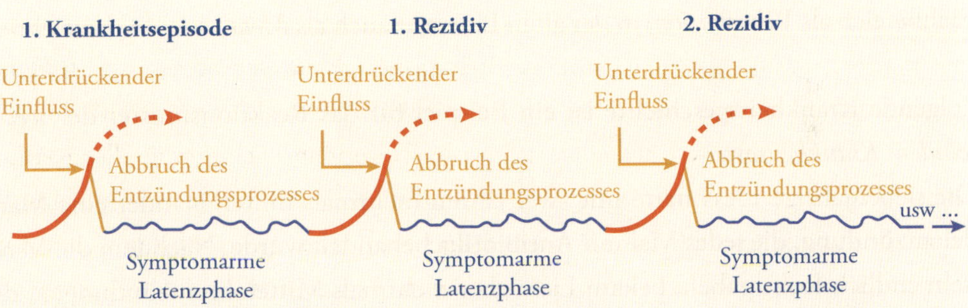

Rezidivmechanismus bei mehrfacher Unterdrückung der akuten Überwindungsphase oder bei unzureichender Entfaltung des Wärmeprinzips

Außer der Möglichkeit der mehrfachen Wiederholung gibt es weitere Varianten in der Fortsetzung der Krankheitsverlaufes:

Ortswechsel

Ein entzündlicher Prozess ist nicht an einen bestimmten Ort gebunden.

Dieses Gesetz kommt vor allem bei entzündlichen Krankheiten der Schleimhäute zum Tragen, die im Kindesalter das Gros der Erkrankungen darstellen.

Die Schleimhäute des Körpers gehören ausnahmslos zu einem Verbundsystem, zu dem auch das Lymphsystem gehört. Die Funktionen der Schleimhäute sind damit unmittelbar an die Funktionen des Lymphsystems gekoppelt. Alle Schleimhäute des Körpers arbeiten in ihren Funktionen sehr eng zusammen.

Man kann in diesem Zusammenhang sogar von einem universellen *Schleimhautsystem* sprechen, für das – unabhängig von dem jeweiligen Organ – die gleichen biologischen Gesetzmäßigkeiten und Reaktionsmuster gelten.

Damit bekommt der Organismus die Möglichkeit, die unzureichende Abwehrfähigkeit *eines* Schleimhautbereiches durch *andere* Schleimhautareale zu kompensieren: Gelingt es der Schleimhaut eines Körperbereiches nicht, einen Entzündungsreiz zu eliminieren und die Krankheitsinformationen zu löschen, kann diese Aufgabe von anderen Schleimhautflächen übernommen werden. Das bedeutet, dass eine akute Entzündung nach einer Latenzzeit von meist einigen Wochen auf einem anderen Schleimhautbereich des Körpers wieder aufflackern kann.
Da dieser Zusammenhang in der schulmedizinischen Krankheitslehre nicht vorgesehen ist, wird ein solcher Ortswechsel der Krankheiten so interpretiert, dass es sich um eine *andere, neue* Krankheit handelt, die in keinem Zusammenhang mit der zuvor abgelaufenen Entzündung steht – eine Fehlinterpretation mit weitreichenden Folgen. Der beschriebene Wechsel einer Krankheit von einem Ort zu einem anderen wird im Fachbereich als *Vikarisation*, in der alten Literatur auch als *Metastasierung* bezeichnet.

Folgende Krankheitsgeschichte ist ein Beispiel für das Reaktionsmuster der *wechselnden Krankheitsorte:*
Die siebenjährige Liesa hatte mit zwei Jahren mehrmals hintereinander eine Mandelentzündung, die jedes Mal mit Antibiotika behandelt wurde. Nachdem die Mandeln endlich Ruhe gaben, bekam Liesa aber mehrmals Mittelohrentzündungen, die ebenfalls antibiotisch behandelt wurden. Nun wurden die *Polypen* (= vergrößerte Rachenmandel) operativ entfernt, worauf sich auch die Ohren beruhigten – dafür trat ein sehr hartnäckigen Husten auf, hauptsächlich nachts. In diesem Zustand kam Liesa zu uns in die Praxis.
Liesas Beispiel zeigt sehr deutlich den Vorgang des Ortswechsels:
Nachdem die Mandeln als wichtiger Teil des strategisch wichtigen Kopflymphsystems aufgegeben haben, versuchte die Schleimhaut des Mittelohrs diese Aufgabe zu übernehmen, was jedoch ebenfalls unterbunden wurde. Dann rutschte das Ganze nach unten und die Bronchialschleimhaut übernahm den Versuch, die Krankheit zu überwinden. Da die Ausheilungsversuche zunehmend kraftlos abliefen, lief das Ganze nicht mehr über akute Krankheitsphasen ab, sondern entwickelte sich in eine chronische Dauerbelastung.
Mit einer Konstitutionsbehandlung, die Liesas Lymphsystem und die natürliche Bakterienbesiedelung der Atemwegsschleimhäute stabilisierte, gelang es nach wenigen Wochen, die Funktionstüchtigkeit der Mandeln wieder zu aktivieren. Sie machte nochmals eine akute Mandelentzündung durch, die mit naturheilkundlichen Mitteln und Anwendungen begleitet wurde und problemlos ohne Antibiotika-Einnahme ausheilte. Danach war Liesa ein immunstabiles Mädchen mit einer normalen Erkältung ab und an, die jeweils problemlos überstanden wurde.

Noch ein weiteres Naturgesetz wird an Liesas Beispiel deutlich:

Ein entzündlicher Prozess ist nicht an eine bestimmte Zeit gebunden.

Auch nach vielen Jahren ist es möglich und nötig, die Entwicklungsgeschichte einer Krankheit wieder rückwärts aufzurollen, um sie so zur Ausheilung zu bringen.

Liesas Beispiel zeigt eindrücklich, warum die naturgemäße Kinderheilkunde so viel Freude macht – und zwar allen Beteiligten: Kinder reagieren noch sehr naturnah und der kindliche Organismus ist noch sehr reaktionsfreudig. Damit kommt es bei unterdrückenden therapeutischen Maßnahmen sehr schnell zu Strategiewechseln. Der kindliche Organismus nimmt Hilfestellungen aber eben auch sehr schnell an und bringt sich selbst wieder ins Lot.

Strategiewechsel

Unterdrückte Entzündungsprozesse können auch dafür verantwortlich sein, dass der Organismus beginnt, seine Reaktionsweise grundsätzlich zu verändern. Sehr bildhaft ausgedrückt, kann man sich diesen Vorgang etwa so vorstellen:
Nachdem der Körper mehrfach versucht hat, die krankmachenden Faktoren mit dem von der Natur dafür vorgesehenen Programm der akuten Entzündung zu bekämpfen, dies aber entweder durch eigene Schwäche oder aber aufgrund unterdrückender Behandlungen nicht schafft, sucht er nach grundsätzlich *anderen* Abwehrstrategien, die in Form der folgenden beiden Reaktionsmuster in Erscheinung treten:

- Die Abwehraktivitäten werden in biologisch unsinniger Weise völlig *übersteigert.* Diese überschießenden Reaktionen können schon auf geringfügige Reize auftreten oder sogar gegen körpereigene Strukturen gerichtet sein. Eine übersteigerte Reaktionsweise des Immunsystems zeigt sich bei *Allergien* und *Autoimmun-Erkrankungen.*
- Die andere Entwicklungsrichtung kann mit dem Begriff der Resignation überschrieben werden. Dabei laufen die Abwehrreaktionen des Organismus insgesamt zu kraftlos und zu unkoordiniert ab. Da auch die entzündlichen Prozesse nur noch in stark reduzierter Form ablaufen, entwickeln sich *chronische Entzündungen,* die eine Dauerbelastung des Gesamtorganismus darstellen.

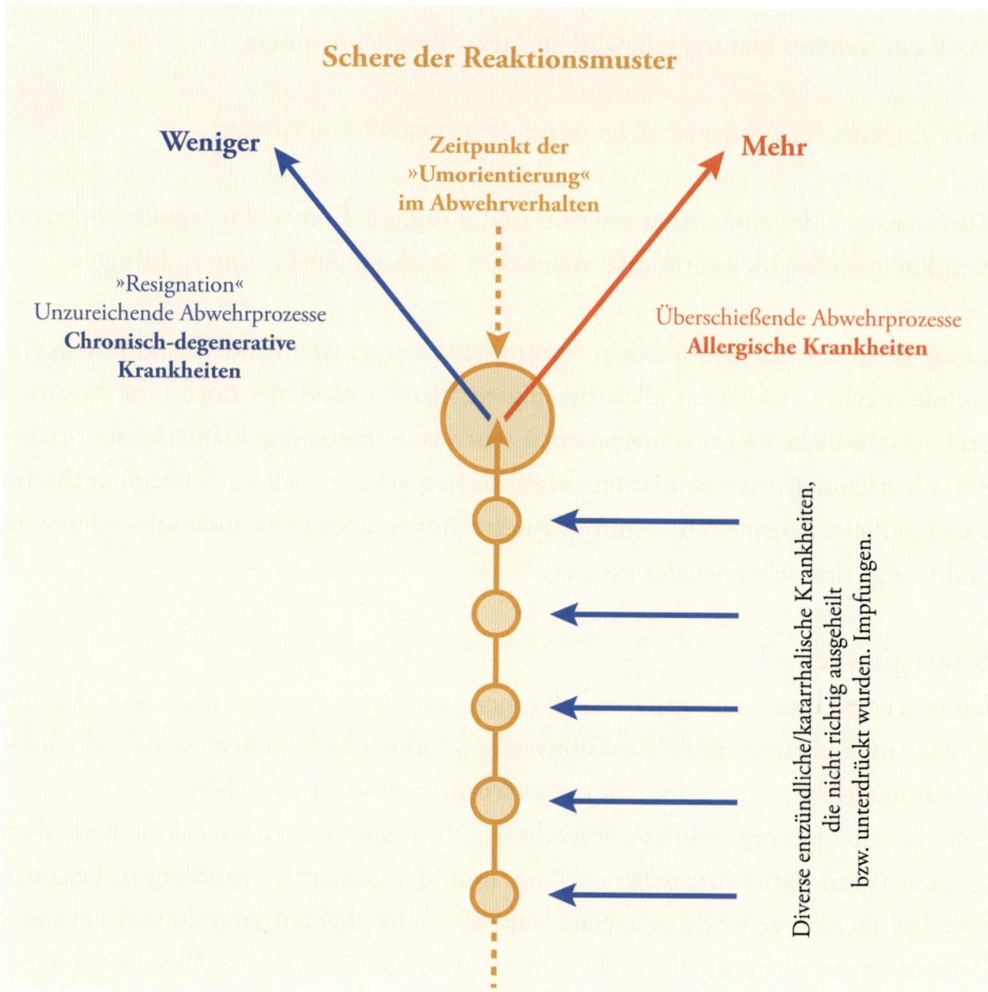

Die obige Grafik stellt die Entwicklung in die beiden grundsätzlichen Krankheitsrichtungen dar, die entstehen, wenn die stabile Grundgesundheit nicht ausreifen darf oder in eine störanfällige Labilität gerät – wodurch auch immer bedingt.

Allergien sind bei Kindern bekanntlich ausgesprochen häufig, während sich die chronisch-degenerativen Krankheiten meist erst im Erwachsenenalter entwickeln – aber zunehmend leider auch schon bei Kindern vorkommen.

In jedem Fall aber wird erkennbar, dass die konstitutionelle Basis vieler Krankheiten des späteren Lebens bereits in der Kindheit gelegt wird. Chronische Erkrankungen im Kindesalter spielen sich überwiegend an den inneren und äußeren Oberflächen ab, also als chronische Katarrhe an den Schleimhäuten und als chronische Ekzeme an der Haut.

Auf die therapeutischen Möglichkeiten aus dieser Abwärtsspirale herauszukommen, wird im weiteren Verlauf des Buches noch ausführlich eingegangen.

Strategien zur Überwindung von Krankheit – Fieber

„Lass mich ein Fieber erzeugen, und ich werde jede Krankheit heilen"

Diese Aussage des antiken griechischen Arztes und Philosophen Parmenides macht deutlich, welche Hochachtung in früheren Zeiten dieser „schärfsten Waffe" des Organismus entgegengebracht wurde. Als die Antibiotika noch nicht zur Verfügung standen, waren verschiedene, zum Teil recht brachiale Methoden bekannt, um Fieber zu erzeugen. Dies war fester Bestandteil bei der Behandlung von chronischen Infektionskrankheiten wie beispielsweise der Tuberkulose.
Auch heute haben wir mit der Hyperthermie noch eine therapeutische Methode, in der künstlich erzeugtes Fieber zur Behandlung chronischer Viruserkrankungen (z. B. chronische Erschöpfungssyndrome nach Pfeiffer'schem Drüsenfieber, Covid u. a.) und Krebserkrankungen eingesetzt wird.

Was versteht man unter Fieber?

Unter Fieber versteht man eine Erhöhung der Körpertemperatur über die Normaltemperatur von 36,5–37,0 °C bis zu einem Maximalwert von 42 °C. Da ab 42 °C Eiweiße zerstört werden, besteht bei diesen Temperaturen akute Lebensgefahr. Zwischen 37,0 und 38,0 °C spricht man von erhöhter Temperatur (subfebrile Temperatur), bis 38,5 °C von mäßigem Fieber, ab 39 °C von hohem Fieber.

Fieber selbst ist *keine* Krankheit, sondern immer ein Merkmal für einen sehr aktiv ablaufenden Abwehr- oder Anpassungsprozess des Organismus. Bei kleinen Kindern mit ihrer noch vorhandenen Reaktionsfreudigkeit kommt es auch schon mal zum Anstieg der Körpertemperatur, für den keine offensichtliche Ursache erkennbar ist. Dabei reicht bei manchen Kindern schon die heftige Anstrengung beim Rumtoben oder ein aufregendes Erlebnis, um die Körpertemperatur in die Höhe zu treiben, was dem Kind aber keine Beschwerden bereitet und sich meist nach einigen Stunden, spätestens aber bis zum nächsten Morgen wieder normalisiert. In den meisten Fällen ist das kein Grund zur Beunruhigung. Der Temperaturanstieg ist das messbare Ergebnis der sehr aktiven Stoffwechselvorgänge im kindlichen Organismus und ein Zeichen, in welch dynamischer und *hitziger* Weise sich ein Kind mit seiner Umwelt auseinandersetzt.
Sobald typische Infekt-Symptome hinzukommen wie Frösteln bis zum Schüttelfrost, Kopf- und Gliederschmerzen, Bauchschmerzen, Übelkeit und das Kind ist blass, müde „knatschig" und appetitlos, ist die Temperaturerhöhung ein Zeichen für einen akuten Abwehrprozess. Dieser sollte auf jeden Fall ernst genommen und sorgfältig

beobachtet werden. In der Anfangsphase ist meist noch nicht sicher festzustellen, ob es sich um eine banale *Erkältung* handelt, die nach wenigen Tagen ausgestanden ist, oder ob sich daraus eine ernstere Krankheit entwickelt. Um bei Fieber nicht aus Unsicherheit heraus zu den fiebersenkenden Medikamenten zu greifen, hat es sich bewährt, bereits im Vorfeld eine entsprechende naturheilkundliche Notfall-Apotheke mit bewährten Mitteln anzulegen. Ebenfalls sinnvoll ist die frühzeitige Suche nach einer erfahrenen therapeutischen Begleitung. Diese steht dann im Akutfall beratend zur Seite, bis die eigene Sicherheit im Umgang mit Fieber vorhanden ist.
Die Erzeugung von Fieber hilft dem Organismus akute Krankheiten vollständig zu überwinden. Bei nicht vollständiger Ausheilung eines Infektes besteht die Gefahr, dass diese in eine chronische Verlaufsform übergeht. Umgekehrt bedeutet dies aber auch, dass die routinemäßige Unterdrückung von Fieber maßgeblich für die Entstehung chronischer Krankheitsverläufe und Fehlregulationen des Immunsystems verantwortlich ist, wie dies im Kapitel *Entzündung* unter „Strategiewechsel" bereits beschrieben wurde. Das Thema Fieber knüpft damit direkt an das Kapitel *Entzündung* an. Fieber ist aus systemischer Sicht nichts anderes als die Ausweitung lokaler entzündlicher Hitzeprozesse auf den gesamten Organismus. Das heißt, der Körper wird immer dann Fieber erzeugen, wenn es ihm nicht gelingt, die krankheitsauslösenden Faktoren örtlich durch eine akute Entzündung zu überwinden, oder aber, wenn der Krankheitsreiz nicht nur lokal einwirkt, sondern direkt den gesamten Organismus betrifft.
Kein Lebensprozess entfaltet eine derart *reinigende* Wirkung wie das Fieber: Durch seine Fähigkeit, Krankheitsinformationen zu löschen, werden nicht nur *aktuelle* Krankheiten rasch und vollständig überwunden, sondern es hilft dem Organismus auch dabei, fehlgeleitete Reaktionsweisen zu korrigieren, damit die Abwehrsysteme wieder so arbeiten können, wie die Natur dies vorsieht und diese dem Menschen dienen. Dieser Effekt wird immer wieder sehr deutlich bei Kindern mit Allergien wie Heuschnupfen, Neurodermitis, Bronchialasthma u. a.: Nach der natürlichen Überwindung eines hochfieberhaften Infektes verschwindet die Allergieneigung nicht selten völlig. Besonders eindrücklich ist – oder vielmehr war – dies nach den klassischen Kinderkrankheiten zu beobachten, die mit einem Hautausschlag einhergehen.

Wie wirkt Fieber einer Infektion entgegen?

Viele Krankheitserreger sind temperaturempfindlich und vermehren sich bei Fieber deutlich langsamer. Manche sterben sogar direkt ab. Außerdem sinkt die Konzentration von einigen Substanzen im Blut, die Bakterien für ihre Vermehrung dringend brauchen: Eisen, Kupfer und Zink. Schließlich werden Zellen, die von Viren befallen sind, durch Fieber rasch zerstört, was den Vermehrungsmechanismus der

Viren wirksam unterbricht. Zudem wird der Appetit der Fresszellen des Immunsystems durch Fieber kräftig gesteigert, wodurch sowohl Krankheitserreger als auch von der Infektion zerstörtes Gewebe schneller beseitigt werden – eine Voraussetzung für die vollständige Gesundung.

Der Verlauf fieberhafter Krankheiten

Vor allem Kinder bis etwa zum Schulalter haben die Eigenschaft, fast aus heiterem Himmel Fieber zu entwickeln: So kann es vorkommen, dass das Kind nachmittags noch gesund und munter zum Spielen nach draußen geht und nach zwei Stunden mit etwas glasigen Augen, blassem Gesicht und hohem Fieber wieder nach Hause kommt. Fieber bei Kindern kann das erste Symptom für eine sich anbahnende Erkältung sein. Die meisten fieberhaften Infekte bei Kindern laufen innerhalb einer Woche ab, selten sind es 10 bis 14 Tage oder mehr. Dabei lassen sich im Verlauf des Tages typische Temperaturschwankungen erkennen: Vormittags ist die Temperatur nur leicht erhöht und steigt dann im Laufe des Nachmittags, besonders abends wieder deutlich an, um in der zweiten Nachthälfte wieder zu sinken. Vormittags können die Kinder dann erstaunlich fit sein und gegen Abend wieder richtig krank. Die Eltern sollten in solchen Fällen darauf achten, dass das Kind sich vormittags nicht überanstrengt und im Haus betreut wird. Nach draußen bzw. zurück in die Alltagsaktivität sollte es frühestens nach einem komplett fieberfreien Tag gehen. Ist das Kind durch eine längere Krankheit geschwächt, werden mehr Erholungstage nötig sein. Bei hohem Fieber, das länger als drei Tage anhält, sowie bei Unsicherheit der Eltern sollte eine naturheilkundlich erfahrene Vertrauensperson hinzugezogen werden.

Ansonsten gilt:
Fieber ist keine Krankheit, sondern die effizienteste Abwehrmaßnahme, zu der unser Organismus fähig ist. Es gibt daher (abgesehen von einer ausgeprägten Neigung zu Fieberkrämpfen) keinen Grund, Angst vor Fieber zu haben. Eigentlich sollte es viel mehr Sorge bereiten, wenn ein Kind *kein* Fieber entwickeln kann!

Spezielle Fieberkrankheiten und Fieberkomplikationen

Neben den Krankheiten, bei denen Fieber natürlicher Teil eines *gesunden Krankheitsverlaufs* ist, gibt es aber auch einige fieberhafte Zustände mit einem *krankhaften* Verlauf. Diese können durch Fehlregulationen zu biologisch unsinnigen Überreaktionen des Immunsystems führen, die den Gesamtorganismus schädigen können. Das ist der Fall beim sogenannten *rheumatischen Fieber*. Dabei kann es nach einer bakteriellen Infektion mit A-Streptokokken zu einer Autoimmun-Reaktion auf die Bakterientoxine kommen. Diese Reaktion tritt ausschließlich nach einer Mandelentzündung mit meist mildem Krankheitsverlauf auf. Bei Erkrankungen mit dem gleichen Bakterium, jedoch an einem anderen Krankheitsort, ist diese Folgeerkrankung nicht beobachtet worden. Schulmedizinisch wird sicherheitshalber jede bakterielle Mandelentzündung deshalb antibiotisch behandelt. Aus naturheilkundlicher Sicht ist dieses standardisierte Vorgehen kritisch zu hinterfragen. Vorschläge zur Behandlung von Mandelentzündungen finden Sie im Teil 2 des Buches.

Die zweite und wesentlich häufiger auftretende Fieberkomplikation ist der *Fieberkrampf* bzw. die Angst vor einem Fieberkrampf. Worum handelt es sich dabei und welche Kinder sind betroffen?
2–5 % der Kleinkinder zwischen 6 Monaten und dem 5. Lebensjahr entwickeln aufgrund ihrer konstitutionellen Situation ein überschießendes Reaktionsmuster (spasmophile Diathese/Krampfneigung), das sich als Fieberkrampf äußern kann. Meist dauert ein Fieberkrampf nur Sekunden bis wenige Minuten. Der Körper verkrampft sich, zuckt oder erschlafft, das Kind kann kurzzeitig auch das Bewusstsein verlieren. Tritt ein Fieberkrampf erstmals auf, dann gilt es Ruhe zu bewahren, den Notarzt zu verständigen und Sorge zu tragen, dass die Atemwege nicht durch eventuell Erbrochenes verlegt werden. So bedrohlich die Situation für Eltern auch erscheint, der Fieberkrampf selbst ist ungefährlich, wird in ein bis zwei Stunden – zumindest vom Kind – wieder vergessen sein und keine gesundheitlichen Folgen nach sich ziehen. In drei Viertel der Fälle bleibt es bei einem einmaligen Anfall. Neben der bereits erwähnten in einem bestimmten Zeitfenster erhöhten Bereitschaft finden sich häufig bestimmte auslösende Faktoren. Dazu gehört schnell ansteigendes und abfallendes Fieber als Zeichen einer Anpassungsproblematik – das erklärt auch, warum es keinen Zusammenhang zwischen der Fieberhöhe und der Anfallswahrscheinlichkeit gibt. Ein weiterer auslösender Faktor können Impfungen sein. Sowohl als schnelle Reaktion innerhalb von 24 Stunden, meist verbunden mit einer durch die Impfung ausgelösten Fieberreaktion (z. B. nach Sechs- und Siebenfachimpfung), als auch verzögert nach 8 bis 14 Tagen (z. B. nach MMR-Impfung).

Zum Schluss noch ein Zitat von Dr. Fegeler, Mitglied des Expertengremiums des Berufsverbandes der Kinder und Jugendärzte (BVKJ). „Die Eltern sollten darüber aufgeklärt werden, dass eine frühe Fiebersenkung das Wiederholungsrisiko für einen weiteren Fieberkrampf nicht senkt. Dieser Punkt sollte ausführlich besprochen werden, um zwanghaftes Messen der Körpertemperatur und eine „Übertherapie" mit fiebersenkenden Präparaten zu vermeiden."
Die Begleittherapie bei Fieber wird im Teil 2 des Buches ausführlich beschrieben.

Grundsätzliches zu Viren, Bakterien und Co.

Die mikrobielle Welt ist nicht nur integraler Teil unserer Umwelt, sondern ebenso ein fester Bestandteil jedes menschlichen Lebewesens. Und dies gilt nicht nur für uns Menschen – es existieren überhaupt keine „sterilen" Lebensformen auf dieser Erde. Der Mensch und seine Umwelt sind untrennbar in einem großen selbstregulierenden System miteinander verbunden. Jede Sichtweise, die uns als getrennt existierendes Individuum im Kampf mit einer feindlichen Umwelt begreift, ist unangemessen – und jede Handlungsweise, die aus dieser Sichtweise resultiert, hat auto-aggressive Züge.
Vor allem in den Industrienationen stecken Medizin, Politik, Medien und natürlich ein Großteil der Bevölkerung noch in einem Denkmodell fest, das auf dem Paradigma „der Mensch im Kampf gegen die mikrobielle Umwelt" beruht.
Da man sich nicht als Teil **eines** Systems begreift, wird die aggressive Kriegsführung gegen Mikroorganismen im Außen (z. B. in der konventionellen Landwirtschaft) und Innen (konventionelle Medizin) ungebremst weitergeführt.

Für eine friedliche Co-Existenz braucht es Strukturen und Konzepte, die dem jeweiligen Lebewesen dienen. Beim Menschen kommt dabei vor allem den Bakterien eine zentrale Rolle zu. So findet man in einem menschlichen Organismus mehr Bakterien als menschliche Zellen. Und auch in der Evolutionsgeschichte des Menschen haben Bakterien eine große Rolle gespielt, denn ein Gutteil der menschlichen DNA ist Bakterien-DNA. Grundsätzlich unterscheiden muss man zwischen der Gesamtheit der in einem Menschen lebenden Bakterienvielfalt – dem sogenannten menschlichen Mikrobiom – und potentiellen bakteriellen Krankheitserregern. Die Bakterienarten des Mikrobioms eines Menschen werden von diesem ernährt und steuern dafür ihrerseits Dienstleistungen bei – für die Verdauung, die immunologische Abwehr, die Energiegewinnung, das Milieu u. a. m. Die Bakterienflora unserer Körperoberflächen befindet sich an der Grenzstruktur von Umwelt und Körperinnenwelt und gewährleistet hier die Integrität unseres Organismus. Von dieser symbiotischen Lebensgemeinschaft profitieren beide Partner – Mensch und Bakterium.

Aber auch die so in Verruf geratenen Viren scheinen zum Menschen zu gehören und sinnvolle Aufgaben zu erfüllen. Die Forschung in diesem Bereich steckt noch in den Kinderschuhen, trotzdem hier ein Zitat aus einem Artikel, der unter *wissenschaft.de* mit der Überschrift „Immunstark durch Viren-Überbleibsel im Erbgut" veröffentlicht wurde: … *die ursprünglich virale DNA avancierte im Laufe der Evolution offenbar zu einem Teil des Waffenarsenals unseres Immunsystems.*

Bezug genommen wird hierbei auf die Erkenntnis, dass 8 % des menschlichen Genoms einen viralen Hintergrund haben, fest in die menschliche Biologie eingebaut sind und eine für den Gesamtorganismus sinnvolle Aufgabe übernommen haben.

Der letzte Blick in die mikrobielle Welt gilt den Pilzen. Sie sind, was ihren Nutzen für den Menschen angeht, noch weitgehend unerforscht. In unkritischen Mengen sind sie in jedem gesunden Organismus zu finden. Wie die Bakterien auch, besiedeln sie die menschlichen Oberflächen, vor allem auf der Schleimhaut des Darms sind sie als Dauersiedler zu finden. Pilze konkurrieren mit den Bakterien um den Lebensraum. Bei physiologischem Darmmilieu und stabiler Bakterienflora haben Pilze keine Chance sich auszubreiten. Verändert sich allerdings das Schleimhautmilieu (z. B. durch ungeeignete Ernährung, aber auch stauungsbedingt am Ende der Schwangerschaft), dann können Pilze die günstigeren Lebensbedingungen haben. Ist die Bakterienflora noch nicht vollständig aufgebaut (bei Neugeborenen und Säuglingen) oder ist die Bakterienflora geschwächt (z. B. nach Antibiotika), dann fehlen Bakterien als Platzhalter und Pilze können sich sehr schnell ausbreiten. Durch Pilze ausgelöste Krankheitsbilder sind vermutlich jedem bekannt:

Bei Säuglingen ist dies der Soor, der meist im Mundbereich beginnt und einmal durch den ganzen Verdauungstrakt hindurch wandern kann, bis er am anderen Ende als Windelsoor auftaucht. Bei Mädchen und erwachsenen Frauen sind die Vaginalmykosen häufig, also der Pilzbefall der Scheidenschleimhaut.
Eine aggressive Vernichtungsstrategie von Pilzen mit pharmazeutischen Antimykotika reduziert zwar die Pilzmenge schnell und drastisch, löst aber auch ein Escape-Verhalten aus, das alle Mikroben gut beherrschen: Die cleveren gehen einfach in den *Untergrund*. In diesem Fall ziehen sie sich in tiefere Schleimhautstrukturen des Darms zurück, um der für sie tödlichen Wirkung der Antipilzmittels zu entgehen. Bei wieder zuträglicheren Verhältnissen können sie von hier wieder den Rückweg zur Schleimhautoberfläche antreten. Es besteht jedoch auch die Gefahr, dass einige Pilze den Weg über die – eigentlich für den schnellen Abtransport der Nährstoffe gedachten – Transportwege (Pfortader und Bauchlymphgefäße) nehmen und so im Körperinneren verteilt werden. An diesen Orten stellen Pilze jedoch ein massives gesundheitliches Problem dar. Eine naturheilkundliche Milieutherapie zur Reduzierung von Pilzerkrankungen (Mykosen) geht einen zwar langsameren Weg, dafür aber einen Nachhaltigen ohne unerwünschte Nebenwirkungen.

Es gibt noch viel zu erforschen und zu verstehen über die faszinierende Zusammenarbeit von Mensch und mikrobieller Welt.

Krankheitserreger

Seit der Entdeckung der Mikroorganismen streitet sich die Wissenschaft über deren Bedeutung bei der Entstehung von Infektionskrankheiten. Die eine Richtung sieht in den Erregern selbst die Ursache für übertragbare Krankheiten. Das heißt, allein das Vorhandensein eines bestimmten Mikroorganismus wird als Krankheitsursache betrachtet. Die andere Richtung betrachtet die Erreger als *einen* Aspekt bei der Entstehung einer Infektionskrankheit, die sich aber nur in einem für sie passenden Umfeld (Milieu) ansiedeln und vermehren können.

Bereits in der Pionierzeit der Infektionslehre, ab der zweiten Hälfte des 19. Jahrhunderts, entbrannte ein heftiger Wissenschaftsstreit um diese beiden Grundrichtungen. Auf der einen Seite stand Louis Pasteur (1822–1895), der die Mikroben im Zentrum des Infektionsgeschehens sah, während seine Zeitgenossen Pierre Jacques Antoine Béchamp und Claude Bernard die Milieuseite vertraten. Bernard fasste seine Erkenntnisse so zusammen: „Der Erreger ist nichts, das Milieu ist alles.“[6]

Die heutige Infektionslehre basiert auf dem Erreger-Modell. Darauf aufbauend auch die Behandlungsstrategien und nicht zuletzt das gesamte Impf-Paradigma.

Die naturheilkundliche Sicht – Mikroben als Begleiterscheinungen einer Infektion

Das von Béchamp und Bernard formulierte Milieu-Modell deckt sich mit den Erkenntnissen der traditionellen Medizinsysteme. Dieses besagt, dass das Milieu – also die für die Ansiedlung und Vermehrung von Mikroorganismen notwendigen Lebensbedingungen – elementare Voraussetzung für die Entstehung einer Infektionskrankheit ist. Bei Mikroorganismen wie Bakterien und Pilzen, die einen eigenen Stoffwechsel haben, ist das noch leicht nachvollziehbar. Bei Viren ist die Sache etwas komplizierter: Sie haben keinen eigenen Stoffwechsel und können sich nicht selbstständig vermehren. Damit sind sie – per Definition – keine Lebewesen. Sie bestehen aus der jeweils virusspezifischen Erbinformation (RNA oder DNA) samt einer Hülle und brauchen zum Überleben und Vermehren einen Wirt. Ein Virus kann nur aktiv werden, wenn es ihm gelingt, eine Wirtszelle zu kapern und dort seine Erbinformation in den Zellkern einzubauen. Dadurch wird diese so „umprogrammiert“, dass sie ab sofort den Viren-Bauplan kopiert und die so produzierten neuen Viren ins umliegende Gewebe freisetzt, wodurch dann im „Scheeballprinzip“ weitere Wirtszellen befallen werden können.

Dies löst für den Gesamtorganismus sinnvolle Abwehrmaßnahmen aus wie die Vernichtung von virenbefallenen Zellen sowie eine akute Entzündungsreaktion.

[6] Originalzitat: „Le microbe n’est rien, le terrain est tout.“

Auch wenn der Infektionsmechanismus bei Viren ein anderer ist als bei Bakterien und Pilzen, kann ein Virus nur dann in eine Wirtszelle eindringen, wenn das vorgeschaltete Abwehrsystem dies nicht effizient genug verhindert. Diese Schlagfertigkeit des Immunsystems hängt ganz entscheidend vom Milieu – vor allem der Schleimhäute – ab.
Daher kann man auch in Hinblick auf Virusinfektionen das intakte Milieu der Schleimhäute als wichtigsten Schutzmechanismus des Körpers bezeichnen.

Es muss hier betont werden, dass bei Infektionskrankheiten selbstverständlich spezifische Krankheitskeime vorhanden sein können. Aber – und das ist der entscheidende Unterschied in der Betrachtungsweise – sie sind *ein Faktor unter mehreren*, die schlussendlich zur Entstehung einer Infektionskrankheit führen. Die Bedeutung der Mikroorganismen liegt vor allem darin, dass sie der Krankheit ihre charakteristische Erscheinungs- und Verlaufsform – mit ihren typischen Symptomen – geben. Deshalb sind Behandlungsmethoden, die sich ausschließlich gegen die Mikroorganismen richten und die zugrundeliegende Milieustörung nicht verbessern, langfristig meist nicht befriedigend. Vor allem die antibiotische Behandlungsstrategie zieht eine deutliche Milieubelastung nach sich, die unbedingt behandelt werden sollte. Näheres dazu in den folgenden Kapiteln.

Das Lymphsystem – Infektabwehr und Müllabfuhr

Das Lymphsystem spielt eine Schlüsselrolle bei vielen Vorgängen im kindlichen Organismus – sowohl im gesunden Zustand als auch bei der Abwehr von Krankheiten. In diesem Kapitel werden die Grundlagen für das Verständnis gelegt, warum in jedem naturheilkundlichen Konzept und in jedem konstitutionellen Rezept unbedingt ein Lymphmittel enthalten sein sollte.
Hier zunächst ein Überblick über die vielfältigen Strukturen und Funktionen des Lymphsystems, wie sie in jedem menschlichen Organismus vorhanden sind.

Im Wesentlichen hat das Lymphsystem zwei Hauptaufgaben:

- Abtransport von Gewebsflüssigkeit mit den darin enthaltenen Stoffen (vor allem Endprodukte des Zellstoffwechsels)
- Bereitstellung von Abwehrzellen

Der Bildungsort der Lymphflüssigkeit liegt im bindegewebigen Zwischenzellraum, der im vorigen Kapitel bereits besprochen wurde. Dort wurde auch schon erwähnt, dass alle Zellen ihre beim Stoffwechsel anfallenden Abfallprodukte in diesen Raum abgeben. Nun reicht es aber nicht – bildlich gesprochen – den Müll nur aus der Küche zu werfen, er sollte besser ordentlich aus dem Haus getragen werden. Diese Aufgabe übernimmt das Lymphsystem. Hierfür braucht es ein abführendes Transportsystem, sozusagen eine Müllabfuhr. Ebenfalls bereits erwähnt wurde, dass der Organismus zwei abführende Transportsysteme hat – die venösen Blutgefäße und die Lymphgefäße. Dies hat den Sinn, dass damit eine Art Mülltrennung erfolgen kann: Der einfache Hausmüll wird direkt ins Blutsystem aufgenommen und abtransportiert, der Problemmüll wird über die Stationen des Lymphsystems erst soweit „entschärft", dass er problemlos dem Blutfluss übergeben werden kann. Hier die einzelnen Stationen und deren Aufgabe:
Im Bindegewebsraum zwischen den einzelnen Körperzellen entspringen kleine *Lymphgefäße* (sogenannte Lymphkapillaren), die unter dem Mikroskop wie die Finger von Gummihandschuhen aussehen. Diese winzigen Gefäße münden in größere Lymphgefäße, die wiederum in noch größere einmünden. Die Lymphgefäße wirken als Drainagesystem für den bindegewebigen Zwischenzellraum und werden manchmal auch als Kanalisation des Körpers bezeichnet.
Die Lymphflüssigkeit wird auf dem Weg immer wieder durch *Lymphknoten* geleitet, die im naturheilkundlichen Sprachgebrauch auch als *Lymphdrüsen* bezeichnet werden. Diese wirken als Filterstationen, in denen die Lymphflüssigkeit auf schädliche Stoffe untersucht wird.

In den Lymphdrüsen befinden sich große Mengen von Abwehrzellen, die bei Bedarf sofort aktiv werden können.
Der menschliche Körper besitzt insgesamt 600 bis 700 dieser Lymphknoten, die an abwehrstrategisch wichtigen Stellen besonders gehäuft auftreten.
Nachdem die Lymphflüssigkeit mehrere hintereinanderliegende Lymphknoten durchflossen hat, gelangt sie in den Milchbrustgang, das größte Lymphgefäß des Körpers, das parallel zu den großen Blutgefäßen senkrecht durch den Brustkorb führt und hinter dem linken Schlüsselbein in die obere Hohlvene mündet.
Die Lymphflüssigkeit transportiert nicht nur die genannten Stoffwechselendprodukte, sondern auch Stoffe, die bei Verletzungen und entzündlichen Abwehrvorgängen anfallen: Trümmer aus zerstörten Gewebszellen, Abwehrzellen, Schmutz und Mikroorganismen. Das Lymphsystem ist zwar in allen Organen vorhanden, besonders gut damit versorgt sind aber die Oberflächenorgane unseres Körpers: die Haut und alle Schleimhäute. Für die Funktionen und die Abwehrfähigkeit von Haut und Schleimhäuten ist das Lymphsystem von so elementarer Bedeutung, dass sie nicht voneinander getrennt betrachtet werden dürfen. Deshalb kann man es auch so formulieren: Es gibt keine Schleimhautkrankheit ohne gestörte Lymphfunktion, und umgekehrt zeigt sich die mangelhafte Leistungsfähigkeit des Lymphsystems häufig in Form von Schleimhauterkrankungen[7]. Ähnliches gilt auch für viele Erkrankungen, die sich auf der Haut zeigen.

Eine spezielle, zusätzliche Aufgabe hat das Lymphsystem der Darmschleimhaut: Neben den genannten Aufgaben muss es dort die aus der verdauten Nahrung aufgenommenen Eiweiße und Fette abtransportieren. Da aber vor allem die Eiweiße aus der Nahrung häufige Auslöser von Lebensmittelallergien und -unverträglichkeiten sind, wird hierbei deutlich, dass das Lymphsystem bei der Entstehung dieser, aber auch anderer allergischer Krankheiten eine zentrale Rolle spielt.
Die Lymphknoten und die im Folgenden beschriebenen Lymphorgane haben die Fähigkeit, wichtige Abwehrzellen (vor allem die Lymphozyten) in großen Mengen zu speichern, damit sie bei Bedarf sofort aktiv werden können. Die meisten dieser Zellen werden im Knochenmark produziert, können aber auch in den Lymphorganen selbst gebildet werden.
Die Thymusdrüse im Brustraum und die Peyerschen Plaques in der Schleimhaut des Dünndarmes dienen zusätzlich als Schulungsort für bestimmte Unterarten der Lymphozyten.

[7] Aus ganzheitlicher Sicht gehört zu der untrennbaren Kombination Schleimhaut/Lymphsystem auch noch die Bakterienflora der Schleimhaut. Diese Dreierkombination wird im weiteren Verlauf des Kapitels noch ausführlich beschrieben.

Die Lymphorgane

An Orten, die für die Abwehrfähigkeit des Organismus besondere Bedeutung haben, finden sich auch besonders ausgebildete Lymphorgane:

Lymphatischer Rachenring

Dieser funktionelle Zusammenschluss besteht aus verschiedenen Mandeln (Tonsillen), die sich alle im Nasen-Rachenraum befinden. Mandeln sind eine sehr immunaktive Kombination aus Lymph- und Schleimhautgewebe. Man unterscheidet dabei die beiden *Gaumenmandeln*, die *Rachenmandel*, die *Zungengrundmandel* und den *lymphatischen Seitenstrang*, der seitlich in die Schleimhaut des Rachens eingelagert ist und nach unten Richtung Kehlkopf zieht. Hinzu kommt noch die *Tubentonsille*. Dieses ringförmig um den Eingang der Ohrtube (Verbindungsgang zwischen Nasen-Rachenraum und Mittelohr) gelegene Mandelgewebe bietet zusätzlichen Abwehrschutz für das Mittel- und Innenohr. Wenn man in den Mund schaut, sind von den Tonsillen nur die Gaumenmandeln sichtbar. Die anderen Mandeln liegen verdeckt und können nur mit Hilfe eines speziellen Endoskops eingesehen werden.

Thymusdrüse

Lange glaubte man, dass die hinter dem Brustbein liegende *Thymusdrüse* nur bei Kindern und Jugendlichen aktiv wäre. Eine Aufgabe dieser Drüse ist die Ausschüttung hormonähnlicher Stoffe, die das gesamte Immunsystem zu höherer Leistung anregen. Außerdem dient die Thymusdrüse, wie alle anderen Lymphdrüsen auch, als Schulungsort für bestimmte Abwehrzellen. Hier lernen diese Zellen, ganz spezielle Schadstoffe (z. B. Viren) zu erkennen, diese zu markieren und den Fresszellen (Phagozyten) zu präsentieren.

Zwar wurde inzwischen nachgewiesen, dass die Thymusdrüse auch noch im Erwachsenenalter in der Lage ist spezialisierte T-Zellen zu bilden, da sie aber offenbar vor allem für Kinder und Jugendliche von elementarer Bedeutung ist, verkümmert sie im Laufe der körperlichen Reifung weitestgehend.

Peyersche Plaques

Diese Ansammlungen von Lymphfollikeln sind wichtige Strukturen des Darmlymphsystems. Dieses wird ausführlich im Folgenden besprochen.

Milz

Im linken Oberbauch liegt die *Milz*, ein Organ, dessen Bedeutung für optimale Immunfunktionen – gerade bei Kindern – in der heutigen Medizin völlig unterschätzt wird. Die Milz kann als *Lymphknoten des Blutes* bezeichnet werden, da es eine ihrer wichtigen Aufgaben ist, das durchströmende Blut auf Gefahrstoffe zu untersuchen, die dem Organismus schädlich werden können. Es besteht eine enge Verbindung zwischen den Abwehrfunktionen der Milz und dem Lymphsystem des Darms. Konkret bedeutet dies, dass bei allen Fehlregulationen des darmständigen Immunsystems (Allergien, Infektanfälligkeit u. a.) die Milz in Diagnostik und Therapie mit einbezogen werden sollte.

Das Lymphsystem des Darms

Eine ausgesprochen tragende Rolle in der Kinderheilkunde spielt das Lymphsystem des Darms, für das man in der Medizin den Fachausdruck GALT (**g**ut **a**ssociated **l**ymphatic **t**issue = dem Darm zugeordnetes Lymphgewebe) oder MALT (**m**ucosa **a**ssociated **l**ymphatic **t**issue = der Schleimhaut zugeordnetes Lymphgewebe) verwendet. Die Darmschleimhaut hat – würde man alle Falten glätten – die Fläche eines Fußballfeldes (ca. 400 m^2). Dabei ist der Darm in verschiedene Abschnitte unterteilt, die unterschiedliche Aufgaben für den Gesamtorganismus erfüllen. Im Dünndarm hat die Schleimhaut mehrere Aufgaben: Hier müssen die im Speisebrei enthaltenen Nährstoffe durch die Darmschleimhaut hindurch in den Organismus aufgenommen werden – schädliche Substanzen dagegen als solche erkannt und am Hindurchtreten gehindert werden. Das ist eine anspruchsvolle Aufgabe und verlangt eine funktionierende, intelligente Erkennung und Steuerung. Die dafür vorgesehenen Strukturen sind vielfältig und müssen koordiniert ablaufen. Eine gestörte Funktion der Darmdurchlässigkeit zeigt sich immer mit einer erhöhten Durchlässigkeit und wird im Fachjargon *Leaky Gut* genannt. Das heißt, es treten auch Problemstoffe aus dem Darm durch die Schleimhaut hindurch und führen damit zu einer Mehrbelastung des Organismus. Und da für Problemstoffe per se das Lymphsystem zuständig ist, geht dies mit einer vermehrten Lymphbelastung einher.

Die volle Leistungsfähigkeit der Darmschleimhaut ist abhängig von einer stabilen *Bakterienflora* (Symbiontenflora). Unzählige Bakterienstämme bringen ihren Beitrag – als Säuerungsflora für das Darmmilieu, als Immunflora für das Immunsystem, als Schleimbildner für den Schleimhautschutz, als Energielieferant für die energetische Versorgung der Schleimhautfunktionen u. a. m. Eine Schwächung der Flora bedeutet für das darmständige Lymphsystem und die Darmschleimhaut eine Mehrbelastung. Eine Zeitlang kann das lokale Abwehrsystem dies meist noch ausgleichen – durch lokale Reizzustände bzw. Entzündungen. Gelingt dies nicht mehr vollständig, dann folgen Strukturveränderungen an der Schleimhaut mit einer erhöhten Durchlässigkeit. Die Funktion der drei Elemente *Schleimhaut, Flora, Lymphsystem* ist so eng miteinander verbunden, dass man sie als funktionelle Einheit sehen muss (mehr dazu im nächsten Unterkapitel).

Die Beobachtungen, die man bei Krankheiten des Immunsystems (bei Kindern vor allem Allergien und Abwehrschwäche) machen kann, legen den Schluss nahe, dass die Bedeutung des Darmlymphsystems noch weit über das hinausgeht, was bis heute an wissenschaftlich gesicherten Fakten bekannt ist. Es ist nicht übertrieben, wenn man das Darmlymphsystem als Schaltzentrale des gesamten Immunsystems bezeichnet. Dieses besteht aus den schon beschriebenen Lymphgefäßen in der Darmschleimhaut, einer großen Anzahl von Lymphknoten und den sogenannten Peyerschen Plaques. Letztere sind Ansammlungen von Lymphzellen in der Dünndarmschleimhaut, die mit Hilfe angegliederter Spezialzellen[8] die lebenswichtige Aufgabe haben, das Darminnere abwehrtechnisch zu überwachen. Mit ihrer Hilfe wird jede schädliche Substanz im Darminhalt sofort erkannt, sodass umgehend notwendige Abwehrmaßnahmen eingeleitet werden können – oft, noch bevor diese Substanz überhaupt in den Körper aufgenommen wurde.

Die Dreierkombination „Schleimhaut-Flora-Lymphsystem“

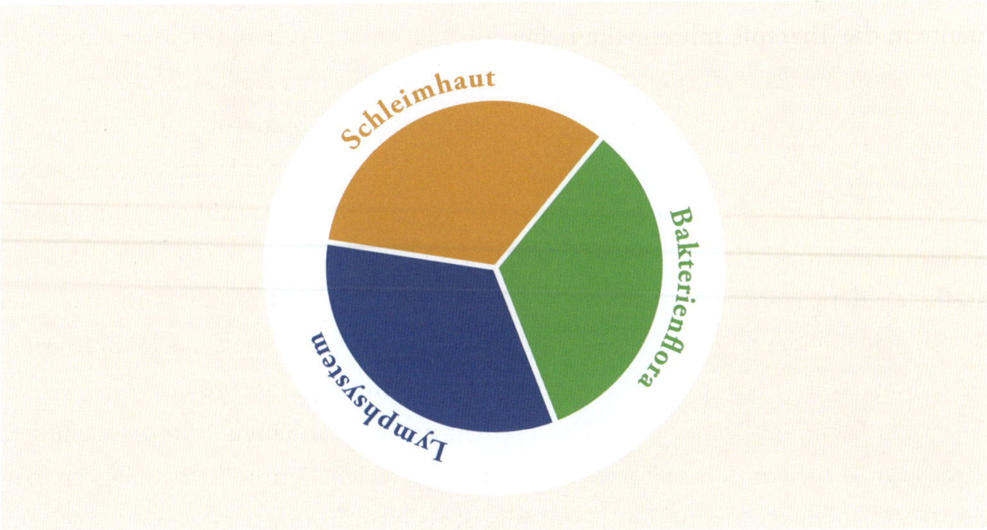

[8] Dies sind die sogenannten M-Zellen. Sie übermitteln Informationen über schädliche Substanzen im Darminhalt an die Zellen des Lymphsystems.

Es gibt kaum ein Gebiet der Medizin, in dem so offensichtlich wird, dass die Aufgaben und Funktionen verschiedener Elemente nicht isoliert voneinander betrachtet werden können. Traditionelle Medizinsysteme mit ihrer ganzheitlichen Betrachtungsweise tun sich naturgemäß leichter, die vielfältigen Beziehungen und Wechselwirkungen der einzelnen Elemente untereinander zu verstehen. Eine systemische Betrachtungsweise ermöglicht nicht nur ein umfassendes Verständnis von Erkrankungen, sondern es ergeben sich auch vielfältige Behandlungsansätze.

Folgende Aussagen verdeutlichen, dass die drei Elemente Schleimhaut, Flora und Lymphsystem eine untrennbare Einheit bilden:

- Es gibt keine Schleimhauterkrankung (Mittelohrentzündung, Nasennebenhöhlenentzündung, Bronchitis usw.), bei der nicht gleichzeitig das Lymphsystem und die Bakterienflora mit betroffen sind.
- Eine Überlastung des Lymphsystems[9] verursacht häufig wiederkehrende Schleimhautentzündungen, worunter dann wiederum die Bakterienflora leidet.
- Eine Schwächung der Bakterienflora (z. B. durch Antibiotikagaben) erzeugt eine gravierende Abwehrschwäche und führt zu einer Mehrbelastung des Lymphsystems[10].

Wie auch immer man es dreht und wendet: Immer sind alle drei Elemente an einem krankhaften Prozess beteiligt – nur mit unterschiedlichen Schwerpunkten. Und für eine erfolgreiche Behandlung von chronischen oder immer wiederkehrenden Schleimhauterkrankungen stellt es eine wertvolle Grundregel dar, alle drei Elemente in die Therapie mit einzubeziehen.

[9] Entspricht dem Zustand des Lymphatismus, mehr dazu im nächsten Kapitel.
[10] Und damit zu einer Verschlechterung des Lymphatismus, mehr dazu im nächsten Kapitel.

Schema der Funktionstrias *Schleimhaut-Flora-Lymphsystem*

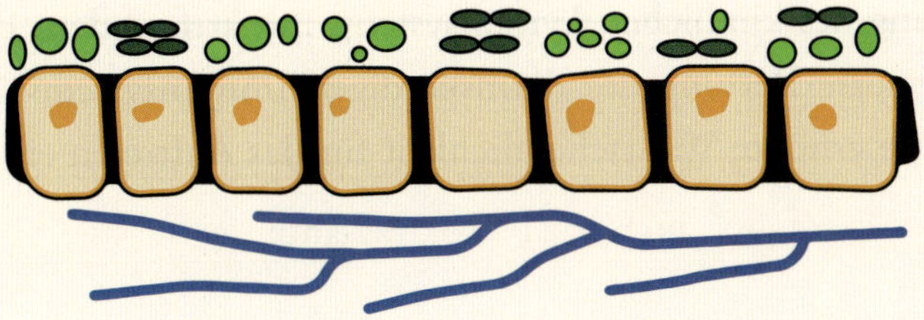

Wie in der Grafik erkennbar ist, stellt die Schleimhaut mit ihren Oberflächenzellen eine mechanische Barriere dar, die die Innenwelt von der Außenwelt trennt. Dabei gibt es Unterschiede zwischen der Darmschleimhaut und den übrigen Schleimhautflächen des Körpers: Während die meisten Schleimhäute (Atemwege, Auge, Ohr, Blase, Scheide) vorwiegend eine Schutzfunktion gegen schädliche Einflüsse von außen haben, muss die Darmschleimhaut gleichzeitig in der Lage sein, die lebensnotwendigen Nährstoffe in großer Menge aufzunehmen. Das setzt voraus, dass die Dreierkombination *Schleimhaut-Flora-Lymphsystem* in perfekter Zusammenarbeit unterscheiden kann, was in den Körper aufgenommen werden darf und was draußen bleiben muss.

Sehr vereinfacht dargestellt, kann man sich die Darmschleimhaut bildhaft als Sieb vorstellen, das kleinste Nährstoffteilchen durchlässt, während größere Teilchen im Sieb hängen bleiben – abhängig von der Maschengröße. Bei der gesunden Darmschleimhaut eines Menschen ist die Durchlässigkeit so klein, dass nur vollständig zu Ende verdaute, einmolekulare Nahrungssubstanzen über die Darmschleimhaut ins Blut- bzw. Darmlymphsystem aufgenommen werden.

Anders sieht dies bei Säuglingen aus: Ihre Darmschleimhaut ist noch nicht vollständig ausgereift und lässt viel größere Moleküle ungehindert passieren. Wird ein Säugling mit Muttermilch ernährt, dann stellt die noch vorhandene Unreife des Ökosystems Darm kein großes Problem dar. Die arteigenen Milcheiweiße der Muttermilch stellen keine Belastung für das kindliche Lymphsystem dar. Und auch die in der Muttermilch mitgelieferten Abwehrstoffe (Antikörper u. a.) können problemlos über den noch sehr durchlässigen Darm in den kindlichen Organismus aufgenommen werden und überbrücken die Zeit – als sogenannter Nestschutz –, bis das kindliche Immunsystem sein eigenes Abwehrsystem aufgebaut hat.

Wird ein Säugling nicht gestillt, dann wird die noch bestehende Unreife des Darms mit seiner erhöhten Durchlässigkeit problematisch. In den ersten sechs Lebensmonaten stellt jede Muttermilch-Ersatznahrung, die aus Tiermilch (meist Kuhmilch) hergestellt wird, eine Belastung des kindlichen Lymphsystems mit artfremdem Eiweiß dar. Die dadurch ausgelöste Reizung des darmständigen Immunsystems ist dafür verantwortlich, dass eine erhöhte Wahrscheinlichkeit für das Auftreten einer Allergie besteht.

Um es nochmals ganz deutlich auszudrücken: Eine vollständige Muttermilchernährung während der ersten 6 Lebensmonate ist der beste Schutz gegen Allergien. Erst danach ist der Darm eines Kindes so weit ausgereift, dass – sehr behutsam – die Ernährung von Muttermilch auf zunächst pflanzliche Nahrung umgestellt werden kann, bevor frühestens mit dem 1. Geburtstag dann auch tierisches Eiweiß dazukommen kann. Die genannten Zeiträume können sich deutlich verlängern, wenn Kinder per Kaiserschnitt geboren wurden oder eine antibiotische Behandlung den Aufbau der Darmflora gestört hat.

Schleimhautflora

Bis auf wenige Ausnahmen hat jede Schleimhautoberfläche ihre ganz spezifische Bakterienflora, die sich aus einer Vielzahl verschiedener Bakterienarten zusammensetzt. Allein in der Darmflora sind heute circa 400 verschiedene Bakterienarten bekannt, die je nach Darmabschnitt sehr unterschiedlich verteilt sind. Die Zahlen sind beeindruckend: In einem gesunden Erwachsenendarm leben 10^{14}–10^{15} Bakterien. Das sind 10–100 Mal mehr Bakterien, als ein Mensch an Körperzellen besitzt!
Auch auf den Schleimhäuten des Kopfes (Mund, Rachen, Nasennebenhöhlen, Ohrtube, Mittelohr) und der Atemwege (Luftröhre, Kehlkopf, Bronchien) findet sich ein spezifisches Spektrum an Bakterien.
Das Prinzip der Zusammenarbeit verschiedener Organismen zum gegenseitigen Nutzen ist in der Natur weit verbreitet. Man verwendet dafür den Fachausdruck „Symbiose“. Und die zusammenarbeitenden Organismen werden als „Symbionten“ bezeichnet. Dieser Begriff wird auch für die Bakterien des Darms verwendet. Die Zusammenarbeit der Körperzellen mit ihrem bakteriellen Umfeld ging im Laufe der Entwicklungsgeschichte so weit, dass lebenswichtig gewordene Bakterien, die ursprünglich außerhalb lebten, als Zellorganelle in jede Zelle aufgenommen wurden. Dies sind die sogenannten *Mitochondrien*, die als Kraftwerke der Zelle arbeiten und deren Energiebedarf bereitstellen.[11]

Doch zurück zu den Schleimhautsymbionten: Sie besiedeln wie ein dichter Rasen die gesamte Schleimhautoberfläche und ernähren sich von Produkten der Schleimhaut und (im Darm) von Nahrungsstoffen. Sie produzieren dafür Stoffe, die für den menschlichen Körper wichtig sind (z. B. das Vitamin K, ohne das keine Blutgerinnung bei der Wundheilung möglich ist). Und sie spielen durch einen recht simplen Mechanismus eine bedeutende Rolle im Abwehrgeschehen, den man sich bildhaft folgendermaßen vorstellen kann: Die natürlichen Symbionten verteidigen aus Futterneid ihren Platz auf der Schleimhaut und verhindern auf diese Weise das Eindringen von Fremdkeimen, die eine potentielle Infektionsgefahr darstellen. Dies bedeutet, dass viele Infektionen bereits von der auf der Schleimhaut lebenden Bakterienflora verhindert werden, ohne das in und unter der Schleimhaut liegende lymphatische Abwehrsystem zu beschäftigen. In diesem Sinne kann die gesunde Bakterienflora der Schleimhäute als erste Abwehrbarriere und damit wichtiger Teil des menschlichen Abwehrsystems bezeichnet werden.

Das Milieu

Die Symbiontenflora ist Teil eines komplexen Ökosystems, dessen Stabilität davon abhängt, dass auf der Schleimhaut das für die jeweilige Standortflora günstige Milieu herrscht. Unter Milieu hat man dabei nicht nur – wie vielfach üblich – das Säure-Basen-Verhältnis (oder chemisch ausgedrückt den pH-Wert) zu verstehen, sondern die Gesamtheit der vorhandenen Lebensbedingungen.

Die Bakterien der Symbiontenflora sind Lebewesen und damit angewiesen auf eine artgerechte Ernährung und eine ausreichende Versorgung mit Feuchtigkeit bzw. Wasser. Sie tragen über ihre Stoffwechselaktivität selbst zum Milieu bei – wobei jede Art bemüht ist, für sich selbst günstige Lebensbedingungen zu schaffen. Ein typisches Beispiel hierfür sind die Lactobazillen, die sich ihr milchsaures Milieu selbst schaffen und damit Teil der Säuerungsflora sind.

Wegen seiner zentralen Bedeutung für die menschliche Gesundheit ist das im Darm herrschende Milieu von besonderer Wichtigkeit. Einen sehr wichtigen Einfluss auf das Darmmilieu haben dabei die Verdauungssäfte aus Magen, Leber/Galle und Bauchspeicheldrüse. Neben einer naturgemäßen Ernährung und einer ausreichenden Trinkmenge müssen auch die Verdauungsenzyme und die sauren (Magen) und basischen (Bauchspeicheldrüse) Verdauungssäfte bereitgestellt werden können.

[11] Dies hat in der heutigen Medizin konkrete Folgen: Aufgrund ihrer Herkunft reagieren die Mitochondrien aller Zellen auf antibiotische Substanzen, wodurch ihre Leistungsfähigkeit zumindest zeitweise geschwächt und die Energieversorgung der Zellen reduziert wird. Die während und nach Antibiotikabehandlungen auftretende Leistungsschwäche, Müdigkeit und erhöhte Infektanfälligkeit ist auch auf diesen Mechanismus zurückzuführen.

Natürlicherweise geschieht dies durch unsere Sinne: Sehen, Riechen und Schmecken von Nahrung bringt die Verdauungskaskade in Gang. Sind wir entspannt und freuen uns auf das Essen, dann werden ganz natürlich die verdauungsfördernden vegetativen Signale ausgelöst und die Verdauungsschritte können geordnet und vollständig ablaufen.

Bei Belastungen in einem Bereich werden die anderen „Partner" immer mitbetroffen sein:

- Jede Verdauungsstörung wirkt sich auf vielfältige Weise ungünstig auf das Darmmilieu aus.
- Jede Milieuverschiebung wird die Symbiontenflora belasten und verändern.
- Jede Floraveränderung wird zu einer eingeschränkten Verdauungsleistung, zu Fehlregulationen des Immunsystems und zu Mehrbelastungen des Lymphsystems führen.

Und so schließt sich der Kreis der Dreierkombination *Schleimhaut-Flora-Lymphsystem.*

Das Immunsystem – Zusammenarbeit von Flora und Lymphsystem

Die kompakte Version

Wie gesagt, sind die Funktionen des Lymphsystems eng mit der Bakterienflora aller Schleimhäute verknüpft, wobei dem Darm eine Schlüsselrolle im Gesamtorganismus zukommt. Im Darm befinden sich circa achtzig Prozent der Strukturen des Immunsystems – dies zeigt bereits sehr deutlich die besondere Bedeutung dieses Ortes für den menschlichen Organismus. Immunaktiv sind sowohl spezialisierte Bakterien, die zur sogenannten Immunflora gehören, wie auch in der Darmschleimhaut ansässige Lymphstrukturen wie die Peyerschen Plaques. Schleimproduzierende Bakterien liefern einen passiven Schutz für die Schleimhäute und unterstützen damit das übrige darmständige Immunsystem.
Die gesamte Dreierkombination aus *Schleimhaut-Flora-Lymphsystem* hat sich in der Regel bis zum 4. Lebensjahr soweit stabil aufgebaut, dass die Kinder alle Grundnahrungsmittel gut verdauen können und das Immunsystem sinnvoll und angemessen funktioniert – wenn es nicht zu viele Störfaktoren in dieser wichtigen Ausreifungszeit gegeben hat (mehr dazu im nächsten Kapitel *Lymphatismus – Skrofulose*).

Die ausführlichere Version

Auf der Oberfläche der Dünndarm-Schleimhaut befinden sich die M-Zellen, die ständig Bestandteile des Darminhaltes aufnehmen und diese den Lymphzellen der Peyerschen Plaques präsentieren, die um die M-Zelle herum positioniert sind. Auf diese Weise wird das Immunsystem laufend darüber informiert, welche Mikroorganismen und möglichen Schadstoffe sich aktuell im Darminneren befinden. Die M-Zellen werden daher auch als *immunologisches Fenster* bezeichnet. Die Mikroorganismen im Darm wirken auf diesem Weg als ständig anregender Reiz auf das Abwehrsystem und halten es in gutem Trainingszustand. Dabei hat ein kleiner Bakterienstamm entscheidende Bedeutung: Die Kolibakterien. Obwohl diese Bakterienart nur maximal fünf Prozent der Darmflora ausmacht, ist sie ein wichtiger Regulator vieler Immunfunktionen. Da die Kolibakterien bei zu starker Vermehrung aber selbst zum Auslöser schwerer Durchfallerkrankungen werden können, müssen sie vom Immunsystem in Schach gehalten werden, wodurch der bereits genannte Trainingseffekt zustande kommt. Die Kolibakterien verfügen aber noch über eine weitere Fähigkeit, die in der heutigen Medizin ein großes Problem darstellt: Sie sind mitverantwortlich für die Entstehung von Resistenzen gegen Antibiotika. Kolibakterien sind nämlich ausgesprochen fit darin, Enzyme zu konstruieren, die antibiotische Wirkstoffe zerstören und so wirkungslos machen. Das Rezept zur Produktion dieser Enzyme, das in Form einer genetischen Information vorliegt, behalten sie aber nicht für sich, sondern geben es an andere Bakterien (auch an gefährliche Krankheitserreger) weiter, die diese Information in ihr eigenes Erbgut einbauen. Auf diese Weise können die Erreger schwerer bakterieller Infektionskrankheiten innerhalb kurzer Zeit ebenfalls gegen viele antibiotische Substanzen resistent werden.

Das Problem der Resistenzbildung entsteht aber nicht nur durch antibiotisch wirkende Medikamente, die beim Menschen direkt angewendet werden, sondern auch durch Antibiotika, die in der Tiermast eingesetzt werden und über den Verzehr von tierischen Produkten an den Menschen weitergegeben werden.

Auch Desinfektionsmittel fördern die Entstehung von resistenten Bakterienstämmen. Dies macht Krankenhäuser mit dem Großeinsatz von Antibiotika und Desinfektionsmittel, zu einem (leider) idealen Ort für eine multiresistente Keimbildung. Im häuslichen Umfeld sollten nur in Ausnahmefällen scharfe Desinfektionsmittel eingesetzt werden, für den Normalfall ist eine Reinigung mit Essig- oder Neutralreiniger völlig ausreichend!

Doch zurück zum Lymphsystem des Darmes:
In den Peyerschen Plaques findet – wie bei den Lymphorganen bereits beschrieben – die Schulung von jungen Lymphzellen statt. Sie werden unter anderem auf das Erkennen geschult, welche Stoffe für den Organismus schädlich und welche unschädlich sind. Alles als schädlich Markierte löst eine entsprechende Kettenreaktion des Immunsystems aus. Bekannte Fehlreaktionen hierbei sind überschießende, allergische Immunreaktion auf eigentlich harmlose Stoffe (Pollen, Tierhaare/Tierspeichel, Nahrungsmittel, …) oder sogar auf körpereigenes Gewebe (Autoimmun-Erkrankungen). Die eigentliche Ursache für Allergien ist also nicht der auslösende Stoff, sondern die Fehlprogrammierung des Abwehrsystems. Das Allergen ist dabei nur der Zündfunke, der die allergische Reaktion in Gang setzt. Bei der Entstehung einer allergischen Veranlagung spielt das Darmlymphsystem eine zentrale Rolle, was bei der Behandlung unbedingt berücksichtigt werden muss (siehe Teil 2 des Buches).

Ein weiterer wichtiger Aspekt im System Darmschleimhaut-Flora-Lymphsystem wurde bereits weiter oben angesprochen: Die Veränderung der Durchlässigkeit für Stoffe aus dem Darminhalt. Wie gesagt hängt diese eng mit der Darmflora zusammen: Störungen in ihrer Zusammensetzung führen zur Vergrößerung der Maschenweite – oder genauer gesagt zu einer Störung des Öffnungs- und Schließmechanismus, den sogenannten *Tight-Junctions* – der Darmschleimhaut.
Dies hat zur Folge, dass der Durchlass nicht mehr nur gezielt für die kleinmolekularen Nahrungsbestandteile geöffnet wird, sondern durch entzündliche Veränderungen der Schleimhaut eine dauerhafte Durchlässigkeit des Darms entsteht – ein sogenannter *Leaky Gut* – und jegliche großmolekularen Nahrungsstoffe (vor allem unvollständig verdaute Eiweiße) und Bakterien durch die Schleimhaut hindurchwandern, obwohl sie dahinter eigentlich nichts zu suchen haben. Diese Stoffe gelangen über die Lymphgefäße des Dünndarms in die Lymphknoten des Bauchraums und müssen von den Zellen des Lymphsystems eliminiert werden. Dies stellt eine enorme *Belastung* des gesamten Abwehrsystems dar, die über kurz oder lang zur *Überlastung* mit schwerwiegenden Folgen werden kann. Durchfälle auf bestimmte Nahrungsmittel, häufig auftretende Bauchschmerzen, Infektanfälligkeit, Allergien aller Art, Gelenk- und Rückenschmerzen, Wachstumsstörungen, Übergewicht, aber auch Konzentrationsstörungen und Verhaltensauffälligkeiten können ihre Ursachen in einer erhöhten Durchlässigkeit der Darmschleimhaut haben.

Hinweise zur *Stabilisierung und Behandlung* der Trias *Schleimhaut-Flora-Lymphsystem* finden Sie im Kapitel *Lymphatismus – Skrofulose.*

Die Fehlbesiedelung der Schleimhäute

Von einer Fehlbesiedelung der Schleimhäute wird dann gesprochen, wenn sich in der Symbiontenflora Fremdkeime dauerhaft angesiedelt haben oder wenn bestimmte Mikroben dauerhaft vermehrt vorhanden sind. Voraussetzung für eine Fehlbesiedelung ist immer eine Schwächung der Standortflora und die Auswirkungen einer Fehlbesiedelung betreffen immer alle Strukturen der Dreierkombination aus *Schleimhaut-Flora-Lymphsystem.*

Typische Beispiele von Schleimhaut-Fehlbesiedelungen:

- *Fehlbesiedelung mit Streptokokken*
  Gaumenmandeln, Rachenbögen, Scheidenschleimhaut u. a.
- *Fehlbesiedelung mit Humanen Papillomaviren (HPV)*
  Genitalbereich, Mund- und Rachenraum
- *Fehlbesiedelungen mit Clostridien, Hefepilzen, Klebsiellen*
  Darmschleimhaut, Atemwegsschleimhaut, Blasenschleimhaut, Vaginalschleimhaut u. a.

Fehlbesiedelungen bestehen meist bei chronischen oder ständig wiederkehrenden Krankheiten der Schleimhäute (chronische Blasenentzündungen, chronische Mandelentzündungen, chronische Durchfallerkrankungen u. a. m.). Sie können auch Ursache von Kopfschmerzen, diffusen Bauchschmerzen, Konzentrationsproblemen, Verhaltensauffälligkeiten, Gedeihstörungen u. v. m. sein. Fehlbesiedelungen können jedoch auch symptomlos bleiben und nur durch einen Zufallsbefund festgestellt werden. Die Diagnose erfolgt labortechnisch entweder über Schleimhautabstriche oder über Stuhluntersuchungen bei spezialisierten Laboren (mehr dazu im Unterkapitel *Stuhldiagnostik*).

Aus naturheilkundlicher Sicht ist eine gezielte Keimbekämpfung mit Antibiotika bei chronischer bakterieller Fehlbesiedelung von Schleimhäuten nicht sinnvoll, da sie das Ausgangsproblem der geschwächten Symbiontenflora weiter verschlechtert. Ebenfalls kritisch zu sehen ist die gezielte Behandlung von Hefepilzen mit Antimykotika. Die Mehrzahl der Pilze wird damit zwar sehr schnell absterben, es aktiviert jedoch auch das *Escape*-Verhalten der Pilze. Vor allem im Darm besteht damit die Gefahr, dass es einigen Pilzen gelingt sich in tiefere Schleimhautstrukturen zurückzuziehen oder – bei einem chronisch durchlässigen Darm – sie einfach durch die offene Tür in den Organismus wandern. Dort möchte man sie aber auf gar keinen Fall haben. Eine naturheilkundliche Behandlung wird über eine Milieutherapie die Fortpflanzung der Pilze eindämmen, bis sie wieder auf eine Zahl zurückgegangen

sind, die für einen gesunden Darm normal bzw. unproblematisch sind.
Um die Symbiontenflora zu stärken oder sie nach einer Antibiotika-Behandlung wieder aufzubauen, sollten probiotische Bakterienpräparate **immer** mit einer konstitutionellen Behandlung kombiniert werden, die **alle** Aspekte der Trias *Schleimhaut-Flora-Lymphsystem* abdecken. Die alleinige Gabe von Probiotika zum Floraaufbau zeigt langfristig meist keine befriedigenden Ergebnisse.
Die Behandlungstipps finden sich im Kapitel *Lymphatismus – Skrofulose.*

Stuhldiagnostik

Eine Stuhlanalyse ist in der Kindernaturheilkunde **nicht** in jedem Fall nötig, um eine sinnvolle Behandlung in die Wege zu leiten. Meist reichen die Informationen, die man durch die Befragung der Eltern (oder des Patienten selbst) sowie die klinischen und naturheilkundlichen Untersuchungsmethoden (zum Beispiel der Augendiagnose) erhält, bereits aus.
Zeichnet sich jedoch ein tiefergehendes Krankheitsgeschehen und damit eine längere Behandlungsdauer ab, dann kann es für alle Beteiligten hilfreich sein, den aktuellen Zustand der Trias *Schleimhaut-Flora-Lymphsystem* schwarz auf weiß zu sehen.

Mit einer Stuhlanalyse sollen folgende Fragen abgeklärt werden:
- Zustand der Symbiontenflora
- Fehlbesiedelungen mit Fremdkeimen (Hefepilze, Clostridien u. a.)
- Aktivität des darmständigen Immunsystems
- Zustand der Darmschleimhaut und seiner *Durchlässigkeit*

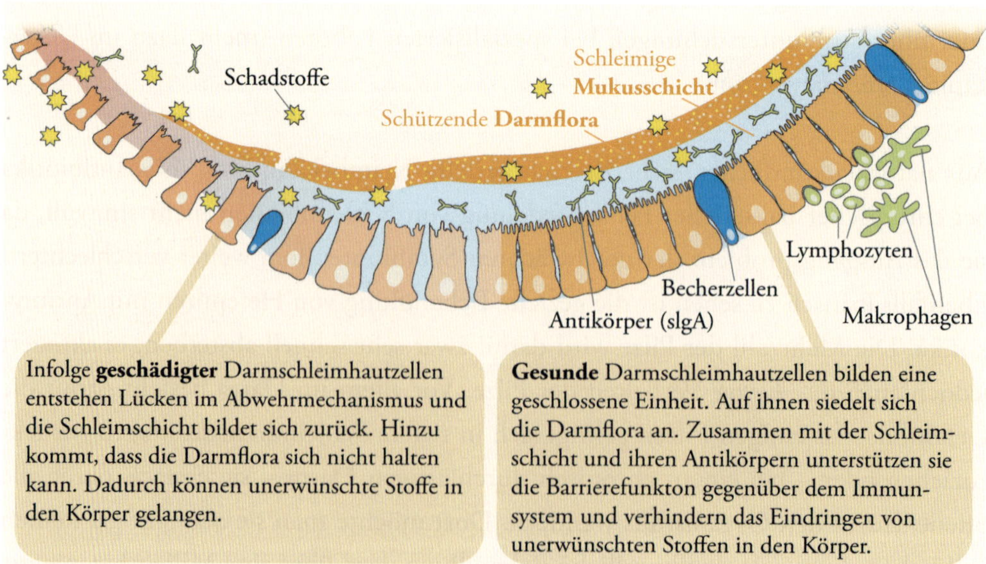

Grafik mit freundlicher Genehmigung der Firma Laves-Arzneimittel GmbH

Folgende Stuhlparameter liefern die benötigte Information:
• Klassischer mikrobieller Florastatus (Symbiontenflora, Hefepilze, Clostridien u. a.)
• sIgA (sekretorisches Immunglobulin A, Marker für die Schleimhaut-Immunität)
• alpha1-Antitrypsin (Schleimhautmarker, Leaky-Gut-Marker)

Erhöhte *alpha1-Antitrypsin*-Werte zeigen vorhandene Schleimhautveränderungen an. In diesem Fall muss erst der Boden (Schleimhaut) saniert werden, bevor probiotische Bakterien ausgesät werden können (Flora-Aufbau). Bewährt haben sich in diesem Fall Präparate mit Stoffwechselprodukten von E.-coli-Bakterien wie *Colibiogen Kinder (Firma Laves)* oder *Synerga (Firma Laves)*. Die Dauer dieser ersten Phase der Darmsanierung richtet sich nach dem Ausgangsbefund. Da die Darmpräparate **immer** mit einer konstitutionellen Basistherapie (siehe Kapitel *Lymphatismus – Skrofulose*) kombiniert werden sollten, sind die Behandlungszeiträume meist wesentlich kürzer, als vom Stuhllabor empfohlen.

Das gleiche Vorgehen hat sich bei deutlich erhöhten *sIgA*-Werten bewährt. Häufig gehen diese mit Allergien, Nahrungsmittel-Unverträglichkeiten oder auch Autoimmun-Erkrankungen einher. Auch hier wird mit einer konstitutionellen Behandlung kombiniert.

Bei unauffälligen Schleimhaut- und Immunsystem-Markern, können Floraveränderungen sofort mit entsprechenden Bakterienpräparaten (Probiotika) behandelt werden. Ergänzt wird wieder mit einer Konstitutionstherapie inklusive Ernährungsberatung.

<table>
<tr><th colspan="2">Hier einige in der Kinderheilkunde bewährte Probiotika:</th></tr>
<tr><td rowspan="3">Für Säuglinge und Kleinkinder</td><td>Arktibiotic start (Arktis Biopharm)</td></tr>
<tr><td>Omni-Biotic Panda (Allergosan)</td></tr>
<tr><td>Lactobact Baby (hlh-biopharma)</td></tr>
<tr><td rowspan="3">Ab 3 Jahren</td><td>Arktibiotic select (Arktis Biopharm)</td></tr>
<tr><td>Omni-Biotic 6 (Allergosan)</td></tr>
<tr><td>Lactobact Junior (hlh-biopharma)</td></tr>
<tr><td rowspan="3">Für empfindliche und allergische Kinder und Jugendliche</td><td>Arktibiotic sensitiv (Arktis Biopharm)</td></tr>
<tr><td>Omni-Biotic 6 (Arktis Biopharm)</td></tr>
<tr><td>Lactobact Junior (hlh-biopharma)</td></tr>
</table>

Die Adressen von spezialisierten Stuhl-Laboren finden sich im Anhang!

Als Orientierungshilfe nun noch eine tabellarische Übersicht über die wichtigsten Bakteriengruppen der Darmflora und Strukturen des darmständigen Immunsystems:

	Physiologische Aufgabe	Pathophysiologie	Darmtherapeutika
E. coli	Teil der Immunflora, immunologische Wirkung, Aktivierung der Peyerschen Plaques Teil der Säuerungsflora Kolonisationsresistenz/ Platzhalterfunktion	*Bei Mangel:* Eingeschränkte Aktivität der Peyerschen Plaques Milieuverschiebungen Ansiedelung vom Fremdkeimen	Synerga Colibiogen Mutaflor Symbioflor 2
Enterokokken	Teil der Immunflora, immunologische Wirkung, Aktivierung der Peyerschen Plaques Teil der Säuerungsflora Bildung von kurzkettigen Fettsäuren (SCFA), wichtigste Energiequelle für Darm-Schleimhaut Kolonisationsresistenz/ Platzhalterfunktion	*Bei Mangel:* Eingeschränkte Aktivität der Peyerschen Plaques Milieuverschiebungen Energiemangel-syndrome, Funktionsstörungen der Darm-Schleimhaut Ansiedelung von Fremdkeimen	Symbioflor 1 Pro-Symbioflor Arktibiotic Select Omni-Biotic 10 Omni-Biotic 6
Lactobakterien	Teil der Säuerungsflora Kolonisationsresistenz/ Platzhalterfunktion	*Bei Mangel:* Milieuverschiebungen, Überwucherung des Dünndarms mit Dickdarmflora, Verdauungsstörungen, Nahrungsmittel-Allergien, -Unverträglichkeiten	Diverse Probiotika
Bifido-bakterien	Teil der Säuerungsflora Kolonisationsresistenz/ Platzhalterfunktion Entlastung des darmständigen Immunsystems	*Bei Mangel:* Milieuverschiebungen, Ansiedelung von Fremdkeimen, Belastung des darmständigen Immunsystems	Diverse Probiotika

	Physiologische Aufgabe	Pathophysiologie	Darmtherapeutika
Muzinbildende Bakterien Akkermansia muciniphila, Faecalibacterium prausnitzii	Passiver Schleimhautschutz, Stimulation schleimbildender Mukosazellen Florastabilisator Entlastung des darmständigen Immunsystems	*Bei Mangel:* Erhöhte Schleimhautbelastung mit Dysfunktionen, Belastung des darmständigen Immunsystems mit Dysfunktion, Leaky Gut	Ballaststoffe (Gemüse, Obst, Flohsamenschalen u. a.)
Butyratbildende Bakterien Firmicutes Bacteroides	Fermentation von Kohlenhydraten (v. a. unverdaubaren) im Dickdarm Bildung von kurzkettigen Fettsäuren (SCFA), wichtigste Energiequelle für die Darm-Schleimhaut	*Bei Mangel:* Energiemangelsyndrome, Funktionsstörungen der Darmschleimhaut	Ballaststoffe (Gemüse, Obst, Flohsamenschalen u. a.)
sIgA (sekretorisches Immunglobulin A)	Neutralisiert Antigene „Oberflächenpolizei" Entlastung der Darmschleimhaut, der Peyerschen Plaques und des Lymphsystems	*Zu niedrige Werte:* Immunolog. Hypokinese *Erhöhte Werte:* Immunolog. Hyperkinese	Synerga Colibiogen Kinder Mutaflor u. a. Folliculi lymphatici aggregati D5 (Wala), z. B. als Eigenblutkur

Lymphatismus – Skrofulose

Lymphatismus – das belastete Lymphsystem

Mit diesem Kapitel kommen wir zum zentralen Kern einer naturgemäßen Kinderheilkunde, denn Lymphatismus und Skrofulose (=Lymphatismus in seiner krankhaften, vertieften Form) sind quasi der gemeinsame rote Faden bei der Entstehung der meisten Krankheiten im Kindesalter. Bis zur Pubertät ist bei Kindern das Lymphsystem das dominante System bei allen Abwehrprozessen und hat eine entscheidende Bedeutung bei vielen gesunden (physiologischen) Organfunktionen. Deshalb haben ausreifungsbedingte oder überlastungsbedingte Fehlleistungen dieses Systems auch tiefgreifende Folgen für den gesamten Organismus.

Alles was bisher über Entzündung, Schleimhautfunktionen und über das Lymphsystem zusammengetragen wurde, dient als Grundlage für das Verständnis des Lymphatismus. Lymphatismus ist *keine* Krankheit, sondern er bezeichnet die spezielle Art, wie Kinder auf äußere und innere Reize reagieren – sowohl im Zustand der Gesundheit als auch im Verlauf von Krankheiten. Lymphatismus ist ein Fachausdruck für ein konstitutionelles Muster des Gesamtorganismus, bei dem auf alle Reize hauptsächlich mit dem Lymphsystem reagiert wird und Krankheitssymptome sich vorwiegend an Strukturen des Lymphsystems abspielen. Und dies nicht nur auf direktem Wege, wenn es sich um immunologische Reize – beispielsweise akute Infekte – handelt, sondern auch systemisch über Reizsituationen von eng verknüpften Strukturen wie der Dreierkombination *Schleimhaut-Flora-Lymphsystem* und dem Nervensystem. Diese Sichtweise der traditionellen Heilkunde ermöglicht ein gutes Verständnis für die zugrundeliegende Ursache von gesundheitlichen Problemen oder Entwicklungsstörungen im Kindesalter. Hilfreich ist auch das Wissen um Belastungsfaktoren, die zu einer Vertiefung des Lymphatismus führen.

Lymphatismus ist ein Fachausdruck für eine konstitutionelle Situation des Gesamtorganismus, die als Veranlagung angeboren ist. In der Konstitutionsmedizin ist – um die Verwirrung komplett zu machen – auch die *lymphatische Konstitution* bekannt, die einem Menschen lebenslang als konstitutionelles Grundmuster erhalten bleibt. In diesem Buch soll es allerdings ausschließlich um den zeitlich begrenzten Lymphatismus des Kindesalters gehen, der als typisches Reaktionsmuster der Ausreifungszeit dient.

An dieser Stelle noch ein Wort zu einem häufigen Missverständnis:

Wenn **alle** Kinder in den ersten Lebensjahren *lymphatisch* reagieren, dann dürfen wir davon ausgehen, dass sich dies aus der Entwicklung der Menschheitsgeschichte heraus als sinnvoll erwiesen hat und dem Bestreben des Organismus nach Ausbildung einer stabilen Grundgesundheit dient – und keinesfalls als Mangel, Schwäche oder als unerwünschte Laune der Natur zu interpretieren ist. Daraus ergibt sich dann auch die Sinnhaftigkeit einer respektvollen Begleitung und Unterstützung des in Entwicklung befindlichen lymphatischen Kindes unter Vermeidung unnötiger Belastungsfaktoren.

In den ersten vier Lebensjahren – bis zur Ausreifung der Dreierkombination *Schleimhaut-Flora-Lymphsystem* – zeigt nahezu jedes Kind mehr oder weniger deutliche Belastungen des Lymphsystems und damit verbundene Symptome. Die Gründe hierfür ergeben sich aus der ganz natürlichen Unreife des Verdauungssystems und den damit verbundenen Mehrbelastungen für das Lymphsystem – wie im vorigen Kapitel ausführlich dargestellt. Ein weiterer Grund für den meist recht deutlichen Lymphatismus der ersten Lebensjahre liegt darin begründet, dass Kinder zwar mit den Blaupausen, also den genetischen Vorlagen, für eine stabile Grundgesundheit geboren werden, diese aber in aktiven Trainingsläufen erst noch praktisch trainiert werden müssen – und hier ist wieder in erster Linie das Lymphsystem gefordert.
Gehen wir davon aus, dass ein Kind auf natürlichem Weg geboren wurde sowie natur- und damit auch kindgemäße Lebensbedingungen hat, dann wird sich mit dem Abschluss der (vorläufigen) Zahnbildung – also mit dem zweiten Lebensjahr – bereits eine erste wahrnehmbare Stabilisierung feststellen lassen. Durch die aktive Auseinandersetzung mit der reichen Mikrobenwelt der Kitas wird ein weiterer Entwicklungsschritt hin zu einer stabilen Grundgesundheit gegangen sein. Damit schwächt sich der bestehende Lymphatismus ab, bleibt jedoch bis zum Abschluss der körperlichen Entwicklung (Pubertät) als Grundmuster erhalten.

Meist tauchen dann die Besonderheiten des Lymphatismus nur noch in Phasen der Mehrbelastung auf:

- in und nach Wachstumsschüben
- in und nach Entwicklungsschritten
- in und nach schwereren Erkrankungen
- in Umstellungsphasen an ein neues mikrobielles Umfeld – Eintritt in den Kindergarten, Schule usw.
- nach Antibiotika-Behandlungen und Impfungen
- in Erschöpfungsphasen durch Schlafmangel, allgemeinen Schulbelastungen, Prüfungszeiten usw.
- durch ungeeignete Ernährung
- durch Bewegungsmangel

- durch Mangel an klimatischen Reizen (zu wenige Outdoor-Aktivitäten bei jedem Wetter)
- durch belastende Lebenssituationen

Soweit die einleitenden Erklärungen. Weit präzisere und befriedigendere Erklärungen ergeben sich jedoch erst, wenn das ursprüngliche Denkgebäude der traditionellen Naturheilkunde – die Vier-Säfte-Lehre – zugrunde gelegt wird. Trotz ihrer grundlegenden Bedeutung kann die Erklärung dieses Denkkonzepts hier nur in ihren wichtigsten Aspekten besprochen werden – alles andere würde den Rahmen dieses Buches sprengen. Wenn Sie sich allerdings auf diese Sichtweise einlassen – die sich immerhin 2000 Jahre lang bewährt hat –, dann werden Sie das Handwerkszeug für einen ganzheitlichen Blick an die Hand bekommen und sich vielleicht auch für diese einfache und höchst elegante Sichtweise begeistern lassen.

Das Wichtigste zur Vier-Säfte-Lehre – Grundprinzipien

Die beiden Grundprinzipien *Wärme* und *Feuchtigkeit* sind von zentraler Bedeutung in der Humoralmedizin. Für den leichteren Zugang in die Bedeutung des Wärme- und Feuchtigkeitsprinzips schauen wir uns das folgende Kerzenmodell an:

Humorale Grundprinzipien der Konstitutionsmedizin

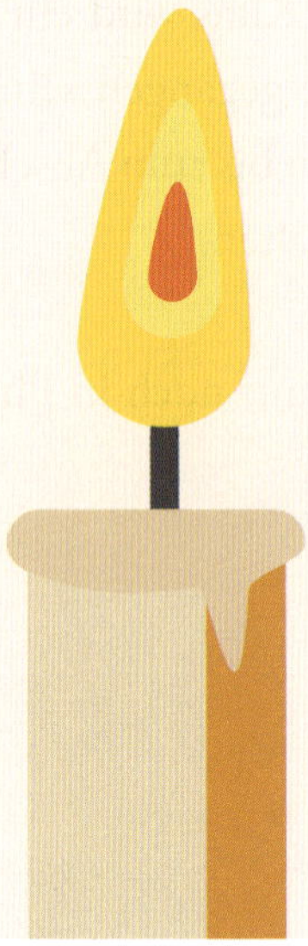

Wärme-Prinzip
Dynamische Energie
Anpassungskraft an innere und äußere Reize
Verdauungskraft
Säftebewegung
Ausscheidungskraft
Abwehrkraft
Informationsvermittlung
Lebensfreude
Lebensantrieb

Feuchtigkeitsprinzip
Materie
Reserve-Energie (Ausdauerfähigkeit, Durchhaltekraft)
Materielle Strukturen des Organismus
Speicherform der Energie
Trägermedium für Information

Aus Sicht der Vier-Säfte-Lehre (Humoralmedizin/Säftelehre) ist das Grundproblem des Lymphatismus ein *Wärmemangel*. Bei einem Neugeborenen sind die innere Eigenwärme und die Fähigkeit zur Wärmeregulation noch nicht gut ausgebildet –

instinktiv wissen die Eltern, dass sie einen Säugling warm halten müssen und jegliche Nahrung möglichst Körpertemperatur haben sollte. Damit erschöpft sich allerdings meist schon das Wissen um den Wärmebedarf für Säuglinge und Kleinkinder. Der Begriff *Wärme* steht in der naturheilkundlichen Terminologie nicht nur für die physikalische Wärme, sondern allgemein für *aktive Energie* und *Dynamik*. Die so verstandene *Wärmekraft* initiiert alle Stoffwechselvorgänge, hält sie in Gang und passt sie dem Bedarf an. Ein Mangel an Wärme führt daher prinzipiell zur Reduzierung bzw. Labilität (im Sinne einer Störanfälligkeit) zentraler Lebensvorgänge im Organismus.

Hier einige Bereiche, die von einem Wärmemangel besonders betroffen sind:

Die Verdauungskraft

In der Säftelehre versteht man unter Verdauung die Umwandlung der von außen zugeführten rohen Nahrung zu hochwertigen Nährsäften für den Gesamtorganismus. Diese Umwandlung benötigt Wärmekraft (heute würde man wohl eher den Begriff Energie wählen). Steht diese nicht in ausreichender Menge – für diese Aufgabe – zur Verfügung, dann kann die Nahrung nicht vollständig umgewandelt werden. Diesen Umwandlungsprozess bezeichnet man in der Naturheilkunde als „Kochung" oder „Coctio". Statt des hochwertigen Nährsafts (Sanguis/Blut) bleibt es bei einer Art Zwischenprodukt (Phlegma/Schleim), das zwar potenzielle Energie darstellt, jedoch nicht als direkte Energiequelle zur Verfügung steht.
Der Grad der Verschleimung hängt in hohem Maß von der Menge und der Qualität der Nahrung ab (mehr dazu im Kapitel *Ernährung*).

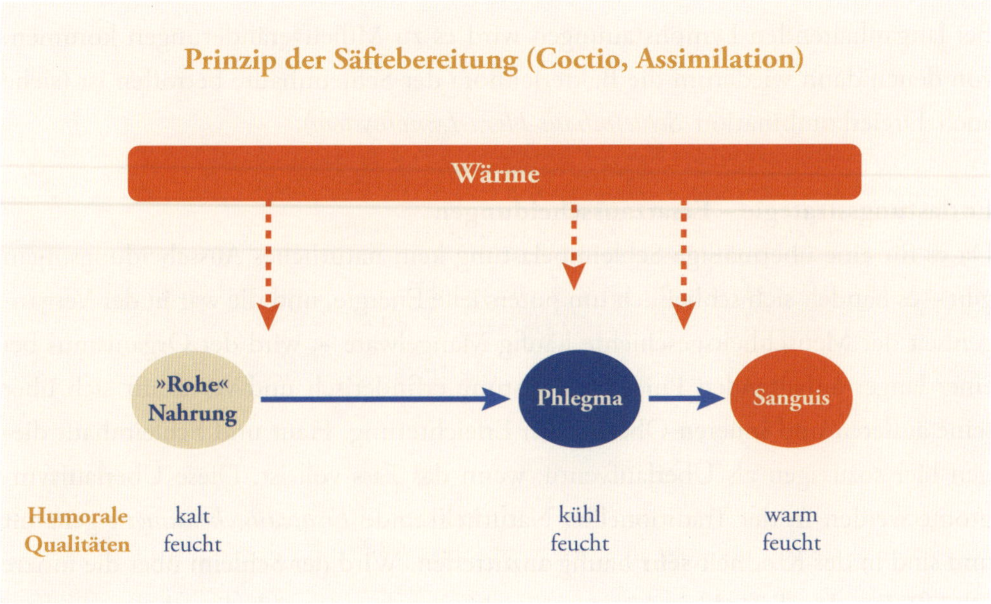

Die Situation des Lymphsystems

Phlegma kann prinzipiell durch Zufuhr von Wärme in Sanguis umgewandelt werden, die aber wiederum dem Lymphatiker nicht (immer) in ausreichender Menge zur Verfügung steht. Steht also bei Säuglingen und Kleinkindern ausreifungsbedingt noch nicht genügend Wärme zu Verfügung, dann entsteht natürlicherweise mehr Phlegma. Der kalte und zähe Schleim verändert die Fließeigenschaften der Körpersäfte – vor allem der Lymphflüssigkeit. Da durch den Wärmemangel auch die Grundspannung (Tonus) in den Lymphgefäßen und damit die Bewegung der Lymphe vermindert ist, führt diese Kombination zum Rückstau der verschleimten Lymphflüssigkeit in die Gewebe, aus denen sie eigentlich abfließen sollen. Der so entstandene Lymphstau führt zu Gewebsschwellungen, die sich beim lymphatischen Kind mit deutlich vergrößerten Gaumenmandeln und tastbaren vergrößerten Lymphknoten besonders im Kieferwinkel und am Hals zeigt. Mandeln und Lymphknoten können dauerhaft vergrößert sein oder auch bei jedem banalen Infekt stark anschwellen.

Weil das Lymphsystem im ganzen Körper gleich reagiert, können auch die Lymphknoten im Bauchraum mitbetroffen sein und so die in der Kindheit sehr häufig vorkommenden lymphatischen Bauchschmerzen auslösen.

Die Schleimhäute und weitere Folgeprobleme

Die beschriebenen Lymphstauungen sind ein ganz besonderes Problem für die Schleimhäute des Körpers, da diese mit reichlich Lymphgewebe durchzogen sind. Der mangelnde Lymphfluss bewirkt, dass die Schleimhäute wie ein vollgesogener Schwamm anschwellen.

Bei langanhaltenden Lymphstauungen wird es zu Milieuveränderungen kommen, von denen dann wiederum die Bakterienflora der Schleimhäute betroffen ist (siehe auch Dreierkombination *Schleimhaut-Flora-Lymphsystem*).

Entlastungsstrategie – Ersatzausscheidungen

Da es für eine übermäßige Schleimbelastung kein natürliches Ausscheidungsorgan gibt – es handelt sich schließlich um potenzielle Energie, und die war in der Vergangenheit der Menschheitsgeschichte häufig Mangelware –, wird der Organismus bei einer länger anhaltenden Phlegma-Belastung erfinderisch und verschafft sich über seine äußeren und inneren Oberflächen Erleichterung. Haut und Schleimhaut dienen hier sozusagen als Überlaufventil, wenn das Fass voll ist. Diese Überlaufsymptome werden in der Traditionellen Naturheilkunde *Ersatzausscheidungen* genannt und sind in der Kindheit **sehr** häufig anzutreffen. Wird der Schleim über die innere Oberfläche, also die Schleimhäute ausgeschieden, so zeigt sich dies als sogenannter

Ausscheidungskatarrh – bei Kindern bevorzugt an den Kopf- und Atemwegsschleimhäuten, seltener an der Blasen- und Darmschleimhaut. Ersatzausscheidungen über die äußere Körperoberfläche, also die Haut, zeigen sich als Ekzeme, Neurodermitis, Windeldermatitis, Nesselsucht oder Akne – sie alle entstehen dadurch, dass die Haut als Ausscheidungsorgan einspringt und damit tiefergehende Folgeprobleme im Körper verhindert. Die Ursache ist immer eine lymphatische Belastung, deren Ursprung in einer vermehrten Schleimbildung durch Wärmemangel liegt – in unseren momentanen Zeiten jedoch leider meist noch ergänzt durch eine ganze Reihe von zusätzlichen Belastungsfaktoren.

Krankheitsmechanismus phlegmatischer Ersatzausscheidung

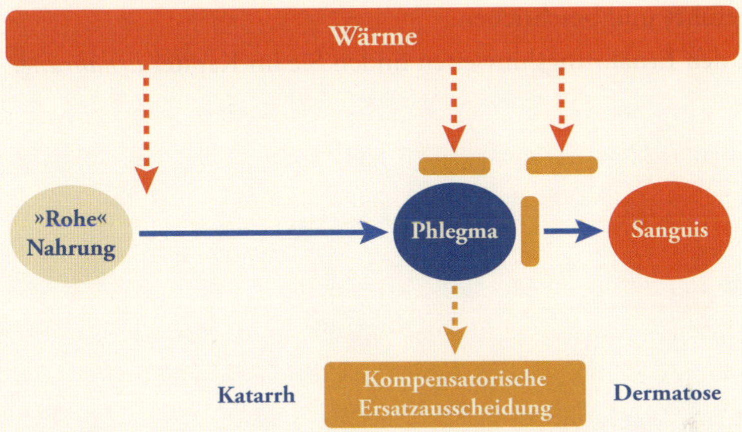

Für Phlegma existieren nur sehr eingeschränkte physiologische Ausscheidungswege!

So betrachtet, haben viele Krankheitssymptome der Kindheit einen direkten biologischen Sinn. Mit dem Verständnis für den ursächlichen Boden, auf dem diese Krankheitssymptome entstehen, ergeben sich unzählige therapeutische Herangehensweisen. Alle mit dem Sinn, den Organismus soweit zu entlasten und zu unterstützen, dass er sich wieder selbst regulieren kann.

In Teil 2 des Buches werden konkrete Behandlungsvorschläge für die jeweiligen Krankheitssymptome genannt.

Hier nun erstmal allgemeine Ratschläge bei Erkrankungen des lymphatischen Formenkreises.

▸ **Behandlungsvorschläge**

- Alles meiden oder deutlich einschränken, was kalt-feuchten Schleim verursacht: Kuhmilch, Weißmehlprodukte (v. a. Weizen), minderwertige Öle, Konservierungsstoffe in Lebensmitteln, Antibiotika, Bewegungsmangel.
- Günstig ist alles, was Wärme in den Organismus bringt oder die Eigenwärmeproduktion anregt: frisch gekochte Mahlzeiten aus regionalen und saisonalen Zutaten, Bewegung an der frischen Luft, sportliche Betätigung, kreative Betätigung, Spielen.

Die bewährten pflanzlichen Mittel sind bei den Behandlungsvorschlägen der Skrofulose aufgeführt und beschrieben.
Näheres zu den Ernährungshinweisen finden Sie im Kapitel *Ernährung*.

Skrofulose – das überlastete Lymphsystem

Skrofulose ist als pathologische Weiterentwicklung des Lymphatismus zu verstehen. Im Verlauf der Kindheit sollte sich der Lymphatismus nach und nach abschwächen und das lymphatische Kind damit zunehmend immunstabiler werden. Wirken jedoch mehrere Belastungsfaktoren ungünstig auf die Gesundheitsentwicklung des Kindes ein, dann kann sich die konstitutionelle Situation auch zunehmend verschlechtern. In der folgenden Grafik sind die wichtigsten Belastungsfaktoren aufgeführt, die zur Entwicklung einer Skrofulose beitragen können:

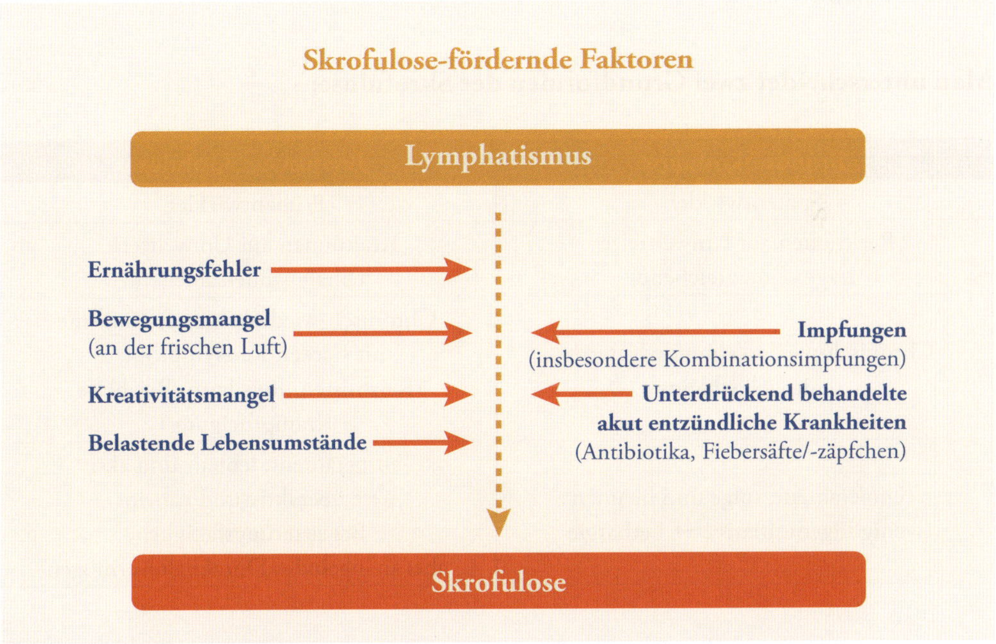

Was versteht man unter Skrofulose und wie zeigt sie sich?

Liegt beim Lymphatismus nur eine Vermehrung des kalt-feuchten Phlegmas vor, kommen bei der Skrofulose Verunreinigungen des Phlegmas – mit zum Teil sehr aggressiven Stoffwechselprodukten – hinzu. Wegen ihrer stark reizenden, scharfen Wirkung werden sie in der Naturheilkunde auch *Schärfen* genannt. Diese Schärfen können – wie beim Lymphatismus der Schleim – ebenfalls über die Haut bzw. Schleimhäute ausgeschieden werden. Die mit Schärfen belasteten Ersatzausscheidungen sind wesentlich komplizierter, aggressiver und hartnäckiger. Während das lymphatische Kind immer wieder Phasen hat, in denen es gesund ist, ist das skrofulöse Kind fast immer am Kränkeln. Kaum ist ein Infekt ausgestanden, tritt wieder etwas anderes auf. Die Neigung zu Vergrößerung und Entzündung der Lymphknoten und Mandeln ist ausgeprägter als beim Lymphatiker.

Hinzu können allgemeine Wachstums- und Entwicklungsstörungen kommen: Kleinwüchsigkeit, sprachliche-motorische-koordinative Entwicklungsstörungen, Konzentrationsstörungen, Verhaltensauffälligkeiten u. a. m.

Die Übergänge zwischen Lymphatismus und Skrofulose sind fließend. Für eine erfolgreiche Behandlung ist eine exakte Bestimmung auch nicht unbedingt notwendig. In erster Linie ist es wichtig, das zugrundeliegende Muster der verschiedenen Krankheitssymptome eines Kindes zu erkennen, um dann ein passendes Behandlungskonzept entwickeln zu können, bei dem die Anregung des Wärmeprinzips im Zentrum steht.

Man unterscheidet zwei Grundformen der Skrofulose:

Torpide Skrofulose	Erethische Skrofulose
Spätentwickler	Frühentwickler
Reaktionen auf Umweltreize: träge – unzureichend	Reaktionen auf Umweltreize: lebhaft – überschießend
Chronisch-wiederkehrende Katarrhe mit viel Schleim	Chronisch-wiederkehrende Katarrhe mit starken Reizsymptomen (Reizhusten, Reizdarm, Reizblase, Krampfneigung)
Temperament: träge und bequem wenig Eigeninitiative → Lethargie	Temperament: lebhaft und aktiv → überaktiv und ruhelos Begeisterungsfähigkeit, aber mangelndes Durchhaltevermögen

Bei vielen Kindern ist die Grundrichtung gut erkennbar, viele Krankheitszustände basieren aber auf Mischformen der beiden Skrofulose-Arten.

Allgemeine Behandlungsvorschläge

- Alles meiden oder deutlich einschränken, was kalt-feuchten Schleim verursacht (siehe Kapitel *Lymphatismus*)
- Alles meiden (hier muss – zumindest über eine gewisse Zeit – wirklich streng gemieden werden), was hitzige Schärfen produziert:
  - Zucker, Süßigkeiten und zuckerhaltige Getränke
  - Frittiertes und Geräuchertes
  - Gewürzte Wurstwaren
  - Sämtliche Lebensmittel-Zusatzstoffe
  - Impfungen

- Alles einschränken, was Schärfen produziert:
  - Fernseh-, Computer- und Smartphone-Zeiten
  - Bewegungsmangel
  - Kreativitätsmangel
  - Stressbelastung, auch durch gestresstes Umfeld
  - Unterdrückung der körpereigenen Strategien zur Gesunderhaltung
  - Unterdrückung der körpereigenen Strategien zur Überwindung akuter Infekte
- Günstig ist alles, was die Bildung hochwertiger Nährsäfte ermöglicht und die physiologischen Wärmeprozesse des Körpers anregt
  - Frisch gekochte Mahlzeiten aus regionalen und saisonalen Zutaten
  - Ein entspanntes, wertschätzendes Umfeld
  - Viel Bewegung in der Natur
  - Sport und Spiel
  - Kreative Betätigung
  - Akute Infekte naturgemäß begleiten

Kinder mit lymphatisch-skrofulösen Erkrankungen benötigen **viel** Bewegung an der frischen Luft – und zwar bei jedem Wetter! Anpassungsreize an unterschiedliche Umgebungstemperaturen stärken die Eigenregulation und besonders die geforderte Anhebung der Eigenwärme bei kühlen Außentemperaturen wirkt sich günstig auf den Gesamtorganismus aus. Also möglichst das Schlafzimmer nicht heizen und Innenräume nicht überheizen (das gilt auch für die Kita-Räume!). Lieber etwas zu kühl als etwas zu warm.

Schonung *fördert* Lymphatismus und Skrofulose!

Eltern können problemlos die genannten allgemeinen Empfehlungen in Eigenregie bestmöglich umsetzen. Da es sich jedoch bei der Skrofulose um ein komplexes und bereits verkompliziertes Krankheitsgeschehen handelt, gehört ihre Behandlung in die Hände eines entsprechend geschulten Heilpraktikers oder naturheilkundlich behandelnden Arztes.

Medikamentöse Behandlung mit naturgemäßen Mitteln

Die Entstehung von Lymphatismus und Skrofulose ist – wie inzwischen ausführlich erläutert – von vielen, sich gegenseitig beeinflussenden Faktoren bedingt. Ein naturheilkundliches Behandlungskonzept wird sich am individuellen Kind und der momentanen Gesamtsituation orientieren:

- dem Alter des Kindes
- der aktuellen Krankheitssymptomatik
- dem bisherigen Krankheitsverlauf
- dem Zustand der Trias *Schleimhaut-Flora-Lymphsystem*
- den Lebensumständen des Kindes
- der Ernährung des Kindes
- der Familienanamnese
- der Konstitution des Kindes

Nicht **alle** krankheitsrelevanten Faktoren müssen perfektioniert werden. Wird das Therapiekonzept allerdings auf eine breite Basis gestellt und mehrere Faktoren mit eingebunden, dann wird deutlich schneller eine Verbesserung zu sehen sein.
Wird also beispielsweise ein Kind mit einem juckenden Hautausschlag ausschließlich mit einer konstitutionellen Tropfenmischung behandelt, wird eine Besserung der Symptome deutlich später eintreten als mit einer gleichzeitigen allgemeinen Entlastung, wie oben empfohlen.

Eine konstitutionelle Behandlung des lymphatisch-skrofulösen Formenkreises wird darüber hinaus die folgenden Therapieaspekte berücksichtigen müssen:

- Anregung des Wärmeprinzips über den Verdauungstrakt
- Stabilisierung des Lymphsystems
- Aufbau der Schleimhautflora

Um das Schleimhautmilieu über die oben genannten Punkte zu regulieren, kommt den Verdauungssäften eine zentrale Bedeutung zu. Eine vorhandene Fehlfunktion bei der Säftebildung und -bereitstellung lässt sich durch pflanzliche Heilmittel hervorragend beeinflussen und in ihrer Leistung den Erfordernissen des Gesamtorganismus anpassen.
Es sind vor allem einige Bitterstoffpflanzen, die den Verdauungsdrüsen den entsprechenden Kick geben, effizienter arbeiten zu können. In der Naturheilkunde werden Bitterstoffpflanzen verwendet, um die Produktion der Wärme, die für die Assimilation bzw. Coctio der Nahrung notwendig ist, anzuregen.

Damit helfen diese Pflanzen, den Lymphatismus durch Beeinflussung seines zentralen Krankheitsmechanismus zu überwinden.

In der Kinderheilkunde bewähren sich hierfür die folgenden Heilpflanzen:

▸ Kalmus (Acorus calamus)

Kalmus erwärmt den gesamten Organismus und entfaltet so eine anregende Wirkung auf die Magendrüsen und die Bauchspeicheldrüse. Gleichzeitig reguliert er die Spannkraft und die Muskelbewegungen von Magen und Darm. Damit verbessert er den Appetit und den gesamten Verdauungsprozess, reduziert Blähungen und verhindert Verstopfung. Er hilft auch Kindern, denen immer kalt ist oder die immer kalte Füße und Hände haben. Darüber hinaus regt er den Lymphfluss an. Die alten Heilkundigen sagten: „Kalmus bringt den kalten, zähen Schleim zum Fließen“, indem er ihn erwärmt. Damit regt er den Abfluss der Lymphe aus den Lymphorganen und den Schleimhäuten an und entstaut diese. Kalmus hat dabei einen besonderen (aber nicht ausschließlichen) Wirkungsbezug zu den Schleimhäuten und Lymphorganen des Kopfes. Mit dieser Doppelwirkung bekommt der Kalmus für die Kinderheilkunde eine herausragende Bedeutung.
Kalmus stellt durch seine verdauungsfördernde Wirkung auch qualitativ hochwertige Nahrung für das Gehirn zur Verfügung. Damit hilft er Kindern mit Konzentrations- und Lernproblemen.

Verfügbare, gebräuchliche Galenik – deutsch –	– lateinisch –	Anwendung
Kalmus-Wurzelstock	Calami rhizoma	in Teemischungen
Kalmustinktur	Tinctura Calami	in Tropfenmischungen
	Calamus Urtinktur	in Tropfenmischungen
	Calamus D2 Globuli	als homöopathisches Einzelmittel
	Calamus D2 Tabletten	als homöopathisches Einzelmittel oder gemörsert in Pulvermischungen

▸ Erzengelwurz (Angelica archangelica)

Ähnlich dem Kalmus ist auch die Erzengelwurz eine Kardinalpflanze in der Kinderheilkunde. Neben der Verdauungs- und Lymphwirkung, die schon beim Kalmus beschrieben wurde, hat die Erzengelwurz zwei Besonderheiten:

- Die Erzengelwurz hat einen besonderen Bezug zur Lunge. Sie entfaltet ihre günstige Wirkung auf die Schleimhäute und das Lymphsystem des gesamten Atemtrakts (z. B. bei wiederkehrender Bronchitis, Bronchialasthma, Lungenentzündung). Ein alter Name dieser Pflanze ist deshalb auch Brustwurz.
- Die Erzengelwurz hat eine psychisch aufhellende und stabilisierende Wirkung. Sie kann damit auch Kindern helfen, die an mangelndem Selbstvertrauen, Unsicherheit und Ängstlichkeit leiden. In manchen Fällen bietet sie auch Unterstützung beim Trockenwerden.

Verfügbare, gebräuchliche Galenik – deutsch –	– lateinisch –	Anwendung
Erzengelwurz-Wurzel	Angelicae radix	in Teemischungen
Erzengelwurztinktur	Tinctura Angelicae	in Tropfenmischungen
	Angelica Urtinktur	in Tropfenmischungen
	Angelica D2 Globuli	als homöopathisches Einzelmittel
	Angelica D2 Tabletten	als homöopathisches Einzelmittel oder gemörsert in Pulvermischungen

▸ Eberraute (Artemisia abrotanum)

Neben der wärmestimulierenden Verdauungs- und Lymphwirkung, die schon beim Kalmus beschrieben wurde, hat die Eberraute zwei Besonderheiten:

- Die Eberraute hat eine stabilisierende Wirkung auf das Lymphsystem des Darms (GALT). Sie ist angezeigt bei allen Zuständen, bei denen das Immunsystem durch eine erhöhte Durchlässigkeit der Darmschleimhaut überfordert ist, und daher erste Wahl bei der Konstitutionstherapie von Menschen mit Lebensmittel-Unverträglichkeiten, Allergien und chronisch entzündlichen Darmerkrankungen.
- Bei Abwehrschwäche der Kopfschleimhäute und der Lymphorgane des Kopfes: Vergrößerung der Gaumen- und Rachenmandel (Polypen) und der Lymphknoten, wenn diese immer wieder anschwellen. Die Eberraute gehört wegen ihres umfassenden und tiefgreifenden Wirkungsspektrums zu den wichtigsten Skrofulosepflanzen der alten Naturheilkunde, besonders bei Bauchskrofulose.

Verfügbare, gebräuchliche Galenik – deutsch –	– lateinisch –	Anwendung
Eberrautenkraut	Abrotani herba	in Teemischungen
	Abrotanum Urtinktur	in Tropfenmischungen
	Abrotanum D2 Tropfen	in Tropfenmischungen
	Abrotanum D2 Globuli	als homöopathisches Einzelmittel
	Abrotanum D2 Tabletten	als homöopathisches Einzelmittel oder gemörsert in Pulvermischungen

Schritt 1

Für die Zusammenstellung einer konstitutionellen Tee-, Tropfen- oder Pulvermischung werden 1–2 der genannten Bitterstoffpflanzen ausgewählt, die zur Gesamtsituation des Kindes am besten passen.

Nun geht es weiter mit einer Gruppe von Lymphpflanzen, die die Leistungsfähigkeit des gesamten Lymphsystems positiv beeinflussen:

▸ Knotige Braunwurz (Scrophularia nodosa)

Der Einsatz dieser Heilpflanze bei Lymphatismus und Skrofulose ist so alt, dass dieser Begriff sich sogar im botanischen Namen widerspiegelt.

Die Knotige Braunwurz fördert den Abfluss der Lymphe aus den Schleimhäuten, der Haut und den Lymphdrüsen sowie den Mandeln (Gaumen- und Rachenmandel) und verbessert so den Abtransport von Schärfen aller Art. Über diesen Mechanismus wirkt sie Schwellungen von Schleimhäuten, Mandeln und Lymphknoten entgegen und verringert so die Bereitschaft zu ständig wiederkehrenden Entzündungen.

Die Knotige Braunwurz ist eines der wichtigsten Heilmittel bei allen skrofulösen Krankheitszuständen.

Verfügbare, gebräuchliche Galenik – deutsch –	– lateinisch –	Anwendung
Braunwurzkraut	Scrophulariae herba	in Teemischungen
Braunwurz-Wurzel	Scrophulariae radix	in Teemischungen
	Scrophularia Urtinktur	in Tropfenmischungen
	Scrophularia D2 Tropfen	in Tropfenmischungen
	Scrophularia D6 Globuli	als homöopathisches Einzelmittel
	Scrophularia D6 Tabl.	als homöopathisches Einzelmittel oder gemörsert in Pulvermischungen

▸ Walnuss (Juglans regia)

Die Wirkungen der Walnuss sind mit denen der Knotigen Braunwurz vergleichbar. Da eine Therapie zur konstitutionellen Stabilisierung bei Lymphatismus und Skrofulose über einen längeren Zeitraum erfolgen muss, bringt ein Wechsel in der Rezeptur neue Impulse. Ein Wechsel zwischen Walnuss und Knotiger Braunwurz kann jeweils nach 8 bis 12 Wochen erfolgen.

Verfügbare, gebräuchliche Galenik – deutsch –	– lateinisch –	Anwendung
Walnussblätter	Juglandis folia	in Teemischungen
Walnusstinktur	Tinctura Juglandis	in Tropfenmischungen
	Juglans Urtinktur	in Tropfenmischungen
	Juglans D6 Globuli	als homöopathisches Einzelmittel
	Juglans D6 Tabletten	als homöopathisches Einzelmittel oder gemörsert in Pulvermischungen

▸ Lebensbaum (Thuja occidentalis)

Thuja darf *nicht* als Teedroge und Tinktur verwendet werden, weil sie giftig ist! Sie kann ausschließlich als homöopathische Zubereitung ab der Potenzstufe D4 eingesetzt werden, da in dieser Form keine Giftwirkung mehr besteht. Bei Kindern hat sich Thuja D6 bewährt.

Thuja ist von ihrer Wirkung auf das Lymphsystem mit den beiden zuvor genannten Pflanzen vergleichbar, hat jedoch zwei zusätzliche Wirkungen, weswegen sie hier nicht fehlen sollte:

- Sie besitzt die Fähigkeit, dem kindlichen Organismus zu helfen, mit unerwünschten Folgen von Impfungen besser fertig zu werden (mehr dazu im Kapitel *Impfungen*).
- Thuja ist in der Homöopathie ein wichtiges Mittel bei Warzen und anderen Haut- und Schleimhautwucherungen sowie Gewebsschwellungen.

▸ Stinkender Storchschnabel (Geranium robertianum, Ruprechtskraut)

Diese in Mitteleuropa sehr verbreitete Storchschnabel-Art entfaltet eine konstitutionell stabilisierende Wirkung auf das Lymph- und Immunsystem, weshalb er hier bei den Lymphpflanzen aufgeführt wird.

Verfügbare, gebräuchliche Galenik – deutsch –	– lateinisch –	Anwendung
Kraut des Stinkenden Storchschnabels	Geranii robertiani herba	in Teemischungen
	Geranium robertianum Urtinktur	in Tropfenmischungen

Schritt 2

Für die Zusammenstellung einer konstitutionellen Tee-, Tropfen- oder Pulvermischung werden 1–2 der genannten Lymphpflanzen ausgewählt, die zur Gesamtsituation des Kindes am besten passen.

Als letztes Element einer konstitutionellen Mischung möchte ich hier noch zwei bewährte Mittel aus der Homöopathie vorstellen.

Eines davon (Calcium carbonicum) ist das homöopathische Hauptmittel bei der torpiden Form des Lymphatismus bzw. der Skrofulose, das andere (Calcium phosphoricum) bei deren erethischer Form. Diese Mittel können eine konstitutionelle pflanzliche Tropfen- oder Pulvermischung abrunden oder als Einzelmittel – als Globuli oder Tabletten – separat gegeben werden.

▸ Calcium carbonicum

Das homöopathische Mittelbild von Calcium carbonicum entspricht dem lymphatischen Kind, dessen Temperament eher etwas träge (phlegmatisch) ist. Diese Kinder tun von sich aus nur das, was sich gar nicht vermeiden lässt. Das zeigt sich auch in langsamen Bewegungen, die manchmal etwas unbeholfen wirken. Calcium-carbonicum-Kinder neigen zu Übergewicht. Die Haut ist blass und wirkt etwas aufgedunsen, weil sie viel Flüssigkeit enthält. Sie schwitzen viel, besonders nachts am Kopf (das Kopfkissen wird nass). Das Wachstum dieser Kinder ist langsam, sie brauchen für alle Entwicklungsschritte ein bisschen länger. Der Kopf wirkt häufig recht groß. Die Fontanellen am Kopf schließen sich spät. Der Bauch ist wegen starker Gasbildung im Darm deutlich vorgewölbt (Froschbauch). Der Stuhl ist häufig weich, schleimig, vielleicht sogar etwas schaumig und riecht sauer. Auch die abgehenden Winde riechen sauer.

Ansonsten haben Calcium-carbonicum-Kinder die unter *Lymphatismus* beschriebene Symptomatik. Typisch ist auch lang anhaltender Schnupfen (bei manchen Kindern über einige Monate) mit viel glasigem oder gelb-grünlichem Schleim, der sich gut ausschneuzen lässt.

Kann als Bestandteil einer Tropfen- oder Pulvermischung eingenommen werden oder als Einzelmittel:	
Calcium carbonicum D6 Globuli	**2 x täglich 3–5 Kügelchen**
Calcium carbonicum D6 Tabletten	**2 x täglich 1 Tablette** im Mund zergehen lassen

▸ Calcium phosphoricum

Auch dieses Mittel ist angezeigt bei den typischen Symptomen des Lymphatismus. Es unterscheidet sich von Calcium carbonicum aber dadurch, dass das Temperament der Calcium-phosphoricum-Kinder eher quirlig ist, häufig sogar in Richtung Überaktivität geht. Diese Kinder sitzen selten still, sind ständig auf Entdeckungsreise, schnell gelangweilt und werden von ihrem Umfeld meist als anstrengend empfunden. Calcium-phosphoricum-Kinder können sich oft schlecht auf eine Sache konzentrieren und sind leicht ablenkbar.

Dieses Mittel ist gut geeignet bei Neigung zu Blutarmut (Anämie) und zu Kopfschmerzen, die während oder nach geistiger Anstrengung entstehen (Schulkopfschmerz!). Auch bei typischen krampfartigen Bauchschmerzen um den Bauchnabel, die anfallsweise auftreten, ist dieses Mittel hilfreich.

Kann als Bestandteil einer Tropfen- oder Pulvermischung eingenommen werden oder als Einzelmittel:	
Calcium phosphoricum D6 Globuli	**2 x täglich 3–5 Kügelchen**
Calcium phosphoricum D6 Tabletten	**2 x täglich 1 Tablette** im Mund zergehen lassen

Jetzt haben wir die wichtigsten Elemente beisammen.

Hier jetzt noch Beispiele, wie eine pflanzlich-homöopathische Konstitutionsmischung aussehen könnte:

Beispiel für eine Teemischung:	
Angelikawurzel (Angelicae Rad.) *Stinkendes Storchschnabelkraut (Geranii robertiani Hb.)* *Walnussblätter (Juglandis Fol.)* *Melissenblätter (Melissae Fol.)*[12]	Zu gleichen Teilen mischen lassen
1 Teelöffel der Mischung mit 200 ml kochendem Wasser übergießen, 5 Minuten abgedeckt ziehen lassen, **1–2 Tassen täglich**	

Beispiel für eine Tropfenmischung:	
Calcium phosphoricum D6 *Kalmustinktur (Calamus Urtinktur)* *Eberrautentinktur (Abrotanum Urtinktur)* *Knotige Braunwurztinktur (Scrophularia Urtinktur)*	Jeweils 20 ml mischen lassen

Da konstitutionelle Tropfenmischungen mindestens 8–12 Wochen eingenommen werden sollten, muss die Einnahme-Routine möglichst einfach gehalten sein. Eine solche Möglichkeit der Einnahme, die auch noch den Alkoholgehalt reduziert, sieht folgendermaßen aus:

Die gesamte Tagestropfenmenge von 15–30 Tropfen (altersabhängig) abends auf ein Gläschen Wasser oder Wasser-Saft-Mischung geben und über Nacht offen stehen lassen. Am nächsten Tag dann: morgens und abends jeweils ½ Glas trinken.

Die pflanzlichen Bestandteile haben alle eine deutliche Wirkung, jedoch auch einen deutlichen Geschmack, der nicht von allen Kindern akzeptiert wird. Lehnt ein Kind die hergestellte Tinkturenmischung ab, dann kann auf eine Pulvermischung umgestiegen werden. Vor allem die Bitterstoffwirkung ist bei den potenzierten Anwendungen deutlich milder. Die wertvolle Tinkturenmischung kann jahrelang aufbewahrt werden und dient auch noch zu einem späteren Zeitpunkt als konstitutionelle Stärkung – sie passt immer!

Eine Pulvermischung eignet sich vor allem für die Jüngsten und für sehr empfindliche Kinder.

12 Hier vor allem gewählt wegen ihres angenehmen Geschmacks und der gleichzeitig sehr günstigen Wirkung auf das Gemüt.

Beispiel für eine Pulvermischung:	
Calcium carbonicum D6 Tabletten *Calamus D2* Tabletten *Abrotanum D2* Tabletten *Thuja D6* Tabletten	Zu gleichen Teilen pulverisieren lassen (Alternativ: selbst mörsern!)
3 x täglich 1 Messerspitze des Pulvers einnehmen	

Symbiontenflora

Es hat sich bewährt, diese konstitutionelle Tee-, Tropfen- oder Pulvermischung mit probiotischen Floramitteln zu kombinieren. Ein günstiger Einstieg bei Kindern ist eine Anwendung mit Symbioflor 1. Die enthaltenen Enterokokken gehören zur Immunflora und stabilisieren vor allem die Schleimhaut der Atemwege und des Kopfes. Abhängig von der Gesamtsituation wird eine Einnahme von 3 x täglich 15 Tropfen über einen Zeitraum von 4–8 Wochen empfohlen. Für natürlich geborene Kinder, die noch keine Antibiotika-Behandlung hatten, reicht dies meist schon aus und kann bei Bedarf immer wieder kurmäßig wiederholt werden. Besonders günstig ist dies im frühen Herbst als prophylaktische Abwehrstärkung der Atemwegsschleimhäute.

Bei tiefergehenden, komplexeren Krankheitssituationen schließt sich nach dem Enterokokken-Präparat ein Probiotikum mit den wichtigsten Leitkeimen an. Dieses wird dann wiederum für 4–8 Wochen eingenommen:

Für Säuglinge und Kleinkinder	*Arktibiotic start* (Arktis Biopharm)
	Omni-Biotik Panda (Allergosan)
	Lactobact Baby (hlh-biopharma)
Ab 3 Jahren	*Arktibiotic select* (Arktis Biopharm)
	Omni-Biotic 6 (Allergosan)
	Lactobact Junior (hlh-biopharma)
Für empfindliche und allergische Kinder und Jugendliche	*Arktibiotic sensitiv* (Arktis Biopharm)
	Omni-Biotic 6 (Arktis Biopharm)
	Lactobact Junior (hlh-biopharma)

Bei Verdacht auf eine tiefergehende Funktionsstörung der Trias (Darm-)*Schleimhaut-Flora-Lymphsystem* sollte eine Stuhluntersuchung in Auftrag gegeben werden (siehe Kapitel *Lymphsystem/Stuhldiagnostik*).

Ernährung

Nun kommen wir zu einem Kapitel, dessen Thema in allen traditionellen Heilkundesystemen dieser Welt eine zentrale Rolle gespielt hat und es noch immer tut. Die Wahl der verschiedenen Nahrungsmittel und ihrer Zubereitungsart wird nicht nur für den Erhalt der Gesundheit als wichtig erachtet, sondern auch im Krankheitsfall gezielt als Heilmittel eingesetzt. Diese traditionelle Ernährungslehre entwickelte sich aus dem Beobachten der Wirkung von Nahrungsmitteln und deren Zubereitungsarten – es war tief verwurzeltes Volkswissen, das jedem Menschen zur Verfügung stand und auch im Krankheitsfall gezielt eingesetzt wurde. Heutzutage wenden wir dieses alte Wissen möglicherweise noch intuitiv an, kochen im Winter Eintöpfe und essen im Sommer die Rohkostsalate. Vielleicht sind einige von uns noch mit Familienrezepten aufgewachsen, wie warmer Milch mit Honig bei trockenem Reizhusten oder der Hühnerbrühe bei viralen Infekten. Vielleicht haben Sie auch von der seit Jahrtausenden üblichen Tradition gehört, Wöchnerinnen mit selbstgekochten Kraftsuppen zu versorgen, damit sie möglichst schnell wieder ihre Kraft aufbauen können. Die gleichen Rezepte kamen nach jeder schweren Krankheit, die mit anhaltender Kraftlosigkeit einherging, zum Einsatz. Und das Wissen um bewährte Rezepte und deren Anwendung wurde in der Familie von Generation zu Generation weitergegeben. Nun, die Zeiten haben sich geändert und zwar sehr rasant. Nachdem die Verfügbarkeit von Nahrungsmitteln und damit verbunden auch die Ernährungsgewohnheiten über Hunderte von Jahren nahezu unverändert waren, haben sich diese in den letzten 50 Jahren dramatisch verändert. Es stehen nicht mehr nur die saisonabhängig in der Region vorhandenen Nahrungsmittel zur Verfügung, sondern es gibt nun das ganze Jahr über nahezu alles von nah bis fern. Dies ist in erster Linie ein ökologisches Problem – wenn Nahrungsmittel um die halbe Welt transportiert werden – und ein strukturelles Problem – wenn Landwirte für den globalen Markt erzeugen und nicht mehr für die eigene Region. Unmittelbar gesundheitsschädigend dagegen wirkt die Änderung der Ernährung aus ehemals einfachen Grundnahrungsmitteln auf eine sogenannten Zivilisationskost. Kennzeichnend für diese sind:

- hoher Anteil industriell bearbeiteter Lebensmittel
- hoher Anteil industriell erzeugter Nahrungsmittel
- hoher Anteil problematischer Zusatzstoffe
  (Farb-, Konservierungsstoffe, künstliche Aromen u. a.)
- nährstoff- und ballaststoffarme Getreideprodukte
- minderwertige Fette und Öle
- hoher Anteil an Zucker (auch als versteckter Zucker in Fertigprodukten
  und Grundnahrungsmitteln wie Brot)

Diese veränderten Ernährungsgewohnheiten belasten den menschlichen Organismus auf vielfache Weise. Sie schwächen die Symbiontenflora, belasten das Lymphsystem, führen zu chronischen Entzündungen, reizen die Nerven und sind an der Ausbreitung von Immunstörungen und Verhaltensauffälligkeiten bei Kindern maßgeblich mitbeteiligt.

In ein naturheilkundliches Konzept gehören deshalb aus meiner Sicht unbedingt Ernährungshinweise dazu. Es ergibt für mich keinen Sinn, beispielsweise einem Kind mit vergrößerten Mandeln und ständigen Mittelohrentzündungen nur eine konstitutionelle Tropfenmischung aufzuschreiben und die Ernährungsweise nicht anzusprechen, die diesen Zustand immer weiter unterhält. Mit einer *kleinen* Liste von Vermeidungstipps und Nennung möglicher Alternativen kommt es wesentlich schneller zu einer Symptomverbesserung. Diese positive Erfahrung lässt Eltern sehr schnell verstehen, dass sie mit kleinen Korrekturen in der Ernährungsroutine viel zur gesundheitlichen Stabilisierung ihrer Kinder beitragen können.

Mir scheint, dass mit dem riesigen Angebot an Lebensmitteln die Verwirrung um die richtige Ernährungsweise genauso groß geworden ist. Aus naturheilkundlicher Sicht ist es allerdings gar nicht so kompliziert: Halten wir uns nah an der Natur, kochen (möglichst häufig) selbst mit saisonalen und regionalen Grundprodukten – dann sind wir gut beraten. Hier noch ein paar grundsätzliche Gedanken zum Verständnis: Jede Zelle unseres Organismus ist auf Baumaterial und Energie angewiesen, um ihre jeweilige Aufgabe erfüllen zu können. Diese müssen zum Großteil über die Nahrung zugeführt werde. Mit einem aufkommenden Hungergefühl signalisieren uns verschiedene Körperstrukturen[13] den Energiebedarf unseres Organismus und veranlassen uns zur Nahrungsaufnahme. Haben wir dann etwas gegessen, wird die aufgenomme Nahrung über verschiedene Verdauungsschritte entlang des Magen-Darm-Trakts in kleinste Eiweiß-, Fett- und Zuckermoleküle zerlegt. Diese kleinen Bausteine passieren – zusammen mit den in der aufgenommenen Nahrung vorhandenen Mineralstoffen, Spurenelementen und Vitaminen – die Darmwand, werden dann in das Gefäßsystem aufgenommen und zu den Orten des Bedarfs transportiert.

Verständlicherweise ist alles, was wir uns über den Verdauungstrakt zuführen, das nicht in irgendeiner Weise von unserem Organismus genutzt werden kann, eine potentielle Belastung. Kann die aufgenommene Nahrung nicht ordentlich verdaut werden, nähren die Inhaltsstoffe weder die Darmbakterien noch den restlichen

[13] Das vegetative Nervensystem, Darmbakterien u. a.

Organismus. Es mangelt dann an einer verlässlichen Energieversorgung und belastet die Dreierkombination *Schleimhaut-Flora-Lymphsystem* des Darms mit Problemstoffen – in allen diesen Fällen wird dies den Organismus fordern und möglicherweise irgendwann auch überfordern. Die Häufigkeit und Menge ist entscheidend: Wichtig ist nicht, was wir ab und zu essen, sondern was wir über die tägliche Essensroutine regelmäßig zu uns nehmen. Und: Kleinkinder reagieren noch sehr dynamisch und damit wesentlich schneller auf ungeeignete Nahrung als beispielsweise Jugendliche.

Verdauungskraft

In den ersten Lebensjahren ist die Verdauungskraft noch in der Ausreifungsphase und die dazu passende Ernährung muss schrittweise den Möglichkeiten des kindlichen Organismus angepasst werden. Mit dem Abschluss der ersten Zahnbildung ist meist eine gute Verdauungsfähigkeit erreicht und das Kind wird alle Grundnahrungsmittel vertragen. Generell gilt jedoch weiterhin: Die Ernährung muss der aktuellen Verdauungsfähigkeit eines Organismus angepasst sein – und das gilt für Menschen jeden Alters, also nicht nur für Säuglinge und Kleinkinder.

Die individuelle Verdauungskraft ist von vielen Faktoren abhängig:

- *Konstitutionelle Faktoren.* Je nach Konstitution (hier als Anpassungsfähigkeit an die Nahrungsreize) kann es immer wieder zu Phasen mit Verdauungsschwäche kommen, in denen nicht alles vertragen wird, das Gegessene lange liegen bleibt, Völlegefühl und Blähungen entstehen, Appetitstörungen und Verstopfung auftreten usw. Alle diese Symptome zeigen an, dass die Verdauungstätigkeit zu träge abläuft. Nun wissen Sie inzwischen aber, dass eine geschwächte Situation immer zu einer Reaktionsschere führt: Es sind also Abweichungen sowohl ins Träge als auch ins Übersteigerte/Überschießende möglich. Zu welcher Reaktion ein Organismus neigt, ist Teil seiner individuellen Reaktionsmuster. Läuft die Verdauungsschwäche also – konstitutionell bedingt – überschießend hitzig (erethisch) ab, dann wird sich das als Durchfall, Übelkeit, Erbrechen oder als Bauchkrämpfe zeigen. Ist die Verdauungsschwäche mit Kälte- und Trägheitssymptomen (torpid) verbunden, dann kommt es zu Appetitmangel, Völlegefühl, Verstopfung.
- *Zustand der Darmflora.* Nochmals in Kürze: Die im Darm ansässige Bakterienvielfalt und deren Menge beeinflusst entscheidend die Verdauungskraft. Darmbakterien leben in einer symbiotischen Lebensgemeinschaft mit uns Menschen.

Das heißt, sie sind abhängig von den in ihrem Lebensraum herrschenden Bedingungen. Wir können unseren Beitrag zu unserer eigenen Gesundheit leisten, indem wir uns entsprechend ernähren. Kommt es durch unsere Ernährungsweise zu einer Verschlechterung der Lebensbedingungen für unsere Darmbakterien, dann werden sich diese dynamisch an die Verhältnisse anpassen. Wie in der Natur üblich (von den Menschen mal abgesehen) bestimmen die Lebensumstände – vor allem das vorhandene Futter – die Fortpflanzungsrate. Bakterien haben eine Lebenszeit von ca. 2–3 Tagen – in dieser Zeit müssen sie sich per Zellteilung fortgepflanzt haben. Steht ihnen das geeignete Bakterienfutter nicht in ausreichender Menge zu Verfügung, so wird die jeweilige Bakterienpopulation zurückgehen. Ein praktisches Beispiel: Sind in der Ernährung eines Menschen Ballaststoffe Mangelware, dann werden die davon abhängigen Bakteriengruppen mengenmäßig zurückgehen – die Zahl der Bakterien passt sich also der Menge des verfügbaren Futters an. Da die Gegenleistung der ballaststoffabhängigen Bakterien die Bereitstellung von Energie ist, wird mit dem Rückgang der Bakterienzahl – das geht nicht anders – auch die zur Verfügung gestellte Energiemenge zurückgehen. Da 80 % der von Darmbakterien erzeugten Energie dem Darm und seinen Aufgaben dient, wird ein Energiemangel damit zu einer direkten Belastung des gesamten Verdauungssystems.

- *Vegetative Faktoren.* Das Vegetativum initiiert, reguliert und koordiniert sämtliche inneren Abläufe eines menschlichen Organismus, ohne dass wir uns darum kümmern müssen. Es handelt sich dabei um ein komplexes Zusammenspiel von Hormonsystem und vegetativem (autonomem) Nervensystem. Die Bedeutung für den Verdauungstrakt zeigt sich schon dadurch, dass sich im Darm mehr Nervenzellen befinden als im Gehirn – weshalb man auch vom sogenannten Bauchhirn spricht. Dieses reguliert und koordiniert die gesamte Verdauungstätigkeit. Jedes Verdauungsproblem hat damit aber auch unweigerlich einen mehr oder weniger großen nervlichen Anteil. Verstärkt wird der nervliche Belastungsanteil durch ein Ungleichgewicht zwischen den beiden Gegenspielern Sympathikus und Parasympathikus. Sie stellen den Körper auf die im Moment wichtigen Anforderungen ein: Steht Ihnen also plötzlich ein Säbelzahntiger gegenüber, dann wird Sie Ihr Sympathikus augenblicklich in den Kampf- und Fluchtmodus versetzen. Dafür zieht er Blut aus den Darmgefäßen ab und leitet sie der Skelettmuskulatur – vor allem der Bein- und der Schulter-Nacken-Muskulatur – zu. Soweit das evolutionäre Überlebenskonzept, mit dem wir immer noch leben. Nun haben sich allerdings die Lebensumstände in den letzten Jahren drastisch verändert. Wir sind nicht mehr nur kurzzeitig in einem sympathikotonen Zustand, sondern häufig in einem Daueranspannungszustand mit ständig aktiviertem Sympathikus. Dieses gestresste Grundgefühl ist höchst unangenehm und natürlich auch ungesund. Eine schnell wirkende

Empfehlung zum Stressabbau lautet: Körperliche Bewegung bewegt das Blut und entstaut die Muskulatur. Eine tiefe entspannte Bauchatmung signalisiert dem Organismus, dass alles in Ordnung ist, und aktiviert dadurch den Vagusnerv. In einem vagotonen Zustand kann der Körper dann verdauen, regenerieren, aufräumen usw. War eine erhöhte nervliche Empfindlichkeit (Sensibilität) und damit verbundene erhöhte Störanfälligkeit (Irritabilität) früher meist nur bei neurogener Veranlagung zu finden, so hat sich dies in den letzten Jahren dramatisch verändert und betrifft nun sehr viele Menschen, unabhängig von ihrer Konstitution. Von Natur aus sind Kinder hiervon eher selten betroffen, aber leider hat sich auch dies verändert. Gründe für die Zunahme von Stressbelastungen bei Kindern sind unter anderem: eine nervenreizende Ernährung (Lebensmittel-Zusatzstoffe, Zucker, Mangel an Ballaststoffen u. a.), nervenreizende Impfungen (durch die in Impfstoffen enthaltenen Zusatzstoffe) sowie ein zunehmend gestresstes Umfeld.

Nahrungsmittelgruppen und ihre Wirkung

Gesunde Ernährung ist nicht kompliziert. Meidet man weitgehend die angebotenen Convenientprodukte der Lebensmittelindustrie und kocht selbst – mit möglichst biologisch angebauten Nahrungsmitteln –, dann wird das im Großen und Ganzen gut passen.
Es ist zwar wünschenswert, dass Kinder (und Erwachsene!) ein möglichst breites Nahrungsspektrum aus allen Nahrungsmittelgruppen zu sich nehmen, aber die Realität sieht doch meist etwas anders aus – und deshalb hier eine Empfehlung aus dem praktischen Alltag mit Kindern: Entspannen Sie sich! Finden Sie die Rezepte und die Essenszeiten, die zu Ihnen und Ihrer Familie passen. Essen und Trinken soll uns satt, zufrieden und leistungsfähig machen. Ist es nicht so, dann dürfen wir das ändern.

Getreide

Im ganzen Getreidekorn steckt eine geballte Portion wertvoller Nährstoffe und Vitalenergie. Alle Getreidekörner stärken die körperliche und emotionale Entwicklung von Kindern und sollten somit einen wichtigen Teil der täglichen Ernährung ausmachen. Produkte aus hellem Auszugsmehl haben jedoch den Großteil ihrer in den Randschichten des Korns befindlichen Nährstoffe verloren. Auch bei der industriellen Bearbeitung, z. B. von Frühstücks-Cerealien, geht ein Großteil der ehemals im ganzen Korn vorhandenen Nährstoffe verloren. Das auf dem Etikett angegebene Nährstoff-, Vitamin- und Mineraliengemisch wird am Ende des Bearbeitungsprozesses zugeführt, jedoch in einer Form, die gänzlich anders wirkt als das natürliche

Nährstoffgemisch im Ausgangsprodukt. Die in vielen dieser Getreideprodukte fehlenden Ballaststoffe und hohen Zucker- und Vitaminzugaben führen zu einer kurzen steilen Energiekurve, die dann jedoch sehr schnell genauso steil wieder abfällt. Dies kann zu Heißhungerattacken, aggressivem Verhalten, Konzentrationsstörungen und sonstigen Leistungseinbrüchen führen. Für ein stabiles Leistungsvermögen und ausgeglichenes emotionales Befinden braucht es eine harmonische Energieversorgung, wie sie beispielsweise komplexe Kohlenhydrate im vollen Korn bereitstellen.

Wie jede andere hochkonzentrierte Nahrung auch, ist Vollkorngetreide jedoch eher schwer verdaulich, setzt also eine gute Verdauungskraft voraus. Leichter verdaulich wird Vollkorngetreide durch mechanisches „Aufschließen" der Körner (mahlen, schroten, quetschen) und vor allem durch Koch- und Backprozesse. Hochwertige Frühstücksflocken werden durch kurzes Aufkochen mit Wasser zu einem wertvollen Frühstücksbrei – ist mehr „Biss" gewünscht, dann übergießt man die Flocken nur mit heißem Wasser, lässt sie quellen und auf die gewünschte Esstemperatur abkühlen. Diese Basis kann dann mit Früchten der Saison, Leinsamen, Mandeln, Sonnenblumenkernen, etwas Sahne oder Naturjoghurt usw. ganz nach Wunsch ergänzt werden und dient der ganzen Familie als Starthilfe in den Tag. Bleibt etwas davon übrig, kann es problemlos im Kühlschrank aufbewahrt werden und dient bei Bedarf als schnell verfügbare und hochwertige Zwischenmahlzeit.

Das in einigen Getreidearten enthaltene Klebereiweiß (Gluten) scheint zunehmend mehr Kindern (und Erwachsenen!) Probleme zu machen. Im Alltag zeigt sich, dass es vor allem die auf hohen Ertrag gezüchteten Weizensorten sind, die zu Darmreizungen führen. Bei den alten Weizensorten Kamut, Einkorn und Dinkel[14] treten diese Probleme wesentlich seltener auf, obwohl auch diese Gluten enthalten (mehr dazu im Unterkapitel *Nahrungsmittel-Unverträglichkeiten*). Die zum Schutz vor Schädlingsbefall in moderne Hochleistungsweizensorten hochgezüchteten Amylase-Trypsin-Inhibitoren (ATI) haben noch ein weiteres Problem für die menschliche Ernährung geschaffen, denn auch sie verschlechtern die Verdaubarkeit und sind eine Ursache für chronische Entzündungen der Darmschleimhaut.

[14] Der neuen Popularität des Dinkels stehe ich mit gemischten Gefühlen gegenüber. Einerseits ist es natürlich erfreulich, dass Dinkelmehl und Dinkelprodukte nun in jedem Supermarkt erhältlich sind, andererseits ist zu befürchten, dass es auch hier bei gesteigerter Nachfrage zu problematischen Veränderungen in der Erzeugung kommen wird.

Gemüse

Gemüse ist nach dem Getreide die zweitwichtigste Nahrungsmittelgruppe. Wenn man sich schon die Mühe macht Gemüse frisch zu kochen, dann wird man sinnvollerweise auf geschmackvolles einheimisches Biogemüse der aktuellen Saison zurückgreifen. Viele Kinder mögen lieber rohes als gekochtes Gemüse – in kleineren Mengen, z. B. auch als Zwischenmahlzeit, ist dies sicher kein Problem. Bei Verdauungsproblemen jeder Art ist es allerdings günstiger, das Gemüse zu dünsten und es damit leichter verdaulich zu machen. Für Gemüse-Skeptiker kann man es mit pürierten Gemüsesuppen oder pürierten Pastasaucen versuchen.

Obst

Damit Obst gut verdaut werden kann, muss es einen optimalen Reifungsgrad erreicht haben. Das in unreifem Zustand geerntete, um die halbe Welt transportierte und dann künstlich nachgereifte Obst aus fernen Ländern ist gesundheitlich wenig wertvoll und kann, in größeren Mengen genossen, sogar zum gesundheitlichen Problem werden. Unser heimisches Obst, bevorzugt die alten Sorten (gibt es in Hofläden, auf dem Markt oder in Bioläden), enthält alles, was wir brauchen. Für Kleinkinder mit ihrem hohen Wärmebedarf sind gedünstete Obstkompotte – vor allem in der kalten Jahreszeit – günstiger.

Noch ein Wort zu den Obstsäften: Da rohes Obst zu verdauen reichlich Verdauungsarbeit für den Organismus bedeutet, sollten Kleinstkinder möglichst keine Obstsäfte erhalten. Außerdem ist der in Obst enthaltene Fruchtzucker eben genau dies – Zucker. Obstsäfte liefern jede Menge sofort verfügbaren Fruchtzucker und sollten deshalb – auch für bereits größere Kinder – möglichst stark verdünnt werden. Zu bevorzugen sind Kirschsaft, roter Traubensaft, Birnen- und Apfelsaft, alle ohne Zuckerzusatz – der natürliche Fruchtzucker macht das Getränk süß genug.

Milchprodukte

Milch ist in seinem ursprünglichen Sinn eine hochpotente Nahrung, die bei allen Säugetieren für erstaunlich schnelles Wachstum sorgt.[15] Jede „Muttermilch" ist in ihrer Zusammensetzung von Eiweiß, Zucker und Fett optimal an die Bedürfnisse des Nachwuchses der jeweiligen Art angepasst. Wird nun von *Menschen*kindern *Kuh*milch getrunken, werden sie mit problematischen artfremden Eiweißen konfrontiert, die viele Kinder nicht gut verdauen können. Erschwerend kommt hinzu, dass Haltbarkeitsverfahren, die das schnelle Sauerwerden der Milch verhindern,

[15] Von der Natur ist es offensichtlich nicht vorgesehen, nach der Säuglingszeit größere Mengen an Milch aufzunehmen, da die Fähigkeit zur Produktion des milchzuckerabbauenden Enzyms Laktase und des milcheiweißspaltenden Enzyms Lab nach dieser Zeit stark zurückgeht.

auch die Verdaubarkeit für uns Menschen verschlechtert – es wird eben nicht nur in der Milchpackung die Arbeit der Säuerungsbakterien verhindert, sondern auch die Verdauungsarbeit unserer Darmbakterien kann nicht mehr ablaufen. Säuerungs-, Gährungs- und Fäulnisprozesse sind Teil von Verdauungsprozessen. Sie braucht es, um die aufgenommene Nahrung zu kleinsten Nahrungsbausteinen „herunterzubrechen", die die Darmwand passieren können und damit dem Organismus als Nährsaft zur Verfügung stehen. Alle Haltbarkeitsverfahren wirken sich verdauungshemmend aus – so behandelte Nahrungsmittel sind im Kleinkindalter zu meiden. Das in vielen Tiermilchprodukten enthaltene Milcheiweiß *Casein* (nicht in den Milchfett-Produkten wie Butter und Sahne) führt häufig zu entzündlichen Reizungen der Darmschleimhaut und hat ein gewisses Allergiepotential. Die durch Milchsäurebakterien veränderten Eiweiße in Sauermilchprodukten (Joghurt, Quark, ...) werden zwar meist deutlich besser vertragen, sollten jedoch ebenfalls nur in kleineren Mengen gegessen werden.
Es gibt **keine** biologische Notwendigkeit für den derzeitig hohen Pro-Kopf-Verbrauch von Milchprodukten. Es reicht völlig aus, wenn Butter, etwas Sahne, Käse und Joghurt auf dem Speiseplan stehen. Sämtliche Milchprodukte, die Zucker, künstliche Aromen, Farb- und andere Zusatzstoffe enthalten, sind für Kinder ungeeignet. Diese Kombination findet man in fast allen Fruchtjoghurt-Zubereitungen.

Fleisch

Biologisch erzeugtes Fleisch regt den Aufbaustoffwechsel an und kann in den kindlichen Wachstumsphasen sinnvoll sein. Fleisch aus Mastbetrieben und stark gewürzte Wurstwaren sind für Kinder höchstens in Kleinstmengen zuträglich. Generell sollten Kinder frühestens dann Fleisch erhalten, wenn sie es selbst kauen können. Aus gesundheitlichen Gründen spricht nichts gegen eine vegetarische Ernährung im Kindesalter, vor allem dann nicht, wenn sie vom Kind selbst gewählt wird. Bei einer vielseitigen, qualitativ hochwertigen Ernährung sind keine Mangelzustände zu erwarten.

Hülsenfrüchte

Hülsenfrüchte sind sehr hochwertige, jedoch schwer verdauliche Eiweiß-Lieferanten. Aus diesem Grund sind sie für Säuglinge (z. B. als Sojamilch) und Kleinkinder ungeeignet. Optimal verwertet werden können sie erst bei voll ausgereiftem Verdauungstrakt, also ab der Schulzeit. Ideal sind sie in den Hauptwachstumsphasen der Pubertät. Am leichtesten verdaulich sind Kichererbsen (auch als Mehl erhältlich) und rote Linsen. Bei Sojaprodukten auf Qualität achten, sie sind häufig gentechnisch erzeugt und haben ein gewisses allergenes Potential.

Fette/Öle

Für die Säuglings- und Kleinkindnahrung geeignet sind Butter, Sahne, Raps- und Olivenöl. Sehr hochwertige Öle mit mehrfach ungesättigten Fettsäuren (Distelöl, Weizenkeimöl, ...) sind meist schwer verdaulich und damit ungünstig.
Hoch erhitzt werden kann Butterschmalz und als hocherhitzbar gekennzeichnetes Rapsöl. Universell einsetzbar sind Olivenöl und Rapsöl. Auf Margarine, gehärtete Fette und minderwertige Öle sollte verzichtet werden.

Zucker und andere Süßungsmittel

Im Gegensatz zu der milden Süße von Getreide, Gemüse, Nüssen usw. handelt es sich bei den Nahrungsmitteln dieser Rubrik um sehr konzentrierte, starke Süßungsmittel. Bei ihnen tritt sehr schnell eine Gewöhnung und eine geschmackliche Abhängigkeit auf. Vor allem der raffinierte weiße Haushaltszucker mit seiner „hitzigen“ Wirkung (hohe Anflutungskurve von Energie, gefolgt von einem raschen Abfall) sollte im Kindesalter sparsam verwendet werden. Haushaltszucker ist nicht nur in vielen Süßigkeiten verarbeitet, sondern auch in vielen Getränken (Fruchtsaftzubereitungen, Eistee, sonstige Softdrinks) und vermeintlich gesunden Lebensmitteln wie Fruchtjoghurts und Fertigmüslis enthalten. In vielen Grundnahrungsmitteln wie Milchprodukten, Obst und Gemüse sind natürliche Zuckerstoffe in Form von Milchzucker (Laktose) und Fruchtzucker (Fruktose) enthalten. Süßstoffe wie Aspartam, Cyclamat, Saccharin u. a. sind übrigens keine empfehlenswerte Alternative zum weißen Haushaltszucker und sollten grundsätzlich gemieden werden.[16] Rohrohrzucker ist die etwas günstigere Alternative zum normalen weißen Haushaltszucker und kann beim Backen Verwendung finden. Ab dem 1. Lebensjahr kann Birnendicksaft, Honig u. Ä. in Kleinstmengen zum Süßen von Müsli, Grießbrei, Obstsalat oder Obstkompotten verwendet werden – oft kann es aber auch hier problemlos eingespart werden. Birkenzucker, Stevia usw. können qualitativ günstige Alternativen für die Verwendung im heimischen Haushalt sein.
Generell gilt auch für diese Nahrungsmittelgruppe, dass die konsumierte Menge und die individuelle konstitutionelle Situation entscheidend sind. So können manche Kinder problemlos ein Stück Kuchen – mit Haushaltszucker gebacken – vertragen, während andere Kinder nach dem Kuchen völlig überdrehen.

[16] Gerade für die übergewichtigen Kinder ist – paradoxerweise – diese Null-Kalorien-Süße ungünstig, weil sie über den folgenden Mechanismus den Appetit zusätzlich anregt: Der süße Geschmack verspricht eine Lieferung hochkalorischer Nahrung, worauf sich der Verdauungstrakt bereit macht, diese zu verdauen. Wird dann aber nichts geliefert, fordert der Organismus über Hungergefühle energisch richtige Nahrung. Aufgrund dieser Wirkung werden Süßstoffe auch gerne in der Tiermast eingesetzt.

Generell gilt es zu bedenken, dass gerade in den ersten Lebensjahren eine langfristige Geschmacksprägung stattfindet, und die sollte sinnvollerweise nicht **unnatürlich** süß ausfallen.

Industriell bearbeitete Lebensmittel

Die Flut von Halbfertig- und Fertigprodukten der Lebensmittelindustrie konfrontiert unseren Organismus mit einer völlig veränderten Nahrungsstruktur. Dieser Prozess der Veränderung hat sich in so kurzer Zeit vollzogen, dass der Verdauungstrakt mit dieser Entwicklung nicht Schritt halten konnte und mit der Verdauung dieser ihm unbekannten Nahrung hoffnungslos überfordert ist.
Vor allem die eingesetzten Zusatzstoffe, damit das Ganze genug Geschmack hat (künstliche Aromen, Geschmacksverstärker), eine ansprechende Konsistenz aufweist (Emulgatoren, Bindemittel, …) und natürlich möglichst lange haltbar bleibt (Konservierungsmittel, -verfahren), sind für die problematischen Auswirkungen verantwortlich. Die Zunahme der Allergien, Hautekzeme, Atemwegserkrankungen usw., aber auch die Übergewichtsproblematik und ganz eindeutig die Verhaltensauffälligkeiten (Hyperaktive Syndrome, Konzentrationsstörungen, Aufmerksamkeitsdefizite, …) hängen – neben anderen Faktoren – mit dieser völlig veränderten Nahrungskultur zusammen. Wie immer, ist neben dem Ausreifungsgrad des Verdauungstraktes die konsumierte Menge entscheidend. Eine Fertigpizza hin und wieder sollte kein Problem darstellen. Doch häufig zeigt sich bei der Durchforstung des Speiseplans unserer kleinen Patienten, dass die Lebensmittelindustrie bereits in großem Stile Einzug in die tägliche Ernährung gehalten hat.[17]
In der wichtigen Prägungszeit der ersten Lebensjahre und bei gesundheitlichen Problemen sollten ausschließlich selbstgekochte, möglichst biologisch erzeugte Nahrungsmittel auf dem Tisch stehen. Ein gesunder, voll ausgereifter Verdauungstrakt verträgt dann ab und zu auch Produkte der Lebensmittelindustrie.

[17] Selbst Grundnahrungsmittel wie Brot werden häufig nicht mehr nur aus Getreide, Salz und Hefe/Sauerteig hergestellt – in einem sehr langsamen und damit verdauungsfreundlichen Verfahren –, sondern mit Stoffen versetzt, die eine rentablere Bearbeitung ermöglichen und dem Kundenwunsch „knusprig, lange haltbar und kostengünstig" nachkommen. Diese Änderungen im Herstellungsverfahren gehen auf Kosten der Verträglichkeit.

Tiefkühlkost/Mikrowelle

Tiefkühlkost ist thermisch kälter[18] und damit schwerer verdaulich als frisch zubereitete Nahrung. Aus diesem Grund ist sie in den ersten Lebensjahren möglichst zu meiden und später auch nur sporadisch zu verwenden. In der westlichen Ernährungslehre ist Tiefkühlgemüse mit seinem hohen „konservierten" Vitamingehalt hoch angesehen, jedoch bleibt in diesem Denkmodell unberücksichtigt, wieviel dieser „potentiellen" Nährstoffe tatsächlich am Ende als Nährsaft für den Organismus zur Verfügung steht. Im Denkmodell der traditionellen Ernährungsmodelle (TCM, TEN) wird der geringere Vitamingehalt, z. B. einer gelagerten Karotte, durch eine bessere Verdaubarkeit und damit einer höheren Bioverfügbarkeit ihrer Inhaltsstoffe ausgeglichen.

In der Mikrowelle erhitzte Nahrungsmittel weisen Strukturveränderungen auf, die den Verdauungsenzymen ihre Arbeit erschweren. Dies führt zu unvollständigen Verdauungsvorgängen mit Belastungen des Darmlymphsystems (GALT).

Lebensmittelzusatzstoffe/Geschmacksverstärker

Konservierungsmittel, Farbstoffe, Stabilisatoren, Emulgatoren, Geschmacksverstärker usw. sind die unerfreuliche Zugabe beim Kauf industriell hergestellter Lebensmittel. Neben harmlosen Stoffen gibt es leider auch eine ganze Reihe gesundheitlich höchst bedenklicher Stoffe, die Allergien auslösen können, Hyperaktivitätssymptome fördern, Kopfschmerzen und Migräne auslösen und nicht zuletzt vermutlich auch erbgut- und nervenschädigend wirken können. Wir haben in Deutschland eine Lebensmittelkennzeichnungsverordnung, die eine Auflistung der enthaltenen Zusatzstoffe (meist verschlüsselt als E-Nummern) auf der Verpackung vorschreibt.[19] Um die E-Nummern entschlüsseln zu können, gibt es ellenlange Listen, die z. B. von Verbraucherzentralen herausgegeben werden. Es erscheint mir unrealistisch, dass der Verbraucher die (heute bekannten) ca. 50 gesundheitlich kritischen Stoffe samt ihrer E-Nummer im Kopf hat, und auch das Vergleichen von Packungsaufschrift und E-Liste beim Einkaufen ist höchst unpraktisch.

[18] Hier ist wieder die *Wirkung* der Nahrungsmittel gemeint. Das heißt, dass auch gekochte/erhitzte Tiefkühlkost eine kühlere Wirkung auf den Organismus haben und mehr Verdauungskraft benötigen als das frisch zubereitete Ausgangsprodukt.

[19] Es gibt aber auch während der Produktion zugesetzte Stoffe, die im Endprodukt nicht mehr deklariert werden müssen, oder in Mengen zugesetzt sind, die nicht mehr der Kennzeichnungspflicht unterliegen.

Es ist im Rahmen dieses Buches zwar nicht möglich auf sämtliche kritischen Stoffe einzeln einzugehen (dafür gibt es bereits hervorragende Literatur[20], jedoch möchte ich auf die Stoffe hinweisen, die in unserer Praxis am häufigsten unangenehm aufgefallen sind. Dazu gehören an erster Stelle die Geschmacksverstärker[21], die nicht nur bei der Allergie-Austestung nahezu bei jedem Patienten positiv sind, sondern durch ihre nervenreizende Wirkung vor allem von hyperkinetischen, unruhigen und konzentrationsschwachen Kindern gemieden werden sollten. Das Gleiche gilt für die Phosphate und Phosphatverbindungen[22].

Konservierungsstoffe haben neben anderen negativen Eigenschaften eine destabilisierende Wirkung auf die Darmflora und sind damit ein permanenter Störfaktor für das Immunsystem. Viele Farbstoffe, vor allem die synthetisch hergestellten Azofarbstoffe, haben ebenfalls ein hohes allergieauslösendes Potential. Da die schädigende Wirkung dieser Zusatzstoffe durchaus bekannt ist, sind sie in Säuglingsnahrungen entweder verboten oder werden von den Herstellern freiwillig gemieden. Ab der Zufütterungsphase sind die Kinder dann aber mit dem vollen Programm konfrontiert, obwohl diese Stoffe natürlich jetzt nicht plötzlich unbedenklich geworden sind. Ich kann nur dringend raten, Packungsaufdrucke genau zu lesen und Produkte mit Zusatzstoffen weitgehend zu meiden. Alternativen sind Bio-Fertigprodukte oder, ganz einfach: Selber kochen!

Nahrungsmittelergänzungsstoffe (Vitamine, Mineralstoffe, Spurenelemente)

Bei einer vollwertigen Ernährung gibt es im Kindesalter keine Mangelerscheinungen, die vorsorglich durch zusätzliche Vitamin- oder Mineralstoffgaben ausgeglichen werden müssten. Eine Ausnahme stellt das Vitamin D dar, das mit Hilfe des Sonnenlichts vom Organismus selbst hergestellt werden muss – und in unseren Breiten im Winter Mangelware ist. Vor allem in Wachstumszeiten, bei Müdigkeit und Infektanfälligkeit kann die Einnahme von Vitamin D nötig sein.[23] In und nach Wachstumsphasen oder nach einer kräftezehrenden Krankheit kann es zu einem

[20] Wer sich mit diesem interessanten, aber auch ziemlich deprimierenden Thema näher beschäftigen möchte, dem sind die hervorragend recherchierten Bücher von Hans-Ulrich Grimm zu empfehlen, die im Anhang „Literatur" aufgeführt sind. In Deutschland ist die kostenlose Broschüre *Was verbirgt sich hinter den E-Nummern* bei den Verbraucherzentralen erhältlich. Darüber hinaus gibt es im Internet eine Vielzahl an Listen zu Lebensmittelzusatzstoffen.

[21] Andere Bezeichnungen: Monoglutamat, Natriumglutamat usw., Aroma, Streuwürze, Hefeextrakt, E620-625.

[22] In Wurstwaren, häufig gemeinsam mit Geschmacksverstärkern und Farbstoffen, was zu einer Potenzierung der neurotoxischen Wirkung führt.

[23] Beispielsweise als Vitamin D3+K2 Öl von Cefak oder Dr. Jakobs. Die Dosierung ist altersabhängig – Säuglinge und Kleinkinder 1 Tropfen täglich, Schulkinder 2 Tropfen täglich, Jugendliche 3–4 Tropfen täglich.

vorübergehenden Substanzmangel kommen, der im Kindesalter jedoch meist schnell und unkompliziert ausgeglichen wird.

Unterstützend wirken hier:

- vollwertige leichtverdauliche warme Mahlzeiten
- gesunde Zwischenmahlzeiten bei Bedarf (frisches Obst oder Obstkompott, selbstgemachtes Popcorn, Mandeln und Nüsse, vollwertige Riegel, Vollkornkekse, …)
- zuckerhaltige Getränke und stark gesüßte industriell verarbeitete Lebensmittel strikt meiden
- Bedürfnisse erfüllen – nach Schlaf, nach Ruhe, nach Bewegung, nach menschlicher Nähe (Kinder wollen nicht mehr alleine schlafen und „hängen an Mutters Rockzipfel")
- ältere Kinder sollten ihre Handy- und Computerzeiten, zumindest vorübergehend, einschränken

Hyperaktive „hitzige" Kinder verbrennen häufig mehr Substanz, als sie wieder aufbauen, und können so langfristig Mangelerscheinungen entwickeln (vor allem bei den B-Vitaminen und den hochwertigen Fettsäuren). Ein eventuell bestehender Mangel sollte von einem naturheilkundlich erfahrenen Therapeuten abgeklärt und bei Bedarf dann mit geeigneten Mitteln ausgeglichen werden. Hochdosierte Multivitaminpräparate können die Hyperaktivität zusätzlich anheizen, deshalb ist von einer Selbstmedikation abzuraten. An erster Stelle steht immer die Versorgung mit Nährstoffen aus der täglichen Ernährung mit einfachen Grundnahrungsmitteln, hier kann es auch nicht zu einer Überversorgung mit Vitaminen usw. kommen.
Die auf Lebensmittelverpackungen angegeben Nährstofftabellen weisen meist auch eine beeindruckende Liste an enthaltenen Vitaminen und Mineralien aus. Daraus lässt sich jedoch nicht unbedingt auf ein gesundes Lebensmittel schließen. Da ein Großteil der natürlicherweise in den Ausgangsprodukten enthaltenen Nährstoffe während des Bearbeitungsprozesses verloren geht, standardisiert man das Endprodukt dann mit synthetisch hergestellten Vitaminen usw. auf einen festgelegten Inhaltsstoffgehalt. Dies ist gesundheitlich betrachtet ein fragwürdiges Vorgehen, da die synthetischen Vitaminzusätze vor allem bei Kindern zu Überdosierungen führen können und völlig anders wirken als im Verbund eines natürlichen Nahrungsmittels. Der weit verbreiteten Meinung, dass ein Kind gar nicht genug Vitamine zu sich nehmen kann, muss hier nochmals widersprochen werden. Der zu dem schnellen, sehr leistungsorientierten Leben in unserer Gesellschaft passende Vitaminwahn hat im Kindesalter keinen Platz – zumindest nicht, wenn man ausgeglichene, belastungsfähige Kinder haben möchte.[24]

Kommt es auch außerhalb von Wachstumsschüben immer wieder zu Vitaminmangel-Zuständen, dann muss nachgeforscht werden:

- Ist die Ernährung vollwertig und enthält die notwendigen Vitamine und Spurenelemente?
- Ist der Darm in der Lage die Nährstoffe aus der Nahrung aufzuschließen und können diese dann in den Organismus aufgenommen werden?
- Gibt es einen erhöhten Verbrauch bzw. Bedarf?
- Gibt es ein konstitutionelles Problem?

Naturheilkundliche Betrachtung

Vitamine, Mineralstoffe und Spurenelemente sind Teil der sogenannten „physiologischen Feuchtigkeit", also des stofflichen bzw. materiellen Prinzips. Das heißt, dass sie als Baumaterial dienen und strukturell nachweisbar sind (z. B. über eine Blutanalyse). Nicht direkt nachweisbar ist dagegen die Fähigkeit dieser Baustoffe ihre jeweils spezifische Aufgabe im Stoffwechsel zu erfüllen. Diese Stoffwechselaktivität ist Teil der „physiologischen Wärmekraft" und erst mit ihr können Vitamine, Mineralstoffe und Spurenelemente ihren wichtigen Beitrag im menschlichen Organismus beisteuern. Es ist also keinesfalls sinnvoll, den Blick ausschließlich auf den Nähr*stoffen* zu haben und die benötigte Verstoffwechselungs*kraft* zu vergessen.

Im Kindesalter steht **immer** die Anregung des körpereigenen Wärmeprinzips an oberster Stelle – diese initiiert, reguliert und koordiniert die gesamte Stoffwechselaktivität.

Ein in der Kinderpraxis häufig vorkommendes Beispiel ist die Behandlung des Eisenmangels. In der überwiegenden Zahl der Fälle reicht es aus, den Eisenstoffwechsel mit geeigneten Mitteln anzuregen:

Ferrum phosphoricum D3	**2 x täglich 1 Tablette** lutschen
oder *Meteoreisen* Globuli (Wala)	**2 x täglich 10 Kügelchen**

Eine Heilpflanze, die sowohl den stofflichen als auch den energetischen Aspekt in sich trägt, ist die Brennnessel. Sie enthält also Eisen *und* kann den Eisenstoffwechsel anregen. Sie kann als Wildkraut im Essen verwendet werden, als Tee getrunken oder als Tinktur tropfenweise eingenommen werden.

[24] Wer sich zu diesem Thema näher informieren möchte, dem sei das Buch *Vitaminschock* der Autoren Grimm/Zittlau empfohlen.

Ernährung bis zum 2. Lebensjahr

Die ersten beiden Lebensjahren sind die wichtigste Ausreifungszeit des gesamten Verdauungstrakts und aller damit verbundenen physiologischen Aufgaben. Auch wenn dieser Prozess nach dem 2. Lebensjahr noch nicht abgeschlossen ist, wird doch in dieser Phase der Grundstein für konstitutionell stabile, emotional ausgeglichene und konzentrationsfähige Kinder gelegt. Die meisten der in dieser Zeit auftretenden gesundheitlichen Probleme sind durch die noch vorhandene Unreife bedingt und sollten diesem Umstand entsprechend behandelt werden.
Die Ernährung sollte dem jeweiligen Reifungszustands des Darms und der allgemeinen Verdauungskraft angepasst sein. Wird eine Nahrung – zu diesem Zeitpunkt – nicht vertragen, so zeigt sich dies in diesem Alter sehr schnell. Unerklärliche plötzliche Schreiattacken, Blähungskolik, Durchfall, Verstopfung, Atemwegsverschleimung, Hautekzem usw. müssen vor diesem Hintergrund gesehen werden. Die Ausreifung sollte mit angemessener Nahrung gefördert, alle die Ausreifung störenden Faktoren dagegen möglichst gemieden werden (siehe Kapitel *Lymphatismus – Skrofulose*).

Stillen

Muttermilch ist für den noch unreifen Säuglingsdarm die einzige, wirklich zu 100 % „passende" Nahrung (zumindest theoretisch, mehr dazu weiter unten). Sie liefert leicht verdauliche Nährstoffe, befriedigt den hohen Bedarf an nährendem „Süßen" und schützt den Säugling mit mütterlichen Abwehrstoffen[25]. Die Muttermilch ist dem jeweiligen Entwicklungsstand des Säuglings optimal angepasst, wobei der sich mit dem Alter des Babys verändernde Fett- und Eiweißgehalt der Milch immer wieder Entwicklungsreize setzt. Vor allem bei den etwas größeren Veränderungen um die 2. und 6. Woche sowie nach 3 Monaten kann es vorübergehend zu verstärkten Verdauungsproblemen kommen, die wieder verschwinden, sobald sich die Bakterienflora des Darms entsprechend angepasst hat.[26] Im Prinzip kann ein Säugling nach Bedarf gestillt werden, wobei sich *Angebot und Nachfrage* meist schnell einspielen. Bei auftretenden Blähungen kann ein Stillrhythmus mit mindestens 2 Stunden Pause zwischen den Mahlzeiten die Verdauungsarbeit erleichtern und den Verdauungstrakt des Säuglings entlasten. Bei kürzeren Stillabständen ist die Verdauung der vorangegangenen Mahlzeit noch nicht ganz abgeschlossen, dies kann zu unerwünschten und unnötigen Verdauungsproblemen führen.

[25] Dieser sogenannte „Nestschutz" überbrückt die Zeit, bis sich das Immunsystem des Kindes stabilisiert hat.

[26] Ein bewährter Ratgeber ist das „Stillbuch" von Hannah Lothrop. Hilfreiche Ratschläge gibt es auch bei den örtlichen Hebammen und Stillgruppen.

Da die Qualität der Muttermilch abhängig vom Essverhalten der Mutter ist, kommt der mütterlichen Ernährung auch eine gewisse Bedeutung zu.
Für die Ernährung der Mutter gilt das in den vorigen Kapiteln erwähnte:

- vollwertige und möglichst frisch zubereitete, der Jahreszeit angepasste Nahrung
- alles was die Mutter bläht, wird meist auch vom gestillten Säugling schlecht vertragen
- einfache Kohlenhydrate wie Zucker und Weißmehlprodukte stark einschränken, sie können bei Säuglingen zu Unruhe führen
- koffeinhaltigen Kaffee und Teesorten mit dem Stimulanz Teein einschränken bzw. meiden
- Verzicht auf Konservierungs- und andere Lebensmittelzusatzstoffe

Bei gestillten Kindern zeigt sich sehr schnell – innerhalb von 24 Stunden –, wenn etwas von der Mutter Gegessenes nicht vertragen wird. Ein solch unverträgliches, schlecht verdauliches Nahrungsmittel sollte dann erstmal gemieden werden. Meist wird es dann zu einem späteren Zeitpunkt mit einer bereits stabileren Verdauungskraft problemlos vertragen.
Vor allem Mütter mehrerer Kinder sind häufig sehr belastet und gestresst. Durch vorangegangene Schwangerschaften und Stillzeiten können sich ihre Reserven erschöpft haben. Dadurch kann die Milch sich in ihrer Zusammensetzung ungünstig verändern und „sauer" werden. Das ist natürlich – von der veränderten Zusammensetzung einmal abgesehen – auch nicht mehr der geliebte Geschmack des Säuglings und es kann zur Ablehnung der Brustnahrung kommen. Die veränderte Zusammensetzung der Muttermilch führt häufig zu vermehrten Verdauungsbeschwerden der Babys. Geblähte, schreiende, schlecht schlafende Babys tragen dann natürlich zu einer weiteren Belastung bei. In dieser Situation muss nicht der quengelige Säugling behandelt, sondern für die Mutter eine individuell passende Unterstützung gefunden werden.

Zufüttern

Der Kontakt mit einem neuen Nahrungsmittel stellt für den kindlichen Organismus einen Reiz dar, der eine Anpassung der gesamten Verdauungstätigkeit erfordert. Es ist kein Nährstoffmangel zu befürchten, wenn man sich mit dem Beginn des Zufütterns und der Einführung neuer Nahrungsmittels Zeit lässt. In welchem Alter ein Kind neue Nahrungsmittel gut verdauen und damit vertragen kann, ist von mehreren Faktoren abhängig und variiert von Kind zu Kind stark. Ich möchte hier die Eltern ermutigen, nicht sklavisch an Ernährungstabellen zu kleben und drohende Mangelzustände zu befürchten, sondern ihrem gesunden Menschenverstand und vor allem ihrer Beobachtungsgabe zu vertrauen. Die meisten Kinder haben Anfangsschwierigkeiten bei der Einführung festerer Nahrung. Ein bis zwei Löffel pro Mahlzeit sind für den Anfang völlig in Ordnung. Lehnt das Kind ein Nahrungsmittel ab, lässt man es erstmal weg und versucht es einige Wochen später nochmals.[27] Es wird immer nur ein Nahrungsmittel neu dazu genommen. Wenn das gut vertragen wird, kann im wöchentlichen Abstand jeweils ein weiteres dazu kommen.

Meist wird mit einem Gemüsebrei am Mittag begonnen. Geeignet sind je nach Jahreszeit Karotte[28], Topinambur, Kürbis, Fenchel, Brokkoli, Spinat, Mangold, Erbsen, Zucchini. Bei einem frühen Start der Zufütterung (ab dem 4. Lebensmonat) wird man nur **ein** Gemüse wählen, es in wenig Wasser weichkochen, pürieren und füttern. Wird es akzeptiert und gut vertragen, dann kann nach einer Woche ein „neues" Gemüse dazu kommen. Bei einem späteren Beginn der Zufütterungsphase können die Gemüsesorten meist sehr schnell kombiniert werden oder auch in gedünsteten Stücken zum Selbstentdecken angeboten werden.

Im Weiteren werden dann Getreidebreie und Obst eingeführt. Die ersten Getreidesorten sollten glutenfrei sein (Hirse, Reis, Buchweizen, Hafer), danach kann auch auf Dinkel und Gerste erweitert werden. Hochleistungsweizensorten sollten gemieden werden (siehe dazu die Erklärungen im Kapitel *Nahrungsmittelgruppen/Getreide*). Getreidebreie werden am besten mit Wasser zubereitet und mit etwas hochwertigem Öl (Rapsöl, Olivenöl) verfeinert. Vollkorndinkelgrießbreie können – mit Wasser aufgekocht und mit etwas Sahne abgeschmeckt – ab dem 1. Lebensjahr ein schnelles und sättigendes Abendessen sein. Nahrung möglichst häufig frisch zubereiten und nur im Ausnahmefall auf die Gläschen der Nahrungsmittelindustrie zurückgreifen. Keine Kindernahrung mit Zusätzen von Eisen, Fluor und Jod verwenden, das ist unnötig und hat unerwünschte Nebenwirkungen. Auch sollte man kein püriertes Fleisch untermischen bzw. keine Gläschen mit Fleischzusatz im ersten Lebensjahr kaufen. Fleisch sollten Kinder frühestens dann bekommen, wenn sie es selbst kauen können. In den letzten Jahren tauchte immer wieder die Frage von Eltern auf, ob sie ihren Säuglingen Eisentropfen geben müssten. Meist wurden sie vom Kinderarzt oder anderen Eltern darauf aufmerksam gemacht, dass Kinder im ersten Lebensjahr einen Eisenmangel hätten und dieser mit fleischhaltigen Gläschen oder mit entsprechenden Tropfen ausgeglichen werden müsse.

[27] Über die Wahrnehmung des Geschmacks prüft der menschliche Organismus die Verträglichkeit eines Nahrungsmittels. „Verdächtiges" kann so gleich wieder ausgespuckt werden. Aber das Kind muss auch erst lernen, dass ein mit einem speziellen Geschmack gekennzeichnetes Nahrungsmittel verträglich ist, somit gefahrlos gegessen und erfolgreich verdaut werden kann. Deshalb registrieren Säuglinge und Kleinkinder zum Leidwesen der fütternden Eltern häufig „Verdächtiges".

[28] Der süße Geschmack von gekochten Karotten ist zwar geschmacklich das perfekte „Einsteigergemüse", wird aber leider nicht immer gut vertragen. Sollte das Kind innerhalb eines Tages mit Verdauungsbeschwerden reagieren, dann besser erstmal auf Topinambur oder Kürbis umstellen und die Karotten zu einem späteren Zeitpunkt nochmals probieren.

Der tatsächlich vorhandene niedrige Eisenspiegel bei Säuglingen, der erst nach und nach ansteigt, hat seinen biologischen Sinn und ist **kein** Fehler der Natur, der mit frühen Fleisch- und Eisengaben behoben werden müsste. Es ist ausgesprochen sinnvoll, dass Neugeborene einen hohen Kupferspiegel und einen niedrigen Eisenspiegel haben, dies ermöglicht lange entspannte Schlafphasen und die geordnete Ausreifung des Nervensystems. Kupfer und Eisen haben eine enge Beziehung, wobei Kupfer eine entspannende[29] und Eisen eine anregende, wach machende Wirkung hat. Im Laufe der ersten zwei Lebensjahre sinkt der Kupferspiegel nach und nach ab und der Eisenspiegel steigt nach und nach an – dies geht dann einher mit kürzeren Schlaf- und längeren Wachphasen sowie mit einem allgemeinen „Wachwerden" der Kinder. Diese ausgesprochen sinnvolle Eigenregulation des menschlichen Organismus sollte nicht gestört werden. Kinder noch früher „wach" zu machen – als sie es heute sowieso schon sind – geht zu Lasten der Ausgeglichenheit, Anpassungsfähigkeit, Konzentrationsfähigkeit und der allgemeinen Belastbarkeit.

Ernährung vom 2. Lebensjahr bis Einschulung

Mit dem 2. Geburtstag des Kindes sind meist alle Zähne da, die Verdauungskraft ist gut ausgebildet und so kann das Kind im Prinzip ganz normal am Tisch mitessen. Damit gilt das im bisherigen Verlauf des Ernährungskapitels Gesagte – wann immer möglich biologisch erzeugte Grundnahrungsmittel kaufen und diese selbst zubereiten, zuckerhaltige Lebensmittel und Getränke meiden. Hält man sich an die genannten Ratschläge, können Eltern recht entspannt die wechselnden Vorlieben ihres Nachwuchses tolerieren. Viele Kinder machen in diesem Alter Phasen durch, in denen sie z. B. nur Nudeln, Kartoffeln usw. ohne Soße und ohne gekochtes Gemüse essen. Oft essen sie in dieser Zeit jedoch sehr gerne Rohkostgemüse. Weiß man dies, so wird einfach ein Teil des zu kochenden Gemüses als Rohkostplatte mit auf den Mittagstisch gestellt. Isst das Kind gerne Suppen, sind pürierte Gemüsesuppen eine mögliche Alternative, die mit gerösteten Brotwürfeln noch attraktiver gemacht werden können. Kinder wählen ihrem Bedarf entsprechend instinktiv Nahrungsmittel aus, wobei vorübergehende einseitige Vorlieben unbedenklich sind. Länger dauernde Ernährungsauffälligkeiten sind aber als ernst zu nehmender Ausdruck eines Ungleichgewichts oder auch eines Bedarfs zu sehen.

[29] Kupfer wird in potenzierter Zubereitung als Heilmittel bei Krämpfen, z. B. krampfartigen Schmerzen im Rahmen einer Blasenentzündung oder bei spastischer Bronchitis eingesetzt.

Meist handelt es sich um einen Energiebedarf, der sich in einem starken Verlangen nach Kohlenhydraten oder – etwas seltener – nach Eiweiß zeigt. Kinder greifen dann nach dem im Haushalt verfügbaren – Brot, Süßigkeiten, Joghurt, Wurst usw. Es gilt also einen sinnvollen Essensplan für vollwertige Mahlzeiten und gesunde Snacks zu entwerfen und entsprechende Vorratshaltung zu betreiben.
Ein vollwertiges Frühstück garantiert eine lang anhaltende Energieversorgung und ist der beste Start in den Tag für die ganze Familie. Ein mögliches Beispiel für ein schnell zubereitetes Familienfrühstück ist das warme Müsli. Dabei werden die Müsli-Vollkornflocken-Mischung[30] und die Früchte der Wahl mit etwas heißem Wasser übergossen und quellen gelassen. Ganz nach Wunsch kann nach ein paar Minuten Quell- und Abkühlzeit dann noch etwas Joghurt (möglichst mit natürlichem Fettgehalt, also nicht fettreduziert) oder Sahne untergerührt werden. Nun kann sich jedes Familienmitglied die gewünschte Menge nehmen und bei Bedarf hinterher noch ein Brot oder Knäcke essen. Mandeln, Walnüsse, Sonnenblumenkerne, Leinsamen, Rosinen usw. können ganz nach den eigenen Vorlieben ergänzt werden und werten die Flockenmischung mit weiteren Nähr- und Ballaststoffen auf. Da in diesem Müsli bereits viel schnell verfügbarer Zucker (aus den Getreideflocken und dem Obst) steckt, sollte es zusätzlich nicht weiter gesüßt werden.

Ernährung des Schulkindes

Steht bei Kindern im Kindergartenalter noch das Spielen in Bewegung im Vordergrund, verlangt das Stillsitzen und konzentrierte Arbeiten im Schulalltag nun nach hochwertiger Hirnnahrung. Das Frühstück ist auch hier wieder die wichtigste Mahlzeit des Tages. Komplexe Kohlenhydrate, also Vollkorngetreide, Nüsse, Mandeln, Samen und Obst, wie sie im klassischen Müsli vorhanden sind, versorgen das Gehirn über den ganzen Vormittag mit ausreichend Energie, während die in Weißmehlbrot und -brötchen enthaltene Energie nur sehr kurzfristig zur Verfügung steht.
Die im Handel erhältlichen und häufig gerade für Kinder angepriesenen Frühstücks-Cerealien enthalten neben allerlei synthetischen Vitaminzusätzen meist auch reichlich Zucker (der Zuckergehalt ist auf der Packung angegeben, ebenfalls der Anteil an wichtigen Ballaststoffen). Daraus ergibt sich der nachteilige Effekt aller sehr süßen Lebensmittel, dass sie den Blutzuckerspiegel steil ansteigen und nach kurzer Zeit genauso steil abfallen lassen. Als Folge kommt es zu einem Leistungsabfall, das Kind wird unkonzentriert und müde oder auch zappelig und aggressiv – je nach

[30] Für Allergiker ist glutenfreies Getreide wie Hirse, Buchweizen, Reis, Mais und Amaranth geeignet.

Konstitution. Dieses unangenehme Energietief verlangt dann natürlich nach schnellem Nachschub. Häufig äußert sich dies in einem Heißhunger auf Süßes und Fettes.[31] Jetzt sind gesunde Alternativen gefragt.

Eine günstigere Energieversorgung liefern komplexe Kohlenhydrate, hochwertige Fette oder Eiweiße: beispielsweise ein Vollkornbrot mit Butter, Käse, Ei, Gemüsesticks mit Frischkäse-Dip, Obst oder Nuss-Mischung[32].

Ansonsten gilt für die Ernährung des Schulkindes das bereits mehrfach Erwähnte: Wann immer möglich, industriell bearbeitete Lebensmittel meiden, möglichst viele frisch zubereitete Mahlzeiten und keine Getränke mit Aromen oder Süßungsmittel.

Ernährungsauffälligkeiten/Einseitige Ernährung

In unserer durch Überfluss gekennzeichneten Gesellschaft gibt es erstaunlich viele Kinder, die schlechte Esser sind. In nicht wenigen Familien werden so die Mahlzeiten zum Stressfaktor. Essen sollte möglichst immer in entspannter Atmosphäre, mit Genuss und ohne Druck – auch ohne Zeitdruck – stattfinden. Dies stimuliert den für Verdauung, Entspannung und Regeneration zuständigen parasympathischen Anteil des vegetativen Nervensystems. In einer angespannten gestressten Stimmung ist der Organismus nicht im Ess- und Verdauungsmodus und daraus ergeben sich die verschiedensten Verdauungsprobleme und Appetitstörungen.

Gesunde Ernährung sollte eine Selbstverständlichkeit sein und muss somit in der Familie auch nicht speziell thematisiert werden. Nicht wenigen Kindern wird durch – sicherlich gut gemeintes – Aufdrängen gesunder Kost das Essen gänzlich verleidet bzw. fordert ihren Widerspruchsgeist heraus. Genauso wenig sinnvoll ist es, den Speiseplan komplett nach den Wünschen des Kindes auszurichten oder regelmäßig extra Gerichte zu kochen.[33] Das heißt natürlich nicht, dass man die Abneigung des Kindes gegen bestimmte Nahrungsmittel nicht respektiert und hin und wieder die Lieblingsgerichte seiner Kinder kocht.

[31] Heißhunger auf Süßes ist immer ein „Warnsignal" für unzureichende Versorgung des Organismus mit *biologisch sinnvoller* Nahrung. Werden **regelmäßig** hochwertige Nahrungsmittel gegessen, gibt es keine Süßhungerattacken mehr.

[32] Diese als Studentenfutter bekannte Zwischenmahlzeit ist leider völlig aus der Mode gekommen. Dabei liefert sie, wie der Name schon andeutet, schnelle Energie für den geistig tätigen Menschen.

[33] Hier sind meist Familien mit Einzelkindern gefährdet nicht mehr das richtige Maß zu finden. Leben mehrere Kinder in einem Haushalt, erledigt sich dieses Problem oft von selbst.

Die Ernährung des akut kranken Kindes

Meist wird ein akut krankes Kind keinen großen Appetit haben. Der Organismus spart sich die zur Verdauung benötigte Energie, um sie für die Krankheitsüberwindung einzusetzen. Diese sinnvolle Strategie gilt es zu unterstützen. Das während einer Krankheitsphase verlorene Gewicht holen Kinder problemlos später wieder auf. Die während einer Krankheit angebotene Nahrung sollte leicht verdaulich sein und auf keinen Fall das Lymphsystems unnötig belasten.

Vorschläge für eine leichtverdauliche „Krankenkost":

Kraftbrühe

Kraftbrühen werden wegen ihrer langen Kochzeit am besten in größerer Menge hergestellt. Sie halten sich im Kühlschrank einige Tage und können nach und nach portionsweise verbraucht werden. Man kann sie wahlweise ohne weitere Einlage warm trinken oder nach Wunsch mit Gemüse, Reis oder Nudeln zu einer nahrhaften Mahlzeit ergänzen.

Zutaten:

- 1 kg gemischtes Gemüse
  (Karotte, Sellerie, Fenchel, Pastinake, Petersilienwurzel, Topinambur, Zwiebel, …)
- Olivenöl
- Salz, Pfeffer, 5 Wacholderbeeren, 3 Lorbeerblätter,
  1 TL Senfsamen, ½ Zitrone, 3 Scheibchen Ingwer, 1 EL Thymian

Gemüse putzen und grob zerkleinern
(Blätter, Strünke usw. können mit verwendet werden)

Zubereitung:

- einen großen Topf erhitzen
- Olivenöl zugeben
- Gemüse kurz andünsten
- Gewürze dazu geben
- mit ca. 5 l heißem Wasser aufgießen
- 2–3 Stunden leicht köcheln lassen
- Brühe abseihen

Alternativ können auch Fleischbrühen hergestellt werden. Dafür wird die Gesamtmenge des Gemüses reduziert und ein Suppenhuhn oder etwas Suppenfleisch vom Rind mitgekocht.

Weitere leichtverdauliche Nahrungsmittel sind:

- Obstkompotte
- Reis in allen Variationen
- gedünstetes Gemüse

Das Lymphsystem sollte entlastet werden:

- Milch meiden, Milchprodukte stark einschränken
- Zucker, Süßigkeiten, zuckerhaltige Getränke (Eistee, Limonaden, …) meiden
- Weißmehlprodukte einschränken

Kranke Kinder müssen nicht essen, sollten aber regelmäßig trinken:

- Kräutertee (nach Wunsch oder spezifische Heilkräutertees wie im Teil 2 des Buches bei den jeweiligen Krankheiten empfohlen)
- dünner, lange gezogener Schwarztee mit etwas Honig und Zitrone (bei hohem Fieber und bei Durchfallerkrankungen)
- Ingwertee mit etwas Honig und Zitrone
- stilles Wasser
- stark verdünnte Fruchtsäfte

Die Ernährung des lymphatisch-skrofulösen Kindes

Da es sich bei lymphatischen bzw. skrofulösen Kindern um eine längerfristige Belastungssituation handelt, bei der die Ernährung eine wichtige Rolle spielt, sind hier einige Besonderheiten zu bedenken. Einerseits wird es eine konsequente Vermeidung problematischer Nahrungsmittel brauchen, andererseits muss die Ernährung auch längerfristig durchführbar und zumutbar sein. Bei den meisten Kindern in meiner Praxis beginne ich deshalb mit einer einfachen Entlastung bis zum nächsten Kontrolltermin (4–6 Wochen später) und entscheide dann – je nach Situation und in Absprache mit der Familie – das weitere therapeutische Vorgehen.
Da die Ernährungsanweisungen nur **ein** Pfeiler des Therapiekonzepts sind, gelingt es häufig schon mit wenigen Einschränkungen in der Ernährung befriedigende Ergebnisse zu erzielen.

Einfache Entlastungskur

- Kuhmilch meiden und durch Hafer- oder Mandelmilch ersetzen
- Weizenmehl und Weizenmehlprodukte meiden und durch Dinkelmehl und Dinkelmehlprodukte ersetzen (gilt auch für Nudeln!)
- zuckerhaltige Müslimischungen, Fruchtjoghurts, Kekse, Getränke u. Ä. durch zuckerfreie Produkte ersetzen
- Süßigkeiten stark einschränken
- Erdnüsse und Haselnüsse meiden und durch Mandeln oder Walnüsse ersetzen
- Lebensmittel-Zusatzstoffe, v. a. Glutamat/Geschmacksverstärker usw. meiden

Je nach Situation kann nach einigen Wochen strenger Einhaltung der Entlastungsmaßnahmen eine längere Phase folgen, in der das Ganze so gut wie möglich weitergeführt wird, versuchsweise jedoch etwas lockerer gehandhabt wird.

Die Ernährung bei speziellen Verdauungsproblemen

Blähungen

Blähungen entstehen, wenn Kohlenhydrate – also Zuckerverbindungen – nicht vollständig verdaut werden und in unteren Darmabschnitten zu gären beginnen. Bei Säuglingen und Kleinkindern ist dies – in einem gewissen Maß – ganz normal. Die Darmflora baut sich ja erst nach und nach auf und so fehlen eben noch die bakteriellen Verdauungshelfer. Durch Kaiserschnitt entbundene Babys – mit ihrem verzögerten Floraaufbau – leiden meist mehr und länger unter Gasbildungen. Auch durch hastiges Trinken verschluckte Luft kann Säuglinge plagen. Bei gestillten Babys sollte die Mutter vorsorglich erstmal alle blähenden Nahrungsmittel meiden. Auch kann ein blähungswidriger Kräutertee – von der stillenden Mutter getrunken – hilfreich sein:

4-Winde-Tee (Kümmel, Anis, Fenchel, Koriandersamen)	**2–3 Tassen täglich**

Zur milden Entspannung und Erwärmung kann ein Bauchwickel hilfreich sein (Anwendung siehe Kapitel *Einlauf, Wickel und Co.*) oder eine sanfte Bauchmassage mit einem mild erwärmenden Öl, zum Beispiel:

Bäuchlein-Öl (Weleda)

Ansonsten wird man ein geeignetes Probiotikum geben – zum schnelleren Aufbau der Darmflora – und die Verdauung mit einem geeigneten homöopathischen Komplexmittel stärken:

Arktibiotic Start oder *Omni-Biotic Panda*	Dosierung siehe Firmenempfehlung
Aquilinum comp. (Wala) oder *Gentiana Magen* Globuli (Weleda)	**3 x täglich 3–5 Kügelchen** (altersabhängig)

Bei Kindern ab dem 3. Lebensjahr sollten die wichtigsten auslösenden Faktoren – ernährungsbedingt, darmflorabedingt, stressbedingt, essverhaltenbedingt – abgeklärt werden:

- hoher Zuckerkonsum
- hoher Brot- und Milchprodukte-Konsum
- Ernährung mit Lebensmittel-Zusatzstoffen
- kohlensäurehaltige Getränke
- blähende Nahrungsmittel
- Nahrungsmittel-Unverträglichkeiten (Laktose, Fruktose)
- Kaiserschnitt-entbunden
- Antibiotika-Behandlungen
- Stressbelastungen/seelische Belastungen
- hastiges Essen
- mangelhaftes Kauen und damit eine ungenügende mechanische Zerkleinerung der Nahrung im Mund

Die erste Empfehlung ist immer die Optimierung von Ernährung und Essverhalten. Der zweite Schritt wäre dann wieder die Kombination des Floraaufbaus mit einem Probiotikum und – je nach Alter des Kindes – eines der oben genannten Globuli-Präparate oder ein etwas stärker wirkendes Verdauungsmittel, zum Beispiel:

Metaharonga (Meta-Fackler)	**5–15 Tropfen** (altersabhängig) auf etwas Wasser nach dem Essen

Falls diese Maßnahmen keine deutliche Verbesserung bringen, wären die Abklärung einer Nahrungsmittel-Unverträglichkeit und eine Stuhlanalyse die nächsten sinnvollen Schritte.

Durchfall

Die Behandlung des akuten Durchfalls im Rahmen eines Infektes ist im Teil 2 des Buches unter „Magen-Darm-Infekt“ ausführlich beschrieben.

Wenn Durchfälle länger als vier Wochen andauern oder es über längere Zeit immer wieder zu Durchfällen kommt, dann ist dieses Symptom Ausdruck einer Störung im Gesamtorganismus. In der Traditionellen Europäischen Naturheilkunde (TEN) gehören chronische Durchfälle immer in den Formenkreis der lymphatischen Ersatzausscheidungen. Wie im Kapitel *Lymphatismus – Skrofulose* beschrieben, kommt es bei Kindern – bedingt durch die vielen „modernen“ Belastungsfaktoren – sehr häufig zu Lymphbelastungen und in deren Folge dann zu Ausscheidungsreaktionen über die Haut oder die Schleimhäute.

Durch die große Oberfläche ist die Darmschleimhaut ein ausgesprochen effizientes Ausscheidungsorgan, das dem Gesamtorganismus mit seiner Reinigungs- und Entgiftungsfunktion dient. Da über den Darm auch eine eingeschränkte Leistung von anderen Ausscheidungsorganen ausgeglichen werden kann, handelt es sich bei chronischer Durchfallneigung nicht immer um ein lokales Problem des Darms.

Verläuft das Ganze mit reizenden Ausscheidungen – Durchfälle, die sich explosionsartig entladen, stinken, die Schleimhaut stark reizen (es kann zu Blut im Stuhl und Ansteigen der Entzündungsmarker kommen) –, dann spricht man in der Naturheilkunde von einer Darmskrofulose. Zugrunde liegt immer eine unzureichende Verdauungsleistung, die bei Durchfällen überstürzt abläuft. Nahrungsstoffe, die nicht optimal enzymatisch zerlegt werden können, führen zu übermäßigen Gärungs- und Fäulnisprozessen, wobei belastende Stoffe entstehen, die rasch ausgeschieden werden müssen. Ein solcher dyspeptischer Durchfall ist meistens mit starker Gasbildung verbunden, was zu lautstarken Entleerungen führen kann. Wenn sich der Darm nicht mit einer schnellen Entleerung entlasten kann, bläht sich der Bauch schmerzhaft auf.

Wichtigster Therapieansatz auch hier wieder:

- die Ernährung und Essgewohnheiten verbessern
- die Produktion der Verdauungssäfte mit Bitterstoffen anregen
- die Darmflora aufbauen

Es kann die bei den Blähungen genannte stufenweise Vorgehensweise angewandt werden – sie wird in vielen Fällen ausreichend sein, da die Lymphbelastung dadurch bereits deutlich reduziert wird.

Bei komplizierteren Fällen wird man mit Lymphmitteln ergänzen:

Lymphdiaral Basistropfen (Pascoe)	**Jeweils 10 Tropfen** zu Metaharonga dazumischen
oder *Pekana Nr. 53* (Pekana)	**3 x täglich 5 Kügelchen**

Sollte eine stärkere nervliche Beteiligung mit im Spiel sein, so kann man ergänzen mit:

Sabadilla Komplex (Nestmann)	**Jeweils 10 Tropfen** zu Metaharonga dazumischen

In allen Fällen, die keine befriedigende Verbesserung bringen, sollte eine Stuhldiagnostik bei einem spezialisierten Labor durchgeführt (Adressen im *Anhang*, Infos unter *Darmdiagnostik*) und eine mögliche Nahrungsmittel-Unverträglichkeit abgeklärt werden. Dies gehört dann in die Hände eines naturkundlich arbeitenden Therapeuten.

Verstopfung

Die Behandlungshinweise für Verstopfungsbeschwerden werden im Teil 2 des Buches im Kapitel *Bauchschmerzen* besprochen.

Nahrungsmittel-Unverträglichkeiten

Laktose-Intoleranz

Inzwischen wird bei immer wiederkehrenden unklaren Bauchschmerzen und bei chronischen Durchfällen häufig eine Untersuchung auf Unverträglichkeit von Milchzucker (Laktose) durchgeführt. Wenn dieser Test positiv ausfällt, dann wird eine laktosefreie Ernährung angeraten, für die es viele industriell modifizierte Produkte im Handel gibt. In der naturheilkundlichen Praxis zeigt sich jedoch, dass die alleinige Umstellung auf laktosefreie Milchprodukte im Kindesalter wenig Sinn macht. Da das weit größere Problem das in Milchprodukten enthaltene Eiweiß (Casein) ist[34], bringt eine alleinige Meidung des Milchzuckers meist keine befriedigenden Ergebnisse. Zumindest vorübergehend – bis die Bakterienflora und das Darmmilieu stabilisiert worden sind – muss der Konsum von Milchprodukten gemieden werden. Die Erfahrung zeigt, dass eine Ansaat von Milchsäurebakterien (Laktoba-

[34] Für die Unverträglichkeit von Casein gibt es keine direkte labortechnische Nachweismethode. Sie zeigt sich, wie wissenschaftliche Arbeiten zeigen, jedoch indirekt durch einen Anstieg gewisser Stuhlparameter, die mit einem „Leaky-Gut-Syndrom“ einhergehen (siehe Kapitel *Lymphsystem/Stuhldiagnostik*).

zillen) meist die Enzymbildung von Laktase so weit verbessert, dass die in Milchprodukten enthaltene Laktose wieder verdaut werden kann. Gerade bei Kindern ist die Behandlung der Laktose-Intoleranz überwiegend unkompliziert, wobei die Kuhmilch selbst dauerhaft gemieden bzw. nur in Kleinstmengen konsumiert werden sollte. Die in Joghurt, Quark, Sahne und Butter enthaltene Laktose dagegen sollte dann kein Problem mehr darstellen.

Die Behandlung erfolgt, wie bei den Blähungen beschrieben. Zusätzlich werden die Milch und Milchprodukte für 4 Wochen streng gemieden. Sind nach dieser Zeit die Beschwerden nicht vollständig verschwunden, sollte ein erfahrener Darmtherapeut hinzugezogen werden. Haben sich die Beschwerden vollständig zurückgebildet, dann können nach und nach wieder Milchprodukte in die Ernährung dazu genommen werden. Mengenmäßig achtet man dabei auf die Toleranzschwelle, ab der es gegebenenfalls wieder zu Verdauungsbeschwerden kommt. Siehe auch die empfohlenen probiotischen Darmmittel am Ende des Kapitels.

Fruktose-Intoleranz
In der Praxis zeigt sich immer wieder ein klassischer Krankheitsweg: Zuerst war eine Laktose-Intoleranz da, die Therapie bestand in einer Umstellung auf laktosefreie Produkte. Dann entwickelte sich zusätzlich eine Fruktose-Intoleranz, also eine mangelhafte Verdaungsfähigkeit von Fruchtzucker. Meist lautet auch hier die einzige Empfehlung, fruktosehaltige Nahrungsmittel zu meiden. Spätestens jedoch, wenn man die meisten Grundnahrungsmittel aus der Rubrik Obst und Gemüse nicht mehr essen darf, weil ansonsten Bauchkrämpfe, Durchfälle, Hautausschläge, Kopfschmerzen usw. entstehen, ist es an der Zeit für eine grundsätzlichere Auseinandersetzung mit dem offensichtlich leidenden Verdauungstrakt. Auch hier wieder die Anmerkung, dass es im Kindesalter eher selten zu einer Fruktose-Intoleranz kommt und wenn sie dann doch vorhanden ist, diese gut zu behandeln ist. Bei nur leichten Beschwerden kann eine Selbstbehandlung mit der oben beschriebenen Vorgehensweise erfolgen – siehe dazu auch die empfohlenen probiotischen Darmmittel am Ende des Kapitels.
Ansonsten wird man die hier bereits komplexere Situation am besten in die Hände eines naturheilkundlich erfahrenen Therapeuten geben.

Zöliakie

Bei der Zöliakie handelt es sich um eine Autoimmun-Erkrankung gegen das in einigen Getreidesorten enthaltene Klebereiweiß (Gluten). Ähnlich einer Allergie kommt es dabei zu einer überschießenden Reaktion des darmständigen Immunsystems, wobei es einerseits zur Antikörperbildung gegen Gluten kommt, andererseits jedoch auch zu entzündlichen Schleimhautveränderungen im Zwölffingerdarm. In der Folge werden die Schleimhautzotten – also die Auffältelungen des Darms zur Vergrößerung der Resorptionsfläche – entzündlich und degenerativ verändert. Die so veränderten Zotten büßen ihre Funktionstüchtigkeit ein (Zottenatrophie), was zu einer eingeschränkten Nährstoffaufnahme des Organismus führt. Ca. ⅓ der Bevölkerung trägt die genetische Veranlagung dieser Erkrankung in sich, bei ca. 1 % kommt es zu tatsächlichen Krankheitssymptomen. Nicht selten tritt die Zöliakie zusammen mit anderen Autoimmun-Erkrankungen wie dem Juvenilen Diabetes Typ 1 (Kinder- und Jugenddiabetes) auf. Symptome können mit Verdauungsbeschwerden aller Art direkt auf die ablaufenden Krankheitsprozesse im Darm hinweisen, treten jedoch nicht spezifisch, also nur bei Zöliakie auf. Verdächtig wird es meist erst, wenn Gedeihstörungen (mangelndes Wachstum, keine Gewichtszunahme oder sogar Gewichtsverlust, verzögerte Pubertät) und deutlicher Nährstoffmangel (Eisenmangel mit Müdigkeit und Interesselosigkeit, Calciummangel mit Mineralisationsdefekten an den bleibenden Zähnen) dazu kommen.

Die diagnostische Abklärung erfolgt zuerst über einen Bluttest. Ist dieser positiv, wird in aller Regel eine Gewebsprobe aus dem Zwölffingerdarm zur endgültigen diagnostischen Bestimmung entnommen (Biopsie).

Hat sich die Diagnose Zöliakie bestätigt, muss glutenhaltiges Getreide streng gemieden werden: Weizen, Roggen, Gerste, Dinkel und Grünkern.

Sobald kein Gluten mehr das darmständige Immunsystem zu einer ständigen Antigen-Antikörper-Reaktion reizt, kann sich auch die Darmschleimhaut nach und nach beruhigen und – je nach Krankheitsstadium – regenerieren.

Damit sind nun zwar die unmittelbaren Krankheitssymptome der Zöliakie beseitigt, nicht aber deren auslösende Ursachen. Aus naturheilkundlicher Sicht handelt es sich bei der Zöliakie um eine Erkrankung des skrofulösen Formenkreises. Eine naturheilkundliche Behandlung wird dementsprechend abklären und das individuelle Therapiekonzept erstellen:

- Stuhldiagnostik erstellen lassen zur Abklärung einer möglichen Fehlbesiedelung des Darms, einer Reizbelastung des darmständigen Immunsystems und/oder einer möglichen veränderten Durchlässigkeit des Darms (Leaky-Gut-Syndrom). Siehe dazu auch Kapitel *Lymphsystem/Stuhldiagnostik*.

- Eine mögliche Impfbelastung abklären und gegebenenfalls behandeln bzw. ausleiten.
- Konstitutionstherapie mit einer Stabilisierung des Lymphsystems und der Verdauungsfunktionen, wie im Kapitel *Lymphatismus – Skrofulose* beschrieben.
- Ernährungsberatung, wie für den Formenkreis Skrofulose beschrieben.
- Darmsanierung, abhängig vom Befund der Stuhldiagnostik.

Der Behandlungsfortschritt wird sich meist rasch in Form eines Abklingens der akuten Krankheitssymptome zeigen. Bei der Zöliakie ist jedoch Geduld und vor allem Durchhaltevermögen gefragt. Für eine tiefgehende Regeneration der Darmschleimhaut und eine konstitutionelle Stabilisierung der betroffenen Dreierkombination *Schleimhaut-Flora-Lymphsystem* braucht es Zeit und Vernunft. Es kann hilfreich sein, den Behandlungsfortschritt über weitere Stuhlanalysen in 3–6-monatigem Abstand zu kontrollieren.

Nicht-Zöliakie-Weizensensitivität (NZWS)

Dieses relativ neu definierte Krankheitsbild geht mit einer Überempfindlichkeit gegenüber Weizenbestandteilen einher. In erster Linie sind dies das Klebereiweiß Gluten und die Amylase-Trypsin-Inhibitoren (ATI). Beide Stoffe kommen in unterschiedlicher (meist geringer) Konzentration in vielen Getreidesorten vor und haben bisher – außer bei Zöliakie-Patienten – keine nennenswerten Unverträglichkeiten ausgelöst. Jetzt wurde in modernen Hochleistungsweizensorten, wie bereits erwähnt, sowohl der Gluten-Anteil als auch der Gehalt an ATI deutlich erhöht. Gluten bringt mehr Gewicht und damit höheren Gewinn, ATI verbessert die Schädlingsresistenz. Prinzipiell ist eine verbesserte Schädlingsresistenz ja erstmal nicht schlecht, nur inaktivieren eben die ATI nicht nur die Verdauungsenzyme im Speichel der Schädlinge, sondern auch die Verdauungsenzyme im menschlichen Magen-Darm-Trakt. Wie bereits bei der Kuhmilch erklärt, wurde auch im Fall des Weizens ein künstliches Problem kreiert, bei dem nun ein weiteres Grundnahrungsmittel von vielen Menschen nicht mehr vertragen wird oder sie sogar krank werden lässt.

Gluten und ATI können schwere Entzündungsreaktionen in der Darmschleimhaut auslösen und sind zusammen mit dem Milcheiweiß Casein ursächliche Faktoren für die Entstehung eines Leaky-Gut-Syndroms.

Im Gegensatz zur Zöliakie kann eine bei Kindern und Jugendlichen entstandene NZWS meist gut behandelt werden und ermöglicht dann wieder ein weitgehend normales Essverhalten – nur Weizen und Weizenprodukte sollten dauerhaft gemieden werden. Die Behandlung gehört in naturheilkundliche Hände.

Der Behandlungsplan sollte an das Ergebnis einer Stuhlanalyse angepasst sein und neben den probiotischen Darmtherapeutika unbedingt auch den konstitutionellen Anteil abdecken (die Vorschläge dazu im Kapitel *Lymphatismus – Skrofulose*).

Gut verträgliche Probiotika für Kinder mit Verdauungsbeschwerden:	
Arktibiotic start (Arktis Biopharm)	Für die Kleinsten
Arktibiotik select (Arktis Biopharm)	Ab 3 Jahren
Arktibiotik sensitiv (Arktis Biopharm)	Für Empfindliche und Allergiker

Die Konstitutionstherapie

Die theoretischen Grundlagen zum Verständnis der kindlichen Konstitution sind in den bisherigen Kapiteln nun geschaffen worden. Und auch die verschiedenen Faktoren sind genannt worden, die zu einer Konstitutionsbelastung führen.
In diesem Kapitel sollen deshalb nur noch einige Aspekte für die praktische Anwendung einer Konstitutionstherapie beleuchtet werden.

Konstitutionstherapie – wann braucht es das?

Eine Konstitutionstherapie braucht es, wenn die konstitutionelle Anpassungskraft eines Kindes nachhaltig geschwächt ist. Zur Erinnerung nochmals die Grafik aus dem Kapitel *Grundsätzliches zu Gesundheit und Krankheit*:

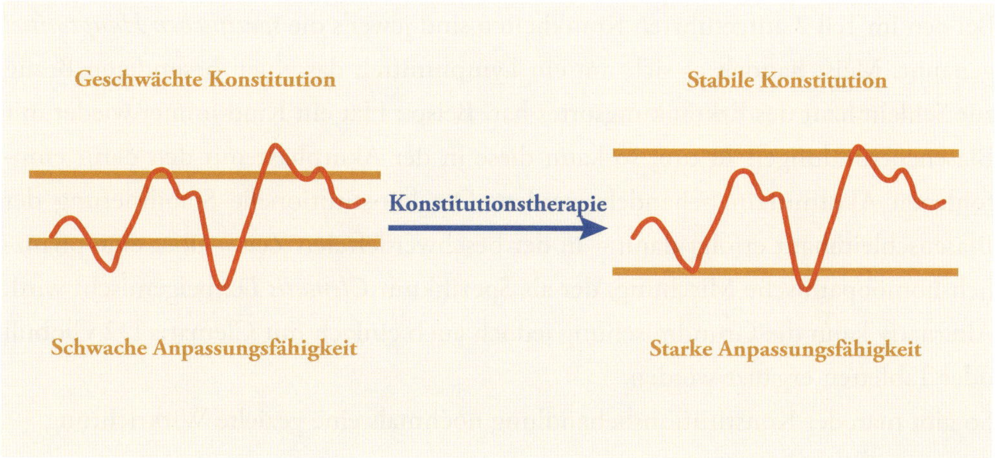

Konkret sind das alle Krankheitsprozesse eines Kindes, die nicht über eine geordnete Akutphase ablaufen und wieder zu einer vollständigen Gesundheit führen.
Im Teil 2 des Buches bei der Besprechung der häufigsten Krankheiten des Kindesalters wird jeweils auf den Bedarf einer Konstitutionstherapie hingewiesen.
Beispiel: Hat ein Kind eine akute Mittelohrentzündung, kann diese mit den empfohlenen Akutmitteln behandelt werden. Klingen die Symptome ab, dann werden die genannten Lymphmittel zur Unterstützung der lymphatischen Aufräumphase noch über einige Tage weitergegeben.

Ist das Kind vollständig gesundet, bedarf es keiner weiteren Mittelgabe. Überwindet das Kind diesen akuten Infekt nicht vollständig oder kommt es wiederholt zu Mittelohrentzündungen, sind begleitend die Mandeln vergrößert und das Hörvermögen eingeschränkt, dann wird die Ausheilung dieses Krankheitskomplexes eine Konstitutionstherapie über einen längeren Zeitraum benötigen.
Ziel einer Konstitutionsbehandlung ist immer die Verbesserung der Anpassungsbreite und damit die Stärkung der individuellen Konstitution.

Die Durchführung einer Konstitutionsbehandlung

Im Kapitel *Lymphatismus – Skrofulose* sind sowohl die allgemeinen Empfehlungen zur Entlastung bzw. Konstitutionsstärkung aufgeführt als auch eine schrittweise Erklärung über die Zusammenstellung einer pflanzlich-homöopathischen Konstitutionsmischung. Dort finden Sie alle relevanten Informationen.
Bei den im Teil 2 aufgeführten Krankheiten sind jeweils die *spezifischen Hauptmittel* genannt. Meist handelt es sich um ein Lymphmittel, das einen besonderen Bezug zur Schleimhaut des Erkrankungsortes hat. Beisp.: Hat ein Kind immer wieder mit Blasenentzündungen zu tun, so kann diese in der Akutphase mit den dafür empfohlenen Akutmitteln behandelt werden. Die konstitutionelle Stabilisierung der Blasenschleimhaut erfolgt dann – in der beschwerdefreien Zeit – über eine pflanzlich-homöopathische Mischung, der als Spezifikum *Clematis D2* beigemischt wird. Alternativ kann die Grundmischung jedoch auch einfach mit Clematis D2 Globuli oder Tabletten ergänzt werden.
So gibt man der Konstitutionsbehandlung nochmals eine gezielte Wirkrichtung.

Behandlungskonzept

Es hat sich bewährt, die Behandlung in zwei bis drei Phasen einzuteilen:

Phase 1

- Konstitutionsmischung
- symptomorientierte Mittel (zur Schleimlösung, zum Kraftaufbau, zur nervlichen Beruhigung, …), z. B. Schüßler-Salze o. a.
- evtl. bereits ein Probiotikum (z. B. Symbioflor 1)
- Ernährung: Vermeidungsplan – streng einhalten

Beim Kontrolltermin nach 4–6 Wochen zeigt sich dann, wie sich die Situation entwickelt hat. Bei unkomplizierten Fällen und guten Fortschritten kann nun direkt in Phase 3 übergegangen werden. In komplizierteren Fällen schließt die Phase 2 an:

Phase 2

- Konstitutionsmischung
- symptomorientierte Mittel
- Floraaufbau/bei Verdacht auf eine tiefere Fehlregulation des darmständigen Immunsystems sollte eine Stuhlanalyse in Auftrag gegeben werden (siehe Kapitel *Lymphsystem/Stuhldiagnostik*)
- Ernährung: Vermeidungsplan – möglichst konsequent weiter einhalten

Es werden jeweils im Abstand von 4–6 Wochen weitere Kontrolltermine vereinbart. Sobald es zu einer befriedigenden Gesamtsituation gekommen ist, schließt sich zur weiteren konstitutionellen Stabilisierung die Phase 3 an:

Phase 3

- Konstitutionsmischung
- evtl. weiter Probiotika
- Ernährung: Vermeidungsplan – langsam lockern und schauen, was passiert

Wie lange dauert das denn?

Allgemein sind Kinder sehr gut zu behandeln und es ist sehr schnell eine Besserung zu sehen. Wie schnell, und ob überhaupt, eine stabile Grundgesundheit erreicht wird, ist abhängig von vielen Faktoren. In erster Linie davon, wie tiefgehend und komplex die Krankheitssituation ist bzw. welchen Weg das Krankheitsgeschehen bereits genommen hat.
Aber: besser spät als nie – es lohnt sich immer!

Aus meiner Erfahrung kann eine erste Einschätzung, wie lange und intensiv behandelt werden muss, bereits nach 4–6 Wochen erfolgen. Hier zeigt sich, wie der kindliche Organismus die ersten Behandlungs- und Entlastungsmaßnahmen angenommen hat. In der Mehrzahl der Fälle ist es bei diesem ersten Kontrolltermin bereits zu einer wahrnehmbaren Verbesserung der gesundheitlichen Situation gekommen.

Hier ein paar Beispiele, was als Erstes zu erwarten ist:

- bestehende Krankheitssymptome verändern sich
- bestehende Krankheitssymptome klingen ab
- das körperliche Allgemeinbefinden bessert sich, z. B. tagsüber fitter, nachts erholsamere Schlafphasen, besserer Appetit, verbesserte Konzentrationsfähigkeit usw.
- das emotionale Befinden bessert sich, z. B. toleranter, gelassener, mehr Lebensfreude, mehr Interesse usw.

Und was, wenn sich nichts tut?

Therapieblockaden – im Sinne von *es tut sich gar nichts* – sind bei Kindern selten. Die torpide Form des Lymphatismus bzw. der Skrofulose (Wärmemangel + Kälte) ist gekennzeichnet durch eine Trägheit in allen Funktionen und kann sich eben auch in einer ausgeprägten Trägheit in der Reaktion auf therapeutische Reize zeigen. Ein weiterer Grund für ausgeprägte Therapieblockaden im Kindesalter sind bestehende Impfbelastungen. Besteht ein Verdacht auf diese, dann sollte eine Abklärung durch einen darin erfahrenen Therapeuten erfolgen. Mehr Informationen dazu im Kapitel *Impfungen*. In beiden Fällen hat sich die zusätzliche Behandlung mit Eigenblut bewährt.

Für Therapeuten

Eine bewährte Möglichkeit, das Immunsystem zu stabilisieren, ist die Durchführung einer Eigenblutbehandlung. Sie wirkt aktivierend auf ein müdes, träges Immunsystem und beruhigend auf ein überaktives (allergisches) Immunsystem. Im Kindesalter wird man dafür die potenzierte, oral einzunehmende Anwendung wählen. Für Jugendliche kann dann auch die gespritzte Form sinnvoll sein.

Potenzierte Eigenbluttherapie

Es wird ein 20 ml Braunglasfläschchen, 40%iges Ethanol und ein Hämostilett benötigt. Für die Herstellung wird mit einem Hämostilett ein Tropfen Blut aus dem Ohrläppchen entnommen und dieser im Glasfläschchen aufgefangen. Dann verdünnt man mit 90 Tropfen Alkohol und potenziert das Ganze durch 100 Schüttelschläge zu einer C1. In einer Apotheke lässt man dann mit einem entsprechenden Rezept aus dieser C1 Potenz die weitere Potenzierung zu 20 ml C6 durchführen.[35] Der Patient nimmt davon morgens vor dem Frühstück 5 Tropfen ein. Für eine Weiterpotenzierung braucht es einen kleinen Rest der C6, damit aus dieser dann die nächste Potenz, also eine C7, hergestellt werden kann. Dieses Prozedere kann nach Bedarf bis zu einem Jahr durchgeführt werden. Besonders günstig ist die Einnahme über das Winterhalbjahr. Es hat sich eine zweiphasige Anwendung bewährt: Über die warme Jahreszeit wird pausiert und im Herbst wird ein potenziertes Eigenblut angesetzt, das bis zum Frühjahr durchgehend eingenommen wird.

Eigenblut-Injektionskur

Eine gespritzte Eigenblutkur wirkt immunmodulierend – sie stärkt die angemessene (physiologische) Funktionsweise des gesamten Abwehrsystems. Da sie in der Kinderpraxis – wenn überhaupt – bei der Behandlung von Allergien eingesetzt wird, sind die Informationen zur Durchführung im dortigen Kapitel aufgeführt.

[35] Eine weitere Wirkverstärkung ergibt sich durch die Zugabe einer Ampulle *Folliculi lymphatici aggregati C6* (Fa. Wala) zu der C6.

Impfungen – ein kritischer Blick

Alle Eltern werden sehr bald nach der Geburt ihres Kindes mit dem Thema Impfungen konfrontiert, denn der Impfplan der STIKO[36] sieht bereits mit 6 Wochen die erste Impfung gegen Rotaviren vor und mit Vollendung des zweiten Lebensmonats die erste 7-fach-Impfung gegen Wundstarrkrampf (Tetanus), Diphtherie, Keuchhusten (Pertussis), Haemophilus influenzae Typ b (Hib), Leberentzündung Typ B (Hepatitis B), Kinderlähmung (Poliomyelitis) und Pneumokokken. Die Impfung gegen Rotaviren wird einmal wiederholt, die 7-fach-Impfungen sollen zweimal wiederholt werden (bis 2020 waren es standardmäßig für alle Säuglinge drei Wiederholungsimpfungen, seither werden nur noch Frühgeborene mit dem Schema 3+1 geimpft). Eingeschoben wird eine einmalige Meningokokken-Impfung und beim letzten Termin der 7-fach-Impfung kommen noch die Impfungen gegen Masern, Mumps, Röteln und Windpocken dazu. Wird dieses Impfprogramm – das in das System der Vorsorgeuntersuchungen (U-Untersuchungen) integriert ist – vollständig durchgeführt, dann wird der kindliche Organismus innerhalb der ersten 15 Monate 28-mal mit abgeschwächten oder abgetöteten Mikroorganismen konfrontiert, auf die das Immunsystem jeweils reagieren muss (Stand: 2022).
Die meisten Menschen in westlichen Ländern machen sich wenig Gedanken darüber, was das für den kindlichen Organismus bedeutet, denn es wird uns von Klein auf vermittelt, Impfungen seien sinnvolle, zuverlässige und harmlose Maßnahmen, mit denen man sich vor gefährlichen Krankheiten sicher schützen kann. Dies ist die offizielle schulmedizinische Auffassung, die mit enormem propagandistischem und finanziellem Aufwand gebetsmühlenartig in allen Massenmedien verbreitet wird. Das erwünschte Ergebnis ist, dass nur wenige Menschen die offiziellen Verlautbarungen zum Thema Impfen hinterfragen und ihre Kinder dementsprechend kritiklos durchimpfen lassen.

Zweifellos wäre es eine faszinierende und unterstützenswerte Sache, wenn mit Impfungen tatsächlich zuverlässig – und ohne Folgeprobleme – Krankheiten verhindert werden könnten. Die Erfahrungen in der Praxis zeigen aber deutlich, dass die Realität völlig anders aussieht: Weder ist die Schutzwirkung gesichert, noch ist ihre Anwendung so problemlos, wie es immer wieder dargestellt wird.
Der Gesetzgeber hat vorgegeben, dass Eltern umfassend über die positiven und negativen Aspekte der vorgesehenen Impfung aufzuklären sind. Diese Aufklärung soll durch den behandelnden Arzt erfolgen.

[36] STIKO = Ständige Impfkommission am Robert-Koch-Institut.

Tatsächlich findet eine seriöse Beratung zu diesem Thema meist jedoch nicht statt, ja man könnte sogar den Eindruck gewinnen, dass die impfenden Ärzte selbst nicht umfassend informiert sind. Bekommen Eltern in diesen Impfaufklärungsgesprächen – auf ihre Fragen nach Inhaltsstoffen und möglichen Nebenwirkungen – keine befriedigende Auskunft, können sie sich den Beipackzettel geben lassen oder laden ihn selbst im Internet herunter. Damit haben sie dann eine erste Informationsgrundlage und können sich auf die Suche nach Antworten auf ihre noch offenen Fragen machen. Harte Fakten über Inhaltsstoffe und gemeldete Nebenwirkungen sollte jeder impfende Arzt und jedes Gesundheitsamt liefern können. Wenn Eltern auf ihre berechtigten Fragen keine Antworten enthalten, ist das auch eine Antwort und sei es nur, dass sie sich wohl selbst um das Zusammentragen von Information kümmern müssen. Im Anhang sind ein paar nützliche Adressen für die Eigenrecherche aufgeführt.

In diesem Buch wird ganz bewusst auf das Zitieren wissenschaftlicher Studien verzichtet. Zum einen gibt es hierzu bereits genügend seriöse Literatur, zum anderen sehe ich mich nicht in der Lage, die Qualität dieser Studien (Studiendesign, Finanzierung, Auftraggeber usw.) richtig beurteilen zu können und möchte sie deshalb auch nicht zitieren. Mein Schwerpunkt liegt darin, die gesundheitlichen Aspekte von Impfungen in Bezug auf den *Gesamtorganismus* darzustellen – diese kommen aus meiner Sicht viel zu kurz.

Wenn Sie, wie vorgeschlagen, den Teil 1 dieses Buches chronologisch bis hierher gelesen haben, dann wissen Sie inzwischen, dass die kindliche Entwicklung ein hochkomplexes Wunderwerk ist, das mit Achtsamkeit und einer gewissen Demut begleitet werden sollte. In diesem Sinne wollen wir uns nun den kaum berücksichtigten Blickwinkeln zum Thema Impfen zuwenden. Nachdem in den bisherigen Kapiteln die wichtigsten Gesetzmäßigkeiten und Prinzipien naturgemäßer Heilkunde bereits ausführlich besprochen wurden, können diese nun kurz gehalten werden.

Was bewirkt eine Impfung?

Zunächst – etwas vereinfacht – die schulmedizinische Erklärung für das Wirkprinzip von Impfungen:
Bei einer Impfung werden tote oder abgeschwächte Krankheitserreger in den Körper injiziert, die eine Immunreaktion auslösen, jedoch nicht zu einer Erkrankung führen sollen. Die für die gewünschte Immunreaktion zuständigen Lymphzellen werden durch den Kontakt mit den injizierten Krankheitserregern zur Produktion von Antikörpern angeregt, die spezifisch zu diesem Mikroorganismus passen – wie

ein Schlüssel in das dazu gehörende Schloss. Diese Antikörper-Information wird in sogenannten Gedächtniszellen für eine gewisse Zeit gespeichert. Gelangen nun zu einem späteren Zeitpunkt einige lebende Keime der betreffenden Sorte in den Körper, können vom Organismus sofort die entsprechenden Antikörper produziert werden, die sich an die Erreger heften. Damit werden die Erreger vernichtet, bevor sie sich vermehren und so die entsprechende Krankheit auslösen können. Eine solche Unempfänglichkeit für eine Infektionskrankheit nennt man Immunität.

Das klingt zunächst plausibel. Allerdings wird dabei außer Acht gelassen, dass sich durch die *Impfmethodik* einige grundsätzliche Konflikte mit biologischen Grundgesetzen ergeben:

Erstes grundsätzliches Problem von Impfungen

Wie im Kapitel *Entzündung* bereits beschrieben wurde, ist es ein elementares Naturgesetz, dass Abwehrprozesse aktiv und mit großer Dynamik (Feuerprinzip) ablaufen müssen, um erfolgreich zu sein.

Diese Abwehrmechanismen werden aber nur in Gang gesetzt, wenn der auslösende Reiz dem Organismus bekannt ist, also bei Reizen, mit denen sich der Mensch in seiner langen Evolution auseinander gesetzt hat. Genau hier liegt ein prinzipielles Problem der Impfungen: Abgetötete oder abgeschwächte Mikroorganismen, wie sie in Impfstoffen vorliegen, gibt es so in der Natur nicht. Und selbst wenn es sie gäbe, könnten sie auf natürlichem Wege nicht in den Organismus gelangen, denn ein toter Erreger ist gemäß der Infektionslehre nicht infektionsfähig. Unser Immunsystem hat deshalb keine entwicklungsgeschichtlichen Erfahrungswerte, wie es auf diesen künstlichen Cocktail reagieren soll. Das führt zu einem Konflikt: Einerseits sind die Erreger zu schwach, um die entsprechende akute Krankheit auszulösen, andererseits ist da doch „irgendetwas", das eine Reaktion notwendig macht. Da unser Immunsystem über kein evolutionär erprobtes Programm verfügt, wie man mit diesen „Mikroben-Zombies" umgeht, laufen die Abwehr- und Immunisierungsprozesse nur teilweise ab. Es werden zwar Antikörper gebildet – was ein Teilaspekt bei der Überwindung einer Infektion ist –, aber die naturgemäße Krankheitsüberwindung mit einer Feuer-Phase und einer anschließenden Aufräumphase, in der die Krankheitsgifte bzw. die krankmachenden Informationen neutralisiert werden[37], fehlen dabei. Das bedeutet, dass der Organismus eines Kindes nach einer Impfung mit unverarbeiteten Krankheitsinformationen der Impfkrankheit belastet ist.

Als Folge daraus ergibt sich ein weiteres Problem:

[37] Siehe Grafik Seite 130 „Impfung als Störfaktor".

Zweites grundsätzliches Problem von Impfungen

Viele Kinder vertragen diese Dauerbelastung relativ gut und entwickeln nach der Impfung keine bleibenden Symptome. Das sollte jedoch nicht als Beleg dafür gesehen werden, dass das Kind die Impfung folgenlos weggesteckt hat. Es zeigt lediglich, dass die konstitutionelle Stabilität des Kindes so gut ist, dass es den Belastungsreiz der Impfung symptomfrei kompensieren kann.

Problematisch wird es bei den Kindern, die konstitutionell zu reduzierten Wärmeprozessen neigen. Wenn diese Kinder zusätzlich mit Störfaktoren konfrontiert werden, die die Dynamik der Abwehrsysteme blockieren – und dazu gehören die Impfungen –, trifft sie das ins empfindlichste Zentrum ihrer Konstitution. Das kann logischerweise dazu führen, dass ihre grundsätzliche Fähigkeit, krankmachende Reize zu kompensieren, mit jeder Impfung schlechter wird (vgl. die Grafiken im Kapitel *Grundsätzliches zu Gesundheit und Krankheit*). In der Praxis zeigt sich dies sehr deutlich daran, wenn Kinder nicht – wie es natürlicherweise sein sollte – zunehmend immunstärker, sondern immer immunschwächer werden.

Die unerwünschten Folgen von Impfungen betreffen vor allem Kleinkinder in den – besonders sensiblen – ersten beiden Lebensjahren. Bei ihnen können sehr rasch Krankheitssymptome des lymphatischen Formenkreises auftreten und dadurch direkt die konstitutionelle Belastungssituation anzeigen. Der konstitutionelle Aspekt ist für das Verständnis der Impfproblematik von zentraler Bedeutung, denn er erklärt, warum Impfungen nicht bei jedem Kind spezifische Krankheitssymptome auslösen, sondern viel häufiger den Umweg der konstitutionellen Destabilisierung nehmen. So gesehen können Impfungen zum indirekten Auslöser aller Krankheiten werden, deren Basis im Lymphatismus liegt. Das ist ein großes Spektrum von Krankheiten, die in der schulmedizinischen Praxis fälschlicherweise als Einzelereignisse interpretiert werden, die nichts miteinander zu tun haben. Würde man die Frage stellen, ob Impfungen Krankheiten des lymphatisch-skrofulösen Formenkreises begünstigen, wäre die Antwort eindeutig. Aufeinanderfolgende Impfungen – und ganz besonders die Kombinationsimpfungen – summieren sich in ihrer Störwirkung auf das Lymphsystem. So kann es durchaus sein, dass ein Kind nach den ersten Impfungen noch keine sichtbaren Nebenwirkungen zeigt, wohl aber nach mehreren Folgeimpfungen. Dabei ist es nicht möglich, ein Zeitfenster zu bestimmen, innerhalb dessen eine Impfschädigung möglich, aber außerhalb dessen ein ursächlicher Zusammenhang zwischen Impfung und gesundheitlicher Schädigung nicht mehr wahrscheinlich ist. Nach schulmedizinischer Auffassung kann ein Impfschaden nur innerhalb von maximal vier Wochen nach einer Impfung auftreten.

Die Erfahrung zeigt aber, dass Impfungen noch Jahre, manchmal sogar Jahrzehnte nach ihrer Verabreichung – als *ein* Faktor unter vielen – für die Entstehung von chronischen Krankheiten mitverantwortlich sein können.[38]

Die folgende Grafik fasst die beschriebenen Sachverhalte nochmals zusammen:

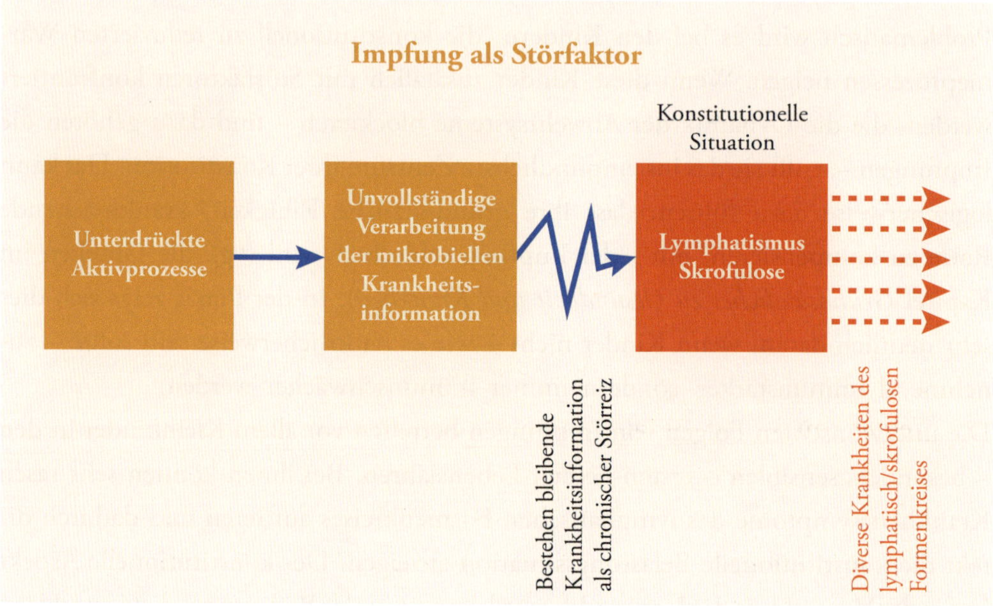

Die hier dargestellte Situation hat zur Folge, dass das Immunsystem nach Möglichkeiten sucht, diesen Zustand zu überwinden. Und an diesem Punkt kommen die Strategiewechsel in Gang, die im Kapitel *Entzündung* beschrieben sind: überschießende bzw. defizitäre Reaktionsmuster. Sie sind die Grundelemente, die hinter den wichtigsten und häufigsten Impfbelastungen stecken:

- Allergien oder Autoimmun-Krankheiten
  (also Krankheiten, bei denen das Immunsystem körpereigenes Gewebe angreift)
- Chronische oder häufig wiederkehrende Krankheiten, Infektanfälligkeit

Eines dieser beiden Reaktionsmuster steckt hinter jeder der Krankheiten, die durch Impfungen ausgelöst bzw. begünstigt werden kann.

[38] Mehr zu den diagnostischen Möglichkeiten weiter unten.

Kombinationsimpfungen

Mit dem Argument, den Kindern mehrere Piekser ersparen zu wollen, werden die meisten Impfstoffe in Kombinationsimpfungen verabreicht. Dabei ist es wissenschaftlich bekannt, dass die Immunantwort auf Antigen-Kombinationen schwächer und unberechenbarer abläuft als bei Einzelimpfstoffen.

Aus der Sicht der systemischen Heilkunde ergibt sich aber noch ein weiteres Problem: Es ist eine alte Beobachtung, dass sich der Organismus eines Menschen im Allgemeinen immer nur mit **einem** Mikroorganismus beschäftigt – auch wenn er mehreren potentiell schädlichen Keimen ausgesetzt ist. Dies kommt dadurch zum Ausdruck, dass infektiöse Krankheiten in der Regel nacheinander und nicht gleichzeitig ablaufen. Erst nachdem die aktive Aufarbeitung eines Störfaktors erfolgt ist, kümmert sich der Körper gegebenenfalls um das nächste Problem. Die Situation, wie sie dem kindlichen Organismus durch eine 7-fach-Impfung aufgezwungen wird, kommt so in der Natur nicht vor. Zu dem oben erwähnten Problem, dass das Immunsystem keine biologisch sinnvolle Strategie kennt, auf abgeschwächte oder tote Keime umfassend bzw. abschließend zu reagieren, kommt bei Kombinationsimpfungen hinzu, dass es mehrere dieser Reize zur gleichen Zeit sind, die als nicht überwundene Reizfaktoren im Organismus verbleiben.

Sie sind als bedeutende Störfaktoren für das kindliche Immunsystem auf seinem Weg zu einer stabilen Grundgesundheit zu sehen.

Zusatzstoffe

Impfstoffe bestehen nicht nur aus dem jeweils spezifischen Erreger in Form von abgeschwächten oder toten Mikroorganismen, sondern darüber hinaus noch aus einem Cocktail an Zusatzstoffen. Teilweise handelt es sich um Verunreinigungen aus dem Herstellungsprozess, großteils sind sie jedoch bewusst als Reizverstärker – ohne die keine Antikörperbildung in gewünschter Menge stattfinden würde – oder Konservierungsstoff zugesetzt. Diese Zusatzstoffe sind alles andere als unbedenklich. Im Herstellungsprozess eingesetzte Zusatzstoffe fallen unter das Betriebsgeheimnis und sind nicht deklarationspflichtig. Nur die nach dem eigentlichen Herstellungsverfahren zugesetzten Stoffe, z. B. zur Stabilisierung des Impfstoffes und längeren Lagerfähigkeit, müssen als Inhaltsstoffe angegeben werden.

Im Folgenden einige Zusatzstoffe und ihre problematische Wirkung:

Tierische Fremdeiweiße

Die meisten Antigene für Impfstoffe werden auf unterschiedlichen tierischen Geweben gezüchtet. Das sind embryonisierte Hühnereier (Eier, in denen ein Hühnerembryo heranwächst), aber auch Zellgewebe verschiedener Organe von Affe bis

Ziege. In einigen Fällen werden auch Krebszell-Kulturen verwendet, sie haben eine schnellere Teilungsrate und bringen so einen höheren Ertrag.
Diese tierischen Substanzen werden in einem aufwendigen Reinigungsvorgang zwar weitgehend entfernt, aber es lässt sich technisch nicht verhindern, dass Spuren von (für Menschen) artfremdem Eiweiß im Endprodukt enthalten sind. Ins Bindegewebe injiziert, stellen sie dort einen allergenen Reiz dar, der zu einer allergischen Reaktion führen kann. Besonders bei Kindern, die durch ihre elterlichen Gene bereits eine allergische Grundveranlagung mitbringen, können Impfungen – über diesen Mechanismus – der Startschuss in eine allergische Diathese sein.

Antibiotika

Fast alle Impfstoffe enthalten ein oder mehrere Antibiotika. Häufig verwendet wird das Neomycin. Die damit zusammenhängenden Probleme wurden bereits mehrfach angesprochen.

Aluminiumhydroxid, Aluminiumphosphat

Aluminiumverbindungen finden sich in den meisten Impfstoffen. Sie verstärken die Immunantwort auf die Impf-Antigene. Manche Autoren berichten, dass nur durch das Vorhandensein von Aluminium in den Impfstoffen überhaupt eine Immunreaktion erfolgt. Aluminium reizt das Immunsystem nicht nur zu der gewünschten Antikörperbildung, sondern auch zu einer unerwünschten Nebenerscheinung: Auch die Bildung von Immunglobulin E (IgE) wird angeregt und damit atopische Allergien, wie z. B. Neurodermitis.

Formaldehyd

Dieses Desinfektionsmittel wird benötigt, um die Impf-Antigene inaktiv zu halten und um die Impfstoffe zu konservieren. Formaldehyd ist aber wegen seiner krebserregenden Wirkung bereits seit Jahrzehnten in allen Bereichen des täglichen Lebens verboten.

Quecksilberverbindungen (Thiomersal, Thimerfonat)

Wie spätestens in der Diskussion um das Zahnfüllmaterial Amalgam allgemein bekannt wurde, ist Quecksilber ein Schwermetall, dass vor allem auf Nervengewebe hochgiftig wirkt. Ist Quecksilber erst einmal im Binde- und Nervengewebe eingelagert, kann es nur noch sehr schwer ausgeschieden werden. Es kann bereits in winzigsten Spuren die kindliche Ausreifung des Nervensystems belasten.
Quecksilberverbindungen werden als Inhaltsstoff von Impfpräparaten nur noch selten im Beipackzettel aufgeführt.

Kurioserweise habe ich es bei vielen Kindern in meiner Praxis als Belastung getestet. Und nach einer Ausleitungstherapie war es nicht mehr zu testen – da würde mich eine Vollstoffanalyse schon mal interessieren.

Zeitpunkt der Impfung

Sowohl Krankheiten als auch Impfungen müssen vom Organismus vollständig überwunden werden. Dafür braucht es eine möglichst stabile gesundheitliche Situation. Ist diese nicht gegeben, steigt die Wahrscheinlichkeit von Komplikationen und chronischen Restbelastungen. Bei Säuglingen kommt noch ein weiterer Aspekt hinzu, der bedacht werden sollte. Dies betrifft die neurotoxischen und immunologisch destabilisierenden Zusatzstoffe in Impfungen, die während der sensiblen Hauptausreifungsphase der ersten beiden Lebensjahre besonderes Störpotential haben. Ein weiterer Aspekt ist auch in der Schulmedizin bekannt: Säuglinge entwickeln zuerst in Ruhe ihr unspezifisches Abwehrsystem, um für die Alltagskeime ihrer unmittelbaren Umgebung gewappnet zu sein. Als Überbrückungshilfe nutzen sie die mütterlichen Antikörper als Schutz gegen schwere Infektionskrankheiten, bevor sie dann nach und nach selbst ihre spezifische Abwehr aktivieren – meist waren dies dann die klassischen Kinderkrankheiten (Röteln, Masern, Mumps usw.). Die frühen Impfungen im Säuglingsalter erzwingen die frühe Antikörperbildung und dies geht – nachweisbar – zu Lasten des unspezifischen Abwehrsystems.

Injektion als Anwendungsform

Alle Kinderimpfungen werden heute als Injektionen verabreicht. Diese Anwendungsform garantiert, dass der Impfstoff zuverlässig in den Körper gelangt. Aus naturheilkundlicher Sicht ist es allerdings problematisch, die Impf-Antigene direkt ins Gewebe zu spritzen. Damit werden die natürlichen Eintrittspforten von Krankheitskeimen (Haut und Schleimhäute) umgangen. Wie wir gesehen haben, sind die inneren und äußeren Oberflächen unseres Organismus die Orte, an denen natürlicherweise der Kontakt mit der Außenwelt stattfindet. Hier sind dementsprechende Schutzbarrieren aufgebaut, damit die entscheidenden Immunfunktionen auch ablaufen können. Je nach Abwehrkraft oder -schwäche entscheidet sich also in Haut und Schleimhäuten, ob der Kontakt mit einem Keim zur Krankheit führt oder nicht. Durch die Injektion gelangt der Impfstoff direkt unter die Haut – unter Umgehung der Abwehrfunktionen der Oberflächenorgane.

Genbasierte Impfungen

Mit den Corona-Impfungen wurde erstmals ein neues Kapitel im Buch der Impfgeschichte aufgeschlagen. Erstmalig wurde in großem Stil eine Technologie eingesetzt, die ein gentechnologisch erzeugtes pharmazeutisches Produkt einsetzt, das Prozesse auslöst, die ins Hoheitsgebiet der körpereigenen DNA gehören. Damit können mRNA- und vektorbasierte Impfstoffe als *Gentherapie* bezeichnet werden. Da es Pläne gibt, nach und nach alle bisherigen klassischen Impfstoffe auf mRNA-Technologie umzustellen, sollte man verstehen, wo deren Wirkansatz liegt und welche gesundheitlichen Bedenken damit verbunden sind.

Da auch die genetischen Impfstoffe direkt ins Gewebe injiziert werden, gilt grundsätzlich das im vorigen Abschnitt (Injektion als Anwendungsform) bereits ausgeführte mit der Ergänzung, dass diese neuartigen Impfungen noch tiefer in den Körperstrukturen ansetzen und noch mehr vorgeschaltete Teile der Immunkaskade umgangen werden. Bei der Entwicklung dieser gentechnologischen Impfstoffe hat man sich die Überlebensstrategie von Viren zum Vorbild genommen. Für daran interessierte Leser hier ein kurzer Überblick zu dieser Virenstrategie und der Herstellung und Wirkung der genetischen Impfstoffe. Ansonsten geht es weiter bei der systemischen Betrachtungsweise.

Überlebensstrategie von Viren

Da Viren keinen eigenen Stoffwechsel und keine eigenständige Vermehrungsfähigkeit besitzen, sind sie auf einen Wirtsorganismus – beispielsweise eine menschliche Zelle – angewiesen. Was sie haben, ist ein eigener genetischer Bauplan, der je nach Virus in der Form von DNA (Doppelhelix) oder RNA (Einfachhelix) vorliegt und ihre Erbinformation enthält. Ist es einem Virus gelungen in eine lebende Körperzelle einzudringen, wird nun der zelleigene Botendienst *MessengerRNA (mRNA)* zur Einschleusung der eigenen Erbinformation in **die** Produktionsfabrik (für lebenswichtige Proteinverbindungen) genutzt. Sobald der *Produktionsauftrag* platziert ist, beginnt die Produktion der gewünschten viralen Proteinverbindungen, also genetisch baugleicher Viren. Dies kann man als *feindliche Übernahme* bezeichnen, da in diesen für den Organismus lebenswichtigen Produktionsstätten normalerweise nur Aufträge aus den Genen des eigenen Zellkerns angenommen werden. Wird nun dieser virale Zellbefall vom Organismus erkannt, löst dies eine Fülle von Immunreaktionen aus (Aktivierung von Fresszellen, natürlichen Killerzellen und neutrophilen Lymphozyten; Bildung spezifischer Antikörper, Bildung von T-Gedächtniszellen) – mit dem Ziel den Viren die Vermehrungsmöglichkeit zu nehmen, sie gezielt unschädlich zu machen und sie zukünftig schnell zu erkennen.

Herstellung und Wirkung der mRNA-Impfstoffe[39]

Impfstoffe auf Basis der mRNA-Technologie beruhen auf *genetischer Modifikation* und *Nanotechnologie*. In einem gentechnologischen Laborprozess wird mRNA von genetisch modifizierten DNA-Molekülen – sogenannten Plasmiden – mit Hilfe von Enzymen „geerntet". Die mRNA muss aufwändig gekühlt und stabilisiert werden. Dies erfolgt auch durch die Ummantelung mit Nanolipiden. Ist der mRNA-Impfstoff injiziert und mit Hilfe der Nanolipide in die Zelle eingeschleust, beginnt die Produktion der gewünschten Antigene (**Anti**körper**Gen**erator)[40], die wiederum, wie der Name schon sagt, dann die Antikörperbildung anregen.

Auf die lange Liste der bisher ungeklärten Fragen zu dieser neuen Technologie soll und kann an dieser Stelle nicht eingegangen werden.

Herstellung und Wirkung vektorbasierter Impfstoffe[41]

Virale Vektorimpfstoffe sind eine erweiterte Form von DNA-Impfstoffen. Dabei wird Trägerviren, sogenannten Vektoren, die Information zur Bildung des gewünschten viralen Proteins eingesetzt. Am Beispiel des vektorbasierten Corona-Impfstoffs von AstraZeneca: die genetische Information zur Produktion von Spike-Proteinen wird in Form von DNA eingebracht. Aus dieser in die Zelle aufgenommenen DNA stellt der menschliche Organismus selbst mRNA für die Auslösung der entsprechenden Proteinsynthese her. Der Vorteil bei dieser Technik ist, dass auf eine Ummantelung mit den problematischen Nanolipiden verzichtet werden kann. Ein Nachteil besteht darin, dass es bisher unklar ist, wie sich die eingebrachte DNA zum Genom des Menschen verhält.

Systemische Betrachtungsweise

Mit Hilfe einer Analogie möchte ich Ihnen gerne die systemische – und völlig unwissenschaftliche – Wirkung von genetischen Impfstoffen darstellen:

Ein Feind taucht im Regierungssitz eines Staates auf und keiner weiß, wo er herkommt…, weder der Grenzschutz (schleimhautständiges Immunsystem) noch Polizei und Staatsschutz (in Blut und Lymphe zirkulierende Immunzellen) haben einen Feindkontakt gemeldet. Der Feind im Regierungssitz übernimmt völlig unbemerkt den Hauptrechner und manipuliert staatsschützende Funktionen für seine Zwecke. Verständlicherweise hat dies eine tiefe Irritation des Staates bezüglich seiner Abwehrstrategien zur Folge.

39 Corona-Impfstoffe (Wirkungsweisen, Schutz und Nebenwirkungen der Hoffnungsträger) Clemens G. Arvay erschienen im Quadriga Verlag.

40 Bei den mRNA Corona-Impfstoffen waren dies die auf der Virenoberfläche sitzende Stacheleiweiße/Spikeproteine.

41 Corona-Impfstoffe (Wirkungsweisen, Schutz und Nebenwirkungen der Hoffnungsträger) Clemens G. Arvay erschienen im Quadriga Verlag.

Nun gibt es verschiedene Möglichkeiten auf diesen Versuch der feindlichen Übernahme zu reagieren:

- Die Entscheidungsträger verarbeiten die Information mit *kühlem Kopf* und reagieren angemessen und sinnvoll.
- Die Information führt bei den Entscheidungsträgern zu einer resignierten Reaktion.
- Die Information führt bei den Entscheidungsträgern zu einer aggressiven Reaktion.
- Die Information führt zu völlig kopflosen Reaktionen, die mal zu defensiv und dann wieder zu offensiv ausfallen.

Gehen wir zurück auf die Körperebene und betrachten diese allgemeingültigen Reaktionsmuster im System der traditionellen Heilsysteme, dann sieht dies folgendermaßen aus:

Der menschliche Organismus reagiert auf diesen feindlichen Angriff entsprechend seiner konstitutionellen Möglichkeiten entweder stabil, dann kann diese Irritation kompensiert werden, die Immunfunktionen reagieren angemessen und sinnvoll und demgemäß langfristig erfolgreich – oder labil, dann kommt es zu einer konstitutionsabhängigen immunologischen Reaktion mit entsprechenden Krankheitssymptomen:

- Der Organismus reagiert defensiv mit Frustration und Resignation – Infektanfälligkeit, Aufflackern alter viraler Infekte (Epstein-Barr-Virus, Herpesviren [Herpes zoster/Gürtelrose, Herpes simplex], …), unkontrollierte Ausbreitung von Krebszellen, **a**llgemeine **I**mmun-**D**efizit-**S**yndrome …

- Der Organismus reagiert offensiv mit Panik und Mobilmachung – immunologisch überschießende Reaktionen (Allergie, Autoimmun-Reaktionen, überschießende akute Entzündungsreaktionen [Zytokinsturm]), anhaltende Entzündungsreaktionen, …

Impf-Immunität

In der Schulmedizin wird das Vorhandensein von Antikörpern nach einer Impfung als Beweis dafür gesehen, dass Immunität besteht. Dabei kann jeder Immunologe bestätigen, dass diese Schlussfolgerung so nicht ganz korrekt ist. Immunität ist das Ergebnis einer Vielzahl vom Immunprozessen, die Hand in Hand arbeiten müssen – wobei das Wissen um die immunologischen Details immer noch recht mager ist. Es gibt daher bisher keine anerkannten Labor-Parameter zur Feststellung, ob eine Immunität gegen eine bestimmte Krankheit besteht oder nicht.

Das Vorhandensein von Antikörpern zeigt jedenfalls lediglich, dass das Immunsystem mit dem dazugehörigen Mikroorganismus Kontakt hatte und sich mit ihm aktiv auseinandergesetzt hat. Aber es sagt nichts darüber aus, ob der betroffene Mensch gegen die Krankheit immun ist.

Impfungen gegen spezifische Krankheiten

In der Medizin wird in der Regel wie selbstverständlich davon ausgegangen, dass Krankheit immer etwas Negatives ist, das möglichst vermieden werden sollte. Diese Haltung ist die Triebfeder aller Impfprogramme, und ihr „Verkaufsargument" ist die Angst. Aber wie der Volksmund sagt: Angst ist ein schlechter Ratgeber. Selbstverständlich möchten Eltern ihre Kinder vor schweren Krankheiten schützen und sie gesund und munter aufwachsen sehen. Dafür bedarf es aber in erster Linie einer stabil entwickelten Grundgesundheit. Und für diese ist die aktive Auseinandersetzung mit Krankheitskeimen von entscheidender Bedeutung.

Für Laien ist es ausgesprochen schwierig eine Nutzen-Risiko-Abwägung vorzunehmen, um zu entscheiden, bei welcher Impfung der Nutzen des Krankheitsschutzes deutlich ist und bei welcher Impfung das Risiko einer Impfbelastung nicht lohnt, da das Erkrankungsrisiko gering ist oder die Krankheit im Erkrankungsfall problemlos überwunden wird. Insgesamt betrachtet, werden alle impfbaren Krankheiten über einen Kamm geschoren, dabei entsteht der – scheinbar durchaus gewollte – Eindruck, dass diese Krankheiten alle das gleiche Schädigungspotential besitzen. Das entspricht aber einfach nicht den Tatsachen.

Die vom Gesetzgeber für die Beratung vorgesehenen Kinderärzte scheinen an einer differenzierten Impfberatung und dem Erstellen eines individuellen Impfplans kein Interesse zu haben und so bleibt es den Eltern überlassen, sich vertrauenswürdige Informationen für diese wichtige Entscheidung selbst zu besorgen.

An dieser Stelle muss allerdings auch erwähnt werden, dass gegen viele Krankheiten keine Einzelimpfstoffe mehr im Handel sind und dadurch der Individualisierung des Impfplans Grenzen gesetzt sind.

Im Folgenden werden Anmerkungen zu einzelnen Krankheiten gemacht, die für die Impfentscheidung wichtig sein können. *Kursiv* gedruckte Textpassagen sind wörtlich wiedergegebene Informationen, die auf der STIKO@rki App nachzulesen sind (Stand: 4/2023). Differenzierte Informationen zu den von der Ständigen Impfkommission empfohlenen Säuglingsimpfungen erhalten Sie auch über die Seite der *Ärztinnen und Ärzte für individuelle Impfentscheidung (ÄFI e.V.).*

Kinderlähmung (Poliomyelitis)

Erreger der spinalen Kinderlähmung sind Poliomyelitisviren der Typen 1, 2 oder 3. Nicht nur diese sogenannten Wildpolioviren, sondern auch die in manchen Ländern zirkulierenden Impfstoff-abgeleiteten Polioviren können Symptome verursachen. Die meisten Infektionen mit Poliomyelitisviren verlaufen asymptomatisch. Nach durchgemachter Infektion ist nicht von einem lebenslangen Schutz auszugehen, da keine Kreuzprotektion besteht; dies gilt sowohl für die Wildpolioviren als auch für die Impfstoff-abgeleiteten Polioviren. Die letzte in Deutschland erworbene Poliomyelitis durch ein Wildvirus wurde 1990 erfasst. Die letzten beiden importierten Fälle (aus Ägypten und Indien) wurden 1992 registriert (Stand: 2020).
Seit Jahren Gefahr von Polioausbrüchen – weltweit – selten durch Wildvirus (Pakistan, Afghanistan), ansonsten durch den Impfvirus (cVDPV – circulating vaccine-derived polioviruses). Deshalb Umstellung von oralem Poliovakzin (OPV) auf inaktivierten Polio-Impfstoff, der injiziert wird.
Deutschland gilt als poliofreies Land.

Sollten Sie eine Fernreise planen, dann vorher über die aktuelle Lage informieren. Vor allem in Ländern, die noch den oralen Impfstoff[42] (OPV/„Schluckimpfung“) einsetzen und gleichzeitig eine niedrige Impfquote haben, besteht das tatsächliche Risiko sich mit dem Poliomyelitis-Virus zu infizieren. In diesem Fall sollte daher eine Impfung gegen Kinderlähmung in Erwägung gezogen werden.

Diphtherie

Die Diphtherie-Impfung richtet sich gegen das Diphtherie-Toxin und nicht gegen den Diphtherie-Erreger selbst. Die Impfung erzeugt daher auch keine spezifischen Antikörper, sondern sogenannte Antitoxine. *Die antitoxische Immunität verhindert weitgehend Erkrankungen, nicht aber eine Infektion, so dass auch unter Geimpften Keimträger vorkommen können.*
Die Diphtherie-Erkrankung erzeugt keine sichere und langanhaltende Immunität. Über die Schutzwirkung der Diphtherie-Toxin-Impfung und deren Dauer gibt es keine sicheren Daten. Bei einem nachgewiesenen Kontakt mit einer an Diphtherie erkrankten Person, *sollten diese (Personen) unabhängig von ihrem Impfstatus eine postexpositionelle antibiotische Prophylaxe erhalten.*
Die Zahl der in Deutschland gemeldeten Diphtherie-Erkrankungen ist seit Jahrzehnten sehr niedrig. Und dies obwohl nach offiziellen Schätzungen über 60 % der Erwachsenen in der BRD nicht über einen Impfschutz verfügen, weil Auffrischungs-

[42] Die Polio-Impfviren werden über den Stuhl ausgeschieden und können über eine Schmierinfektion weitergegeben werden.

impfungen nur selten vorgenommen wurden. Das kann als Beleg dafür gewertet werden, dass dem Impfschutz nicht die Bedeutung beim Rückgang der Krankheit zukommt, wie immer wieder betont wird.

Häufig ist die Krankheit noch auf dem Gebiet der Russischen Föderation (GUS-Staaten) sowie in Brasilien, Nigeria, Indien, Pakistan, Indonesien und den Philippinen – *die letzten ausgedehnten regionalen Epidemien in der WHO-EURO-Region traten in den 1990er Jahren in den GUS-Staaten und im Baltikum auf.* Bei Reisen in diese Länder besteht daher ein tatsächliches Risiko, sich mit dem Diphtherie-Erreger (Corynebacterium diphtheriae) zu infizieren. In diesem Fall sollte daher eine Impfung gegen Diphtherie in Erwägung gezogen werden.

Wundstarrkrampf (Tetanus)

In der BRD gibt es keine Meldepflicht für Tetanuserkrankungen. Daher sind auch keine Zahlen über die tatsächlichen Erkrankungszahlen zu bekommen. Diese Tatsache legt den Schluss nahe, dass die Zahl der an Wundstarrkrampf erkrankenden Personen so gering ist, dass sie gesundheitspolitisch ohne Bedeutung ist.

Tetanus kann nicht von einem Erkrankten auf einen anderen Menschen übertragen werden, denn der Keim, der für die Entstehung des Wundstarrkrampfs verantwortlich gemacht wird (Clostridium tetani), kommt im Erdboden und im Darm von Pferden (aber auch in geringer Zahl im Menschendarm) vor und gelangt nur über Wunden in den menschlichen Körper. Die Besonderheit dabei ist, dass die Mikrobe sich nur dort vermehren kann, wo *kein* Sauerstoff vorhanden ist (ein sogenannter Anaerobier). Das bedeutet, dass er auch nur dann eine Gefahr darstellt, wenn eine tiefe Wunde nach außen verschlossen ist und so den Tetanuskeim vom Sauerstoff der Luft abschließt. In dieser Situation produziert der Keim ein sehr starkes Nervengift, das zu einer krampfhaften (spastischen) Lähmung von immer mehr Muskeln führt, was extrem schmerzhaft ist. Wenn die Lähmung die Atemmuskulatur erreicht, tritt der Erstickungstod ein.

Das Vorkommen von Tetanus bei Neugeborenen spielt in Deutschland keine Rolle mehr. Wie in anderen Industrienationen auch, führten verbesserte Hygienebedingungen bei der Geburt – wie die aseptische Nabelschnurdurchtrennung – zum Rückgang der Erkrankung. In Deutschland gibt es seit Jahrzehnten keinen Fall von Neugeborenen-Tetanus mehr.

Tetanus trat in der Geschichte auch während Kriegen vermehrt auf, also in Situationen, in denen zusätzlich zu den Kriegsverletzungen Überanstrengung, Todesangst, Hunger und mangelhafte hygienische Bedingungen hinzu kamen. In Friedenszeiten ist Tetanus ein sehr seltenes Ereignis. Da sich der Tetanuskeim nur unter Sauerstoffabschluss vermehren kann, stellen oberflächliche Wunden (z. B. Schürfwunden),

aber auch stark blutende Wunden kein Tetanusrisiko dar.
In Bezug auf die Vorbeugung von Tetanus ist noch etwas anderes zu beachten: Es gibt eine aktive Impfung (durch deren Reiz der Körper die Antikörper selbst produziert) und es gibt eine passive Impfung (bei der sofort wirkende Antikörper/Immunglobuline zugeführt werden). Wenn also ein Ereignis mit Gefahr einer Tetanusinfektion eintritt, besteht die Möglichkeit, durch Injektion des Passivimpfstoffs einen Sofortschutz zu erreichen. Und praktisch wird es ja auch so gehandhabt, dass bei der Wundversorgung von Fällen, in denen der Impfstatus unbekannt ist, routinemäßig eine aktive und passive Tetanusimpfung durchgeführt wird – soweit dem zugestimmt wird.
Aber für die Impfentscheidung ist auch folgende Information interessant: Eine durchgemachte Tetanuserkrankung erzeugt *keine* Immunität. Aber die Impfung soll das können …

Hepatitis B

Das Hepatitis-Virus B (HBV), das eine infektiöse Form der Leberentzündung (Gelbsucht) prägt, kann ausschließlich über den Kontakt mit Blut bzw. Sperma oder Scheidensekret eines damit Infizierten auf einen anderen Menschen übertragen werden. Und auch das nur, wenn eine Wunde als Eintrittspforte vorhanden ist.
Es bleibt dem gesunden Menschenverstand überlassen, einzuschätzen, wie groß das Risiko eines Säuglings und Kleinkindes ist, sich damit zu infizieren. Auch die STIKO (FAQ – Hepatitis B) kommt zu dem Schluss: *Das Infektionsrisiko bei Säuglingen und Kleinkindern außerhalb von Risikogruppen ist äußerst gering.*
Eine Impfung gegen Hepatitis B kann bei Personen sinnvoll sein, die aufgrund ihrer Tätigkeit Kontakt mit HBV-Infizierten haben: Medizinisches Personal, Rettungssanitäter, Sozialbetreuer, die mit Drogensüchtigen arbeiten usw.

Haemophilus influenzae Typ b (Hib)

Dieser Keim kann bei abwehrgeschwächten Säuglingen und Kleinkindern Hirnhautentzündung hervorrufen. Konstitutionell stabile Kinder sind dem Bakterium gegenüber relativ abwehrstark und entwickeln nur selten Krankheiten, die durch diesen Mikroorganismus geprägt werden. Dass es für Kinder über 5 Jahre keine allgemeine Impfempfehlung gegen Hib gibt, hängt mit der in diesem Alter normalerweise vorhandenen stabilen Abwehrfunktion zusammen.

Pneumokokken

Diese Bakterien können Lungenentzündung und Hirnhautentzündung hervorbringen. Für die Impfung gilt das Gleiche wie bei Hib: *Gefährdet sind Kleinkinder bis 2 Jahre und ältere immunreduzierte Menschen. Eine schwere Pneumokokken-Infektion nach dem 2. Lebensjahr ist äußerst selten im Kindesalter.*

Masern

Die Weltgesundheitsorganisation (WHO) hat sich das Ziel gesteckt Masern weltweit auszurotten. Das Ziel soll mit einer hohen Durchimpfungsrate von mindestens 95 % erreicht werden. Deutschland hat sich diesem Ziel ebenfalls verpflichtet und zu diesem Zweck am 1.3.2020 das Masernschutzgesetz erlassen. Weiter werden jährlich Berichte über den Stand der Dinge verfasst und veröffentlicht.[43] Beispielhaft hier Informationen aus zwei Kalenderjahren:[44]

2019	2021
514 Masernfälle gemeldet, das Alter der Erkrankten war 0–83 Jahre	10 Masernfälle gemeldet, das Alter der Erkrankten war 1–49 Jahre
12 % der Erkrankten waren Kinder unter 2 Jahren	5 Fälle waren 19 Jahre und älter, 5 Fälle waren 1–6 Jahre alt
1 Todesfall: Eine 33-jährige Frau verstarb an einer akuten Masernerkrankung 8 Tage nach einer Masernimpfung	Kein Todesfall
Impfstatus bekannt bei 462 Fällen (90 %)	Impfstatus bekannt bei 100 %
78 % waren ungeimpft	3 Fälle waren ungeimpft
21 % waren mindestens einmal geimpft	2 Fälle hatten eine Impfung, 5 Fälle hatten zwei Impfungen

Daraus ergibt sich die Frage, ob das angestrebte Ziel mit der gewählten Methode der Impfung überhaupt realistisch zu erreichen ist – und zu welchem Preis?

[43] RKI Berichte der Nationalen Verifizierungskommission – Annual Status Update on Measles and Rubella Elimination.

[44] Quelle: RKI Berichte der Nationalen Verifizierungskommission – Annual Status Update on Measles and Rubella Elimination.

Masern-Impfstoff

Seit 2008 steht in der EU kein Einzelimpfstoff gegen Masern mehr zur Verfügung. Eine Zulassung haben in der EU nur noch die Kombinationsimpfstoffe MMR (Masern-Mumps-Röteln) und MMRV (Masern-Mumps-Röteln-Windpocken) von verschiedenen Herstellern. *Alle diese Impfstoffe sind sogenannte Lebendimpfstoffe, sie enthalten abgeschwächte vermehrungsfähige Masernviren, die eine lang anhaltende Immunität erzeugen – es wird von einer lebenslangen Immunität ausgegangen. Bereits die erste Impfung erzeugt bei 92–96 % eine ausreichende Immunität, die zweite Impfdosis führt zu einer Immunität bei 98–99 %.*

Es kommt immer wieder zu Durchbruchserkrankungen bei geimpften Personen. Bei 5 % der Geimpften treten 7–10 Tage nach Impfung sogenannte Impfmasern auf, die mit Fieber und selten mit Exanthem (Ausschlag) einhergehen. Offiziell geht man davon aus, dass Impfmasern nicht ansteckend sind.

Im Teil 2 des Buches werden die Masern im Kapitel *Übertragbare Kinderkrankheiten* ausführlich besprochen.

Mumps

Als Mumps noch eine endemische Kinderkrankheit war, wurden nur Jungs im frühen Jugendlichenalter gegen Mumps geimpft, die bis dahin keine natürliche Immunität aufgebaut hatten. Das waren maximal 10 % eines Jahrgangs. Gut 90 % hatten im Kindesalter eine Mumpserkrankung (mit einem geringen Komplikationsrisiko) durchgemacht, diese erzeugte einen lebenslangen Schutz vor einer Mumpserkrankung im Erwachsenenalter (mit einem erhöhten Komplikationsrisiko).

Von dieser Schutzwirkung für Jugendliche und junge Erwachsene (im fortpflanzungsfähigen Alter) ist die Mumpsimpfung weit entfernt. In der deutschen Fachzeitschrift „Kinder- und Jugendarzt“ heißt es lapidar:

„Die durch die Mumps-Erkrankung induzierte Immunität wird als dauerhaft und lebenslang angesehen. Dies kann für die zweifach als MMR-Impfung durchgeführte Immunisierung gegen Mumps nicht angenommen werden. […] Mehrfache Ausbrüche in unterschiedlichen Ländern lassen Zweifel am ausreichenden Impfschutz aufkommen“ (Hower & Feucht, 2011).

Bei verschiedenen größeren Ausbrüchen in den USA waren gut zwei Drittel der Erkrankten zweifach geimpft und diese hatten nicht immer – wie meist behauptet wird – einen milden Verlauf.

Man kann also zusammenfassend sagen, dass bei der Kinderkrankheit Mumps die Impfstrategie zwar zu einer Abnahme der Mumpserkrankungen geführt hat, der bisherige Schutz für neun von zehn Erwachsenen aber nicht mehr erreicht wird.

Zum Impfstoff

Mumps ist als Bestandteil der Kombinationsimpfstoffe MMR oder MMRV ein *sogenannter Lebendimpfstoff, enthält also abgeschwächte vermehrungsfähige Mumpsviren. Die erste Impfung erzeugt bei 64–66 % eine ausreichende Immunität, die zweite Impfdosis führt zu einer Immunität bei 83–88 %.* Für den in Deutschland verwendeten Mumps-Impfstamm „Jeryl Lynn" errechnet eine Metaanalyse der renommierten *Cochrane-Collaboration* eine Wirksamkeit von 70–80 % für zumindest eine Impfung (Demicheli 2012), auch nach zwei Impfdosen liegt die Wirksamkeit wohl nicht über 80 % (Marin et al., 2008).

Besteht zwischen den antigenen Strukturen des Impfstammvirus und denen des zirkulierenden Wildvirus eine große Differenz („Mismatch"), kann dies ein Grund für mangelhaften Impfschutz sein.

Im Teil 2 des Buches wird im Kapitel *Übertragbare Kinderkrankheiten* die Krankheit Mumps ausführlich besprochen.

Röteln

Als Röteln noch eine endemische Kinderkrankheit waren, wurden nur Mädchen im frühen Jugendlichenalter gegen Röteln geimpft, die bis dahin keine natürliche Immunität aufgebaut hatten. Die Impfung diente dem Schutz gegen eine Rötelnerkrankung in der Frühschwangerschaft mit der möglichen Gefahr einer Schädigung des Fötus (Rötelnembryopathie). Heute werden Mädchen und Jungen bekanntermaßen bereits vor dem Eintritt in eine Betreuungseinrichtung (Kita, Kindergarten, Tagesmutter, …) gegen Masern-Mumps-Röteln(-Windpocken) geimpft.

Zum Impfstoff

Röteln sind als Bestandteil der Kombinationsimpfstoffe MMR oder MMRV ein *sogenannter Lebendimpfstoff, enthält also abgeschwächte vermehrungsfähige Rötelnviren. Die erste Impfung erzeugt bei 95 % eine ausreichende Immunität, die zweite Impfdosis führt zu einer Immunität bei 99 %.*

Die Dauer der Impfschutzes ist nicht eindeutig. Es scheint so, dass dieser bereits innerhalb weniger Jahre deutlich abnimmt. Vor einer geplanten Schwangerschaft sollte der Röteln-Titer bestimmt werden.

Im Teil 2 des Buches werden die Röteln im Kapitel *Übertragbare Kinderkrankheiten* ausführlich besprochen.

Windpocken

Die Windpocken nehmen als Kinderkrankheit einen meist harmlosen Verlauf. Die Windpocken-Impfung richtet sich in erster Linie gegen die mögliche Zweiterkrankung in Form einer Gürtelrose, die bei abwehrgeschwächten, meist älteren Menschen auftreten kann. Die bisher mit der Windpocken-Impfung (Varizellen-Impfung) gesammelten Erfahrungen zeigen, dass auch gegen Varizellen geimpfte Personen an Gürtelrose (Herpes zoster) erkranken können. Wie das Wildvirus kann auch das Impfvirus in den Nervenzellen verbleiben und Jahre später reaktivieren, um als Gürtelrose wieder in Erscheinung zu treten – allerdings ist die Reaktivierungswahrscheinlichkeit beim Impfvirus deutlich niedriger. Den deutlichsten Schutzeffekt vor einer Virusaktivierung hat man bei Erwachsenen gefunden, die Kontakt mit an Windpocken erkrankten Kindern hatten. Sie hatten ein deutlich geringeres Risiko an Gürtelrose zu erkranken – der erneute Virenkontakt aktivierte vermutlich das eigene Immunsystem.

Kinder haben keinen unmittelbaren gesundheitlichen Vorteil von dieser Impfung. Ein möglicherweise langfristiger Vorteil – bezüglich des Schutzes vor einer Gürtelrose-Erkrankung im Erwachsenenalter – ist bisher völlig unklar.

Zum Impfstoff

Zugelassen ist sowohl ein Einzelimpfstoff als auch ein Kombinationsimpfstoff mit Masern-Mumps-Röteln-Windpocken (MMRV). Es handelt sich um einen Lebendimpfstoff, enthält also abgeschwächte vermehrungsfähige Windpockenviren.

Nach einmaliger Impfung kann in 70–90 % eine Erkrankung verhindert werden. Nach zweimaliger Impfung sind es ca. 95 %.

Die Übertragung des Impfvirus von einem Impfling auf eine andere Person … kann im Fall des Auftretens eines spezifischen Exanthems (Bläschenausschlag) beim Impfling nicht völlig ausgeschlossen werden.

Im Teil 2 des Buches werden die Windpocken im Kapitel *Übertragbare Kinderkrankheiten* ausführlich besprochen.

Keuchhusten

Bevor sich die Situation durch die Impfungen veränderte, gehörte der Keuchhusten zu den selbstverständlichen Krankheiten, die fast jedes Kind im Vorschulalter durchmachte. Heute erlebt man den Keuchhusten nur noch selten mit seiner typischen Symptomatik. In der Praxis beobachtet man jedoch häufiger Krankheitswellen, in denen ein „Pseudo-Keuchhusten“ mit hartnäckigem Reizhusten auftritt, der nachts besonders intensiv ist und auf übliche Hustenmittel nicht anspricht.

Bedrohlich ist eine Keuchhustenerkrankung nur für Säuglinge im ersten halben Lebensjahr, es kann im Erkrankungsfall eine vorübergehende Atemkontrolle in der Klinik nötig werden. Einen Säuglingsschutz erreicht man nur mit mütterlichen Antikörpern – am zuverlässigsten nach einer durchgemachten Erkrankung, die heute eine Seltenheit ist. Die deshalb empfohlene Impfung in der Schwangerschaft ist aus naturheilkundlicher Sicht aber abzulehnen (**keine** routinemäßigen Medikamente/Impfungen in der Schwangerschaft!).
Eine natürliche Immunität nach durchgemachter Erkrankung besteht jahrzehntelang. Wurde allerdings sehr früh im Krankheitsfall antibiotisch behandelt, dann kann dies die Antikörperbildung hemmen. Wie lange die Impf-Immunität anhält ist nicht bekannt. Die frühe Auffrischimpfung bereits im Grundschulalter, die routinemäßig empfohlene Schwangerenimpfung und die Impfempfehlung für werdende Großeltern deutet auf eine eher unzuverlässige und zeitlich beschränkte Schutzwirkung hin.

Zum Impfstoff

Bei frühem Impfbeginn ist die maximale Schutzwirkung ab dem 5. Lebensmonat erreicht.

Im Teil 2 des Buches wird im Kapitel *Übertragbare Kinderkrankheiten* der Keuchhusten ausführlich besprochen.

Frühsommer-Meningo-Enzephalitis (FSME)

FSME gehört zu den durch Zecken übertragenen Krankheiten. Sowohl die durch Viren ausgelöste Frühsommer-Meningo-Encephalitis als auch die durch Bakterien ausgelöste Lyme-Borreliose verlaufen im Kindesalter gänzlich anders als im Erwachsenenalter. Sowohl der Krankheitsverlauf als auch die Therapie unterscheiden sich deutlich. Da es für FSME eine von der STIKO empfohlene Kinderimpfung gibt, wird diese hier im Impfkapitel besprochen. Die Borreliose-Erkrankung, für die es (noch) keine Impfung gibt, wird im Teil 2 des Buches unter „Zeckenkrankheiten" besprochen.
Alle im Folgenden gemachten Aussagen beziehen sich **ausdrücklich** auf Kinder und Jugendliche.

Das Virus, das die FSME prägt, wird von Zecken, die sich in der Haut eines Menschen festgebissen haben, mit deren Speichel in die Bisswunde übertragen. Bei Kindern läuft diese Krankheit unspektakulär ab: Sie entwickeln – wenn überhaupt – lediglich die Symptome eines normalen grippalen Infektes. Neurologische

Erscheinungen (wie eine Hirnhautentzündung) gehören bei Kindern zu den **sehr** seltenen Ausnahmeerscheinungen. Nur wenn – aufgrund eines vorausgegangenen Zeckenbisses – eine gezielte Blutuntersuchung eine Vermehrung der FSME-Antikörper ergibt, wird die Diagnose FSME überhaupt gestellt.
Wenn Ihr Wohnort in einem Zecken-Risiko-Gebiet liegt, können Sie sich bei Ihrem zuständigen Gesundheitsamt nach den Meldezahlen für FSME bei Kindern erkundigen. Es besteht eine Meldepflicht – die Daten stehen also zur Verfügung.

Die Übertragung von Krankheitskeimen durch Zecken kann durch geeignete Maßnahmen minimiert werden. Neben geeigneter Kleidung und geruchlicher Zeckenabwehr ist der frühzeitige Zecken-Check nach einem Aufenthalt im Lebensraum von Zecken die wichtigste Maßnahme. Eine Zecke beginnt erst nach einiger Zeit[45] ihren – möglicherweise infizierten – Speichel in die Bisswunde abzugeben. Ein möglichst frühzeitiges Entfernen der Zecke senkt das Infektionsrisiko. Leicht zu bedienende Zeckenkarten sind in jeder Apotheke erhältlich, dort erhalten Sie auch eine Anleitung, wie Zecken fachgerecht entfernt werden sollten.

Kleine Anekdote am Rande

Vor einigen Jahren war ich – als Heilpraktikerin – von einem Waldkindergarten bei uns in der Gegend zu einem Infoabend eingeladen worden. Es ging um die Zecken- und Fuchsbandwurmgefahr und ich sollte über mögliche Schutzmaßnahmen informieren. In der Vorbereitung darauf rief ich bei unserem Gesundheitsamt an und erkundigte mich nach den aktuellen Meldezahlen für FSME bei Kindern. Der sehr freundliche Amtsarzt hatte die Zahlen „wie aus der Pistole geschossen" parat: „Da gibt es keine!" Auf meine Nachfrage, wie es denn im **ganzen** Zeitraum seit Einführung der Meldepflicht aussieht, erhielt ich die verblüffende Auskunft, dass es in keinem Jahr Meldungen über infizierte oder erkrankte Kinder gibt.
Jetzt muss man dazu sagen, dass die Region Hochrhein und Schwarzwald ein Hochrisikogebiet für Zeckeninfektionen ist und zu der damaligen Zeit alle 4 Wochen ein ganzseitiger Artikel in der Lokalpresse erschien mit der Aufforderung, seine Kinder unbedingt gegen FSME impfen zu lassen. Dass hier „als Überzeugungshilfe" die Angstklaviatur eindrücklich rauf und runter gespielt wurde, muss ich vermutlich nicht extra erwähnen. Ich ließ den Amtsarzt wissen, dass ich mit dieser Auskunft nicht gerechnet hatte, und erfuhr nun aus erster Hand, dass bei Kindern FSME meist nicht erkannt wird, da die Infektion asymptomatisch oder nur mit leichten grippeähnlichen Symptomen abläuft – und damit auch nicht erkannt und gemeldet

[45] Untersuchungen ergaben für FSME einige wenige Stunden, bei Borreliose einen deutlich längeren Zeitraum von 12–24 Stunden.

wird. Seine Antwort auf meine letzte Frage, wie es kommt, dass nun plötzlich eine Impfung für **alle** Kinder empfohlen wird, von der diese gar nicht profitieren: „Diese Frage kann ich Ihnen nicht beantworten, einen gesundheitlichen Grund gibt es jedenfalls nicht."

An dieser Stelle eine Anmerkung, die mir am Herzen liegt:
Im Laufe meiner 26-jährigen Praxistätigkeit waren es – neben den täglichen praktischen Erfahrungen mit Impfnebenwirkungen – vor allem diese kleinen „Ungereimtheiten", die zu der Einsicht geführt haben, dass bei den Impfempfehlungen nicht das Interesse der Kinder an erster Stelle zu stehen scheint.

Rotaviren

Rotaviren sind die häufigsten Erreger von Durchfallerkrankungen bei Säuglingen und Kleinkindern weltweit. Bis zum Alter von 3 Jahren haben 90 % aller Kinder eine Rotavirus-Infektion durchgemacht. Todesfälle sind in Deutschland selten. Es gibt viele verschiedene Rotavirus-Typen, deshalb besteht auch nach einer durchgemachten Erkrankung keine Immunität gegen andere Virusvarianten. Der bei Neugeborenen noch unreife Darm wird erst mit dem Aufbau der bakteriellen Darmflora abwehrstark und damit unempfindlicher gegen Rotaviren und andere Magen-Darm-Keime. Bei erhöhtem Flüssigkeitsverlust durch Erbrechen und Durchfall kommt es bei Säuglingen schnell zu einer gefährlichen Austrocknungssituation, vor allem wenn nicht mehr gut getrunken wird. Der Flüssigkeitsmangel und die dadurch entstehende Kreislauflabilität stellt bei Säuglingen die Hauptkomplikation einer Rotaviren-Infektion dar.
Je nach Grad der Dehydration ist eine orale (durch Trinken), rektale (durch Einlauf) oder intravenöse (durch Infusion) Flüssigkeits- und Elektrolytsubstitution angezeigt. *Impfviren können in den ersten 7 Tagen nach erfolgter Impfung über den Stuhl ausgeschieden werden. Eine Übertragung von Impfviren ist möglich, daher sollten Personen, die zu kürzlich geimpften Säuglingen Kontakt haben, auf eine sorgfältige Hygiene (z. B. beim Windelwechseln) achten.*

Aus naturheilkundlicher Sicht, ist eine prophylaktische Darmflora-Stütze sinnvoll, damit verbessert sich die Schleimhautabwehr von Viren jedweder Art.[46] Folgendes Vorgehen stellt eine natürliche Alternative zur Impfung dar:
Die werdende Mutter beginnt spätestens 4 Wochen vor dem errechneten Entbindungstermin mit der täglichen Einnahme eines guten Probiotikums.

[46] Siehe dazu auch die Ergebnisse der „Panda-Studie" auf der Homepage der Firma Allergosan.

Damit baut sie nicht nur ihre eigene Darmflora auf und verbessert so ihre eigene Immunabwehr, sondern es verbessert sich auch die Bereitstellung wichtiger Bakterienstämme in der Muttermilch. Bei voll ausgetragenen, spontan geborenen und voll gestillten Neugeborenen wird diese mütterliche Probiotika-Einnahme dann bis zum 4. Lebensmonat des Säuglings beibehalten. Frühgeborene, kaiserschnittentbundene und/oder nicht gestillte Babys bekommen ab Geburt direkt ein geeignetes Probiotikum – beispielsweise das Omni-Biotic Panda aus der erwähnten Studie. Die gesundheitliche Entwicklung bestimmt dann die Einnahmedauer.
Behandlungshinweise bei akutem Durchfall siehe Teil 2 des Buches unter *Magen-Darm-Infekt.*

Impfung gegen Gebärmutterhalskarzinom/ HPV (Humane Papillomaviren)

Seit Sept. 2006 sind in der EU Impfstoffe mit den Handelsnamen Gardasil®, Silgard® und Cervarix® zugelassen und werden als „Impfung gegen Gebärmutterhalskarzinom" angepriesen. Dabei wird der Eindruck erweckt, die Impfung verhindere direkt diese Krebsform. Tatsächlich richtet sich die Impfung – je nach Impfstoff – gegen zwei bis neun Untertypen des Humanen Papillomavirus (HPV), die bei genitalen Zellveränderungen häufig nachgewiesen werden. Diese Viren werden durch Geschlechtsverkehr übertragen, wobei sich ca. 70 % aller Frauen im Laufe ihres Lebens damit infizieren. Bei den meisten Frauen entwickeln sich nach der Infektion keinerlei Symptome, bei einigen entstehen vorübergehend Warzen im Genitalbereich und bei einer kleinen Anzahl von Frauen entstehen Veränderungen in der Schleimhaut des Gebärmutterhalses, die sich zu einem Krebs entwickeln können. Diese Veränderungen können in ihren Frühformen (Präkanzerosen) – also bevor Krebszellen entstehen – zuverlässig mit dem PAP-Test aus einem Schleimhautabstrich beim Frauenarzt diagnostiziert und behandelt werden. Das ist übrigens der einzige Krebsvorsorge-Test, der diesen Namen wirklich verdient.
Die Stiko empfiehlt ausdrücklich, die regelmäßige Teilnahme am Gebärmutterhalskrebs-Screening – auch für HPV-geimpfte Mädchen – da nicht alle Hochrisiko-HPV mit einer Impfung abgedeckt sind: … *der bivalente Impfstoff deckt 70 % aller Hochrisiko-HPV-Infektionen ab, der neunvalente Impfstoff 90 %.* Der tatsächliche Nachweis für das Wirkversprechen, dass mit der Impfung zu nahezu 100 % das Entstehen eines Gebärmutterhalskrebses verhindert werden kann, ist bis jetzt noch nicht erbracht worden. Das mag daran liegen, dass es *im Schnitt 10 bis 30 Jahre dauert, bis sich nach einer persistierenden HPV-Infektion (über den Zwischenschritt von Krebsvorstufen) Gebärmutterhalskrebs entwickelt.*

Durch die insgesamt geringe Zahl von Gebärmutterhalskrebs (0,02 % aller Frauen in Europa erkranken daran), durch die lange Entstehungszeit und den Mangel an Daten[47], wird es ausgesprochen schwierig, überhaupt einen Nutzen der HPV-Impfung wissenschaftlich nachzuweisen.

Nun wissen wir aber aus den Erkenntnissen der Konstitutionsmedizin, dass Viren nur **ein** Faktor sind bei der Entstehung von Zellveränderungen am Gebärmutterhals und keinesfalls die alleinige Ursache. Folglich kann die HPV-Impfung auch nicht **die** Lösung sein, sondern höchstens ein zusätzliches prophylaktisches Pharmazeutikum, bei dem eine sorgfältige Nutzen-Risiko-Abwägung entscheidet, ob man es in Anspruch nehmen möchte oder nicht.

Letztendlich ist es ja immer das Gleiche – bei einem stabilen Schleimhaut-Ökosystem haben Viren **keine** langfristige Überlebensmöglichkeit! Die Scheidenschleimhaut ist gut behandelbar und der Behandlungserfolg zuverlässig kontrollierbar.

Die interessante Frage ist doch, warum gerade dieses kleine Areal am Gebärmutterhals eine Anfälligkeit für Zellveränderungen hat. Tatsächlich handelt es sich um eine „umkämpfte" Grenzfläche – die Grenze zwischen der keimreichen Scheidenschleimhaut und der (nahezu) keimfreien Gebärmutterschleimhaut. Die Keime der Scheidenschleimhaut würden liebend gerne den zusätzlichen Lebensraum der Gebärmutter besiedeln. Der einzige Grund, warum dies nicht geschieht, liegt in der regen immunologischen Abwehraktivität des sogenannten Grenzepithels. Bildlich gesprochen werden im Normalfall die Grenzschützer ihre Aufgabe problemlos erledigen.

Verschlechtern sich jedoch die Arbeitsbedingungen (Milieustörung) und herrscht dadurch bedingt Personalmangel bei den zuarbeitenden Bereichen (bakterielle Vaginalflora), dann kommt es zu einer wesentlichen Mehrbelastung an der Grenze. Dieser Abwehrstress äußert sich – wie immer – in einer lokalen Entzündung. Langfristig führt diese Mehr- bzw. Überbelastung der Grenzposten zu nachlassender Arbeitsqualität, was dann wiederum die Chance für vorhandene „Fremdkeime" (Viren, pathogene Bakterien) ist, sich im Grenzbereich dauerhaft anzusiedeln und die Grenzstrukturen zu verändern (Zellveränderungen).

[47] Es gibt in Deutschland keine Meldepflicht für HPV-Infektionen, bei auffälligen PAP-Tests wird weder bei Krebsvorstufen noch bei Gebärmutterhalskrebs-Erkrankungen eine routinemäßige Virensuche vorgenommen noch ein HPV-Impfstatus erhoben.

In einem Scheidenabstrich und einem PAP-Test zeigen sich:	
Zustand der Scheidenflora	physiologisch – Döderleinflora
	pathologisch – Mischflora
Entzündungszeichen am Grenzepithel	physiologisch – keine
	pathologisch – Leukozyten als Entzündungszeichen
Zellveränderungen am Grenzepithel	physiologisch – keine
	pathologisch – Zellveränderungen in verschiedenen Stadien

Bei auffälligem PAP-Test mit pathologischen Zellveränderungen wird üblicherweise eine Virensuche – und gegebenenfalls gleich auch noch eine Virentypisierung – veranlasst. Damit hat man dann alle wichtigen Fakten zusammen und es kann eine sinnvolle Therapiestrategie entworfen werden. Für diese ist eine Zusammenarbeit von Schulmedizin und Naturheilkunde sinnvoll!

Fazit

Ein gesundes vaginales Ökosystem ist eine zuverlässige Gebärmutterhalskrebs-Prophylaxe. Es gibt mit dem Gebärmutterhals-Screening eine bewährte und von den Krankenkassen bezahlte Methode zur Früherkennung von Zellveränderungen. Als kostenlose Zusatzinformation erhält man Informationen zum Zustand der Scheidenflora und zu möglichen immunologischen Belastungssituationen, die sich als Entzündungen zeigen.

Therapeuten mit einem ganzheitlichen Ansatz können die individuellen Belastungsfaktoren (Ernährung, hormonelle Verhütungsmethoden, Rauchen, Bewegungsmangel, Antibiotika-Einnahmen, Tamponbenutzung, …) erfragen, entsprechend beraten und einen passenden Therapieplan vorschlagen.

Nebenwirkungen der HPV-Impfung

In den ersten Jahren nach Einführung der HPV-Impfung gab es viele Meldungen zu teilweise schweren Nebenwirkungen. In den USA sind Todesfälle aufgetreten, bei denen man einen Zusammenhang mit der HPV-Impfung vermutete. Als Folge daraus sprach sich der Vorsitzende der ACIP (nationale Impfkommission der USA), öffentlich gegen eine HPV-Impfpflicht für Mädchen aus – ein bemerkenswerter Vorgang in einem Land, in dem ansonsten umfassende Impfpflicht besteht.

Inzwischen ist es ruhiger um diese Impfung geworden, was nicht unbedingt daran liegt, dass es keine Nebenwirkungen mehr gibt.

Zumindest in der täglichen Praxisarbeit sind sie noch zu sehen und auch in der Fachinformation der Impfstoff-Hersteller werden einige sehr häufig (1:10) und häufig (1:100) auftretende Nebenwirkungen aufgeführt. Insgesamt werden 8 % der beobachteten Ereignisse laut Herstellerinformation als schwerwiegend eingestuft.

Es gibt keine Anwendungsstudie in Deutschland und keine Beobachtungsstudie zur Langzeitwirkung (Stand 2022).

Impfschaden – Meldepflicht

Was ist ein Impfschaden?

„Impfschaden" ist ein Begriff aus dem Infektionsschutzgesetz (IfSG), der wie folgt definiert wird: *„Ein Impfschaden ist die gesundheitliche und wirtschaftliche Folge einer über das übliche Ausmaß einer Impfreaktion hinausgehenden gesundheitlichen Schädigung durch die Schutzimpfung; ein Impfschaden liegt auch vor, wenn mit vermehrungsfähigen Erregern geimpft wurde und eine andere als die geimpfte Person geschädigt wurde. Als Impfschaden gilt ferner eine gesundheitliche Schädigung, die herbeigeführt worden ist durch einen sogenannten Wegeunfall (§60, 5 IfSG)".*

Nach §61 IfSG genügt für die Anerkennung eines Gesundheitsschadens in Folge einer Impfung die Wahrscheinlichkeit des ursächlichen Zusammenhangs. Wenn diese Wahrscheinlichkeit nur deshalb nicht gegeben ist, weil in der medizinischen Wissenschaft Ungewissheit über die Ursache des festgestellten Leidens besteht, kann mit Zustimmung der für die Kriegsopferversorgung zuständigen obersten Landesbehörde Versorgung in gleicher Weise wie für einen Impfschaden gewährt werden.[48]

Voraussetzung für die Anerkennung eines Impfschadens und die Übernahme der Versorgung des Geschädigten ist der Antrag des Betroffenen beim zuständigen Versorgungsamt.

Dieser Antrag setzt einen oft mehrere Jahre verlaufenden Prozess in Gang, in dem Gutachten erstellt werden, die den Zusammenhang der gesundheitlichen Schädigung mit der Impfung klären sollen. Neben der großen seelischen Belastung, die mit einem Impfschaden einhergeht, kommen durch den Prozess meist noch hohe finanzielle Belastungen hinzu. Und obwohl der oben zitierte Text eine gewisse Toleranz und Großzügigkeit bei der Anerkennung von Impfschäden erwarten lässt, ist die Chance, die staatliche Versorgung des Geschädigten zugesprochen zu bekommen, sehr gering.

In den Jahren 1991 bis 1999 wurden von 2543 Anträgen nur 389 (15,2 %) als Impfschaden anerkannt.[49]

[48] Quelle: www.pei.de/cln_048/nn_159864/DE/infos/fachkreise/pharmakovigilanz/nw-pharm/nw-pharm-node.html?_nnn=true&_nnn=true#doc159900bodyText6.

[49] Quelle: www.impfstoffsicherheit.de.

Und obwohl nur ein Bruchteil der Anträge erfolgreich ist, ergibt eine Anfrage ans Ministerium für Soziales und Integration Baden-Württemberg folgende Antwort:

… die Ausgaben des Landes Baden-Württemberg für Entschädigungsleistungen für Impfschäden nach dem IfSG:

Jahr	Ausgaben in Millionen Euro
2009	14,428
2010	16,049
2011	15,598
2012	15,605
2013	15,999
2014	15,959
2015	16,568
2016	16,568
2017	16,670
2018	17,121

Diese Zahlen sind aus nur einem der insgesamt 16 deutschen Bundesländer. Interessant ist auch, dass nicht etwa die Hersteller der Impfungen haftbar sind und für entsprechende Ausgleichszahlungen aufkommen, sondern die Allgemeinheit der deutschen Steuerzahler.

Wenn man den Begriff des Impfschadens auf die subtileren Schädigungen – immunologische und neurologische Fehlfunktionen – ausweitet (siehe dazu die im Beipackzettel der Hersteller aufgeführten Nebenwirkungen), dann sind diese ausgesprochen häufig. Ob und in welcher Weise eine Schädigung zum Tragen kommt, ist abhängig von der konstitutionellen Anpassungsbreite. Wie bereits mehrmals betont, sind Impfungen *ein* auslösender Faktor für die heute so häufig auftretenden Krankheiten des lymphatisch-skrofulösen Formenkreises. Und da auf jedes Lebewesen ständig eine große Zahl von Belastungsreizen einwirkt, von denen eine Impfung einer unter vielen ist, ist es nach wissenschaftlich anerkannten Kriterien ausgesprochen schwierig, zu erkennen, welche Bedeutung eine Impfung bei der Entstehung einer Krankheit hat.

Für eine wissenschaftlich-fundierte Erforschung braucht es belastbare Daten (Meldepflicht!) und unabhängige, seriöse Studien. Aber bis es dann hoffentlich mal soweit ist, wird wohl weiter ganz unwissenschaftlich-emotional argumentiert werden: „Ich weiß nicht, weshalb die Krankheit entstanden ist, aber die Impfung kann es auf gar keinen Fall sein.“

Meldepflicht

Meldepflichtig ist bereits der Verdacht einer schwerwiegenderen Impfnebenwirkung – so hat es der Gesetzgeber beschlossen:

Schwerwiegende sogenannte unerwünschte Arzneimittelwirkungen (UAW) nach Impfungen sind sehr selten. Angaben zu Art und Häufigkeit der UAW finden sich in der Fachinformation des jeweiligen Impfstoffs.

Nach § 6 Abs. 1 Infektionsschutzgesetz (IfSG) ist der Verdacht einer über das übliche Maß einer Impfreaktion hinausgehenden gesundheitlichen Schädigung namentlich meldepflichtig. Die Meldung erfolgt vom Arzt an das Gesundheitsamt. Die Gesundheitsämter sind nach § 11 Abs. 4 IfSG verpflichtet, die gemeldeten Verdachtsfälle der zuständigen Landesbehörde und der zuständigen Bundesoberbehörde, dem Paul-Ehrlich-Institut, im Einklang mit den Bestimmungen des Datenschutzes in pseudonymisierter Form (personenbezogene Angaben sind unkenntlich zu machen) zu melden.

Die Meldepflicht nach IfSG gilt in jedem Fall. Unabhängig davon besteht die Möglichkeit, dass direkt an den Hersteller oder online direkt an das PEI gemeldet wird. Ein Meldeformular mit einer Falldefinition zum Verdacht einer über das übliche Maß einer Impfreaktion hinausgehenden gesundheitlichen Schädigung finden Sie auf den Internet-Seiten des PEI.

Konkret bedeutet das, dass für die Meldung nicht der Zusammenhang einer aufgetretenen Krankheitssymptomatik mit der zuvor erfolgten Impfung festzustehen hat, sondern ausdrücklich bereits der Verdacht auf einen ursächlichen Zusammenhang zu melden ist. Und obwohl die Nichtmeldung strafbar ist und empfindliche Geldbußen bis 25.000 € vorgesehen sind, scheint der Gesetzestext den wenigsten bekannt zu sein, auch nicht denen, die der Meldepflicht unterliegen – also Ärzten und Heilpraktikern. Es scheint ein breiter gesellschaftspolitischer Konsens darüber zu bestehen, dass es keine Impfnebenwirkungen gibt und es deshalb auch nichts zu melden gibt. Der Sinn dieser Meldepflicht wird damit allerdings komplett vergessen: Wir brauchen dringend Daten über die Nebenwirkungen von Medikamenten – und ja, auch Impfungen sind Medikamente – damit eine Nutzen-Risiko-Abwägung überhaupt stattfinden kann. Wird diese Datenerhebung – wie im Falle der Impfungen – verweigert, dann wird damit der Patientenschutz verletzt.

Eltern brauchen Informationen, um eine individuelle Impfentscheidung für ihre Kinder treffen zu können, und keine Manipulation aus Verharmlosung und Angstmacherei.

Eine praxistaugliche Vorgehensweise, wenn Sie sich für eine Impfung entschieden haben: Fragen Sie vor der Impfung nach den zu erwartenden Nebenwirkungen und notieren Sie sich diese. Sollte es in den ersten 30 Tagen nach der Impfung zu Krankheitssymptomen kommen, die für Ihr Kind ungewöhnlich sind und über das im Vorgespräch Genannte hinausgehen, dann ist das – per Definition – meldepflichtig.

Hier ein paar Beispiele, welche Impfreaktionen zu erwarten sind und welche darüber hinausgehen:

Zu erwarten sind:

- Erhöhte Temperatur oder Fieber
- Lokalreaktion (z. B. Schwellung, Rötung, Schmerz) an der Einstichstelle
- Krankheitsgefühl für ein paar wenige Tage
- Unruhe für ein paar wenige Tage

Darüber hinausgehende Symptome:

- Neurologische Auffälligkeiten
- Anhaltende Veränderungen im Muskeltonus (Grundspannung der Muskulatur), atonische Erschlaffungen oder hypertone Verkrampfungen
- Ungewöhnliches anhaltendes Schreien
- Deutlich verändertes Schlafverhalten
- Fieberkrämpfe, Epileptische Anfälle usw.
- Immunologische Auffälligkeiten
- Allergien (Neurodermitis, Asthma, Nesselsucht usw.)
- Autoimmun-Erkrankungen (Juveniler Diabetes Typ 1, Guillain-Barré-Syndrom, Zöliakie usw.)
- Hautausschläge (Ekzeme)
- Immunschwäche (erhöhte Infektanfälligkeit, Krankheiten werden nicht mehr gut überwunden, …)

Im 30-Tage-Zeitraum nach einer Impfung muss beim zuständigen Gesundheitsamt gemeldet werden. Es kann aber auch jederzeit vom Patienten selbst – oder bei Kindern von deren gesetzlichen Vertretern – eine Meldung direkt an das Paul-Ehrlich-Institut (PEI), erfolgen. Die Bundesbehörde stellt hierfür Online-Meldeformulare zur Verfügung.[50]

[50] www.nebenwirkungen.bund.de.

Diagnose von Impfbelastungen

Nicht jede Impfung hinterlässt eine therapiebedürftige Impfbelastung. Unser Organismus tut sein Möglichstes, um auch auf diesen Reiz angemessen zu reagieren, die enthaltene Krankheitsinformation vollständig zu überwinden und die enthaltenen chemischen Stoffe vollständig auszuscheiden. Konstitutionsabhängig wird dies mehr oder weniger gut gelingen. Wenn es nicht gelingt, bleibt eine mehr oder weniger große Restbelastung übrig. Wiederum abhängig von den konstitutionellen Verhältnissen wird der Organismus unterschiedlich mit dieser Dauerbelastung umgehen – bei einer Neigung zu überschießenden Reaktionen werden tendenziell mehr neurologische und immunologische Überreizungsreaktionen auftreten, bei einer Neigung zu trägen Reaktionsmustern wird diese tendenziell verstärkt werden bis hin zu Reaktions- und Entwicklungsblockaden. Mit einer gewissen Erfahrung kann eine bestehende Impfbelastung manchmal bereits direkt gesehen werden. Meist ergibt sich die Vermutung durch die anamnestische Befragung oder durch die unangemessene Reaktion auf einen therapeutischen Reiz.

Faktoren, die auf eine Impfbelastung hindeuten:

- unnatürlich rote Lippen (als naturheilkundliches Zeichen von gestauter „Hitze“)
- über ein gewisses Maß hinausgehende Hyperaktivität; Kinder wirken wie getrieben und stehen ständig „unter Strom“; sie fühlen sich selbst damit nicht wohl (als Zeichen einer permanenten Nervenreizung)
- Eltern berichten von einer Wesensveränderung ihrer Kinder
- auffällige Veränderungen im Stoffwechsel, z. B. plötzliche Gewichtszunahme oder -abnahme ohne erkennbaren Grund
- plötzliches[51] Auftreten von allergischen oder autoimmunen Krankheitsbildern
- plötzliches Auftreten von Ersatzausscheidungen wie Dauerverschleimung, Durchfälle, Ekzeme usw. (als Zeichen einer lymphatisch-skrofulösen Belastung)
- Entwicklungsverzögerungen – sprachlich und/oder motorisch (betroffen sind auffällig viele Jungs!)
- Therapieblockaden, die üblichen Therapiekonzepte wirken nicht wie gewohnt (als Zeichen einer blockierten Eigenregulation)

Da der Wirkmechanismus von Impfungen sehr komplex ist und sich sowohl auf der körperlichen als auch auf der Informationsebene des Organismus abspielt, sind die diagnostischen Möglichkeiten einer Impfbelastung – über Blut- und andere La-

[51] Plötzlich heißt hier zu einem bekannten Zeitpunkt.

boruntersuchungen – sehr begrenzt. Vor allem die konstitutionellen Störwirkungen lassen sich ausschließlich mit Methoden nachweisen, die schulmedizinisch nicht anerkannt sind. In meiner Praxis arbeite ich zu diesem Zweck mit dem Vegatest-Verfahren. Mit dieser Methode kann schnell und belastungsfrei festgestellt werden, ob eine direkte Impfbelastung oder eine indirekte Belastung durch die Zusatzstoffe einer Impfung besteht.

Es gibt noch weitere bioelektronische Verfahren (Bicom Bioresonanzmethode, Elektroakupunktur nach Voll/EAV), die auf ähnlicher technischer Basis arbeiten wie der Vegatest. Auch gibt es Methoden, die ohne Hightech-Geräte auskommen, z. B. die angewandte Kinesiologie (applied kinesiology), Biotensor u. Ä.

Die genannten Methoden zum Nachweis von Impfschädigungen werden von schulmedizinischer Seite ausnahmslos nicht anerkannt. Andererseits bietet die Schulmedizin ihrerseits sehr wenig an spezifischen Nachweismöglichkeiten von Impfschäden. Daraus ergibt sich ein Teufelskreis, der als Rechtfertigung dafür gesehen wird, die momentane Impfstrategie *nicht* kritisch hinterfragen zu müssen:

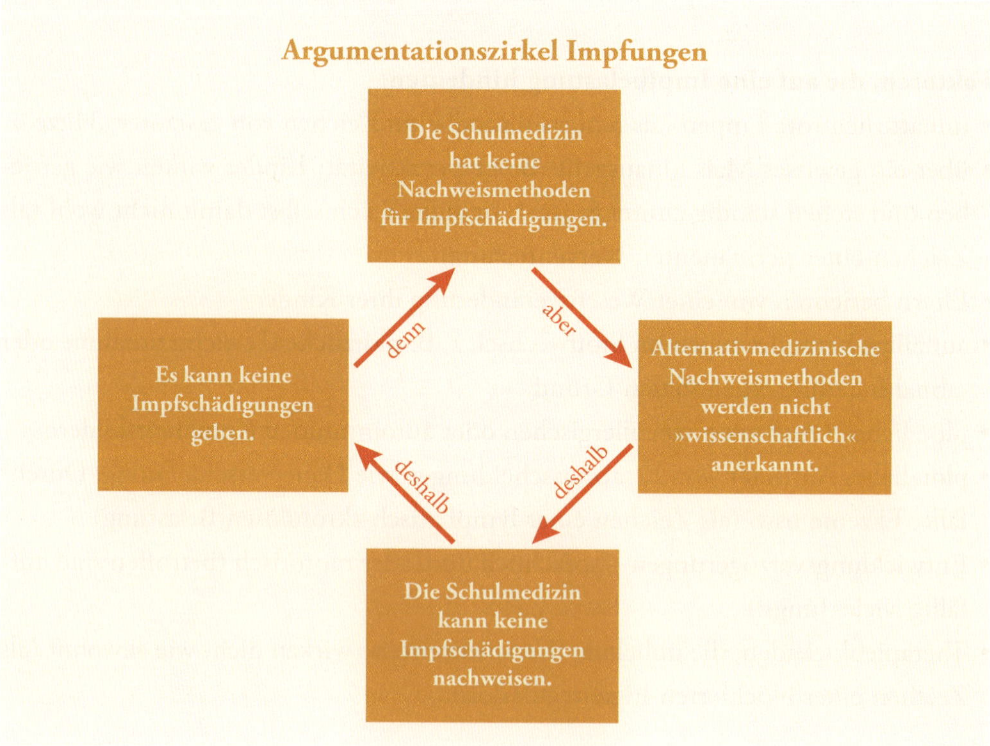

Behandlung von Impfbelastungen

Können Impfbelastungen ausgeleitet werden?

In unserer Gesellschaft gibt es wenig Bewusstsein darüber, in welchem Wunderwerk von Körper wir leben und welche schier unglaubliche Intelligenz diesen hochkomplexen Organismus managt. Meist bekommt man erst eine Ahnung davon, wenn es mal nicht mehr rund läuft. Worauf ich hinaus will: Es ist völlig unrealistisch anzunehmen, dass ein ins Bindegewebe – also an den Ort der Grundregulation – injizierter Cocktail aus Krankheitserregern und diversen neurotoxischen und immunologisch problematischen Stoffen vollständig ausgeleitet und damit neutralisiert werden kann.

Eltern und Therapeuten sollte bewusst sein, dass von außen nur unterstützende Impulse und Hilfestellungen gegeben werden können – die eigentliche Arbeit muss der Organismus selbst tun. Wenn also über eine Impfausleitung gesprochen wird, dann betrifft dies in erster Linie die chemischen oder stofflichen Belastungen – also die Mikrobenbestandteile und alle injizierten Zusatzstoffe. Die Ausleitung dieses Anteils gelingt bei Kindern meist gut. Anders sieht es bei entstandenen Ausreifungsstörungen und gestörter Grundregulation aus. Diese biologisch-informativen Belastungen können nicht ausgeleitet werden, sondern müssen vom Organismus aktiv überwunden oder über eine Reorganisation integriert werden. Dafür ist es sinnvoll, den Organismus mit einer Konstitutionsbehandlung – über einen längeren Zeitraum hinweg – zu unterstützen. Und ganz wichtig: Die vom Organismus angewandte Strategie zur Überwindung von Restbelastungen (Fieber, Entzündungen) muss ungestört ablaufen dürfen.

▸ Behandlungsvorschläge

Es gibt viele Therapeuten, die sehr erfolgreich mit ihrer Methode der Impfausleitung arbeiten. Ich gebe hier nur die Tipps weiter, die sich in meiner Praxis bewährt haben – ohne den Anspruch der Ausschließlichkeit.

Für die Behandlung von Impfnebenwirkungen in Eigenregie eignen sich die im Kapitel *Lymphatismus – Skrofulose* genannten therapeutischen Ratschläge sowie die im Kapitel *Ernährung* genannten Empfehlungen.

Zusätzlich sind folgende Mittel hilfreich:

Kalium sulf. D6 (*Schüßler-Salz Nr. 6*)	Verbessern alle den Abfluss aus dem Bindegewebe und wirken dadurch bindegewebsreinigend
Natrium sulf. D6 (*Schüßler-Salz Nr. 10*)	
Silicea D6 (*Schüßler-Salz Nr. 11*)	
Natrium chlor. D6 (*Schüßler-Salz Nr. 8*)	
oder *Bicomplex 21* (DHU)	**2 x täglich 1–3 Tabletten** (altersabhängig) lutschen oder in Wasser aufgelöst trinken, Komplexmittel mit den oben genannten Schüßler-Salzen

Das homöopathische Hauptmittel bei Impfbelastungen:

Thuja D6 (DHU)	**1 x täglich 3–5 Kügelchen** (altersabhängig) auf ein Glas Wasser geben und über den Tag verteilt trinken

Die Kombination der empfohlenen Mittel sollte über 6–8 Wochen erfolgen.

Hier ein paar Fallbeispiele aus der Praxis:

Leonie, 6 Jahre alt

In einem Telefonat kurz vor Weihnachten berichtet die Mutter, dass Leonie seit einigen Wochen unter massiver Verstopfung leidet. Ein Grund war nicht erkennbar – Leonie hatte bisher keinerlei Probleme mit dem Stuhlgang und auch sonst gab es keine Änderung in der Lebensführung. Als Erstmaßnahme habe ich Calcium carbonicum D6 und Metaharonga empfohlen, mit der Bitte sich nochmals zu melden, falls es nicht besser wird. Nach den Weihnachtsferien war die Situation unverändert und ein Termin wurde vereinbart. Im Gespräch schildert die Mutter, dass die massive Darmträgheit Leonie und die ganze Familie inzwischen sehr belastet. Ich hatte ein Jahr vorher Leonie auf Wunsch der Mutter mit dem Vega Expert ausgetestet und keine Impf- oder sonstige Dauerbelastungen festgestellt, sie war immer ein sehr gesundes Kind. Meine Frage nach Besonderheiten im Vorfeld der Symptomatik ergab die zweifache MMR-Impfung im Spätsommer aufgrund der neu eingeführten Masern-Nachweispflicht. Ein daraufhin durchgeführter Vegatest ergab eine Impfbelastung durch die MMR-Impfung, eine Belastung des vegetativen Nervensystems und eine Lymphbelastung.

Die Therapie bestand aus einer konstitutionell/vegetativ-lymphatisch stabilisierenden Tropfenmischung und einer Trinkkur mit Thuja D200[52].

Die Arbeitshypothese war eine impfbedingte neurotoxische Belastung mit atonischer Fehlfunktion des Darms.

Nach knapp einer Behandlungswoche konnte Leonie wieder ganz normal auf die Toilette gehen. Die Thuja-Trinkkur wurde über 4 Wochen, die Konstitutionsbehandlung über 6 Wochen weitergeführt, die Kontrolle ergab keinerlei Belastungen mehr.

Frederic, 6 Monate

Die Mutter berichtet, dass Frederic 3 Wochen vor Termin auf die Welt kam und anfangs zu schwach war, um an der Brust zu trinken. Übergangsweise wurde ihm die abgepumpte Muttermilch mit dem Fläschchen gefüttert. Ab der 4. Lebenswoche konnte er dann voll gestillt werden und wurde zunehmend kräftiger. In der 12. Lebenswoche erfolgte die erste 6-fach-Impfung. Den Eltern fällt eine plötzliche Veränderung im Muskeltonus von Frederic auf, er liegt jetzt schlaff im Arm und scheint auch sonst den bereits aufgebauten Grundtonus verloren zu haben. Die Kinderärztin hat an die Kinderklinik zur weiteren Abklärung überwiesen – der Termin stand noch aus.

[52] Die Durchführung einer ausleitenden Trinkkur mit Thuja D200 wird im Anhang beschrieben. Sie gehört in erfahrene Therapeutenhände.

Die Arbeitshypothese war eine impfbedingte neurotoxische Belastung bei konstitutionell bestehendem torpiden Lymphatismus. Therapeutisch wurde Pekana 53 spag. Globuli als Lymphkomplex für Spätentwickler – enthält Barium carbonicum – und Aquilinum comp. Globuli für die allgemeine Anregung der Lebenskraft verordnet. Zur Ausleitung der Impfbelastung wurde Thuja C30 täglich 1 Globuli gegeben. Nach 2 Wochen berichtet die Mutter von einer deutlichen Besserung, Frederic stützt sich jetzt in Bauchlage ab und strampelt kräftig. Die neurologische Abklärung in der Klinik ergab keinen pathologischen Befund. Im weiteren Verlauf zeigte sich Frederic als motorischer Spätentwickler und wurde physiotherapeutisch weiterbetreut.

Lisa, 6 Monate

Die Mutter bringt Lisa im Alter von 6 Monaten in die Praxis. Sie hat eine ausgeprägte Neurodermitis am ganzen Körper mit starkem Juckreiz. Lisa wurde durch Kaiserschnitt geboren und 2 Monate gestillt. Nach der Umstellung auf Flaschennahrung zeigten sich kleine Ekzemstellen im Gesicht. Nach der ersten 7-fach- und Rotaviren-Impfung breitet sich das Ekzem aus. Nach einer weiteren Impfung entwickelt sich der momentane Zustand. Familiär gibt es keine Ekzem- oder Neurodermitis-Erkrankungen.

Die ersten Belastungsfaktoren waren hier sicherlich die Kaiserschnittentbindung und die recht kurze Stillzeit. Die altersbedingte Neigung zu lymphatischen Ersatzausscheidungen läuft bei Lisa vorzugsweise über die Haut ab. Die frühen Mehrfachimpfungen stellten einen tiefgehenden Störfaktor – in dem ohnehin schon labilen Ausreifungsprozess – dar.

Eine Testung mit dem Vega Expert ergab eine Impfbelastung durch den Polio-Impfstoff und eine Fehlbesiedelung des Darms. Therapeutisch wurde auf Holle 1 Nahrung umgestellt. Weiter wurde Probiotic protect für den Aufbau der Darmflora und Anagallis comp. von Wala zur Juckreizminderung und lymphatischen Stabilisierung gegeben. Zum Abbau der bestehenden Impfbelastung wurde eine Thuja C30 Trinkkur[53] durchgeführt. Das weitere Impfprogramm wurde ausgesetzt. Das Hautbild besserte sich deutlich, allerdings kam es in Zahnungsphasen immer wieder zu Juckkrisen. Als Lisa anfing am Tisch mitzuessen, wurde die Haut wieder schlechter. Ein nochmals durchgeführter Vegatest ergab eine Unverträglichkeit auf Kuhmilch, Eier, Erdnüsse, Süßstoffe, Geschmacksverstärker und Zitrusfrüchte. Lisa wurde weiterhin konstitutionell behandelt, bis die Haut vollständig abgeheilt war – sie war inzwischen 4 Jahre alt.

[53] Die Durchführung einer ausleitenden Trinkkur mit Thuja C30 wird im Anhang beschrieben. Sie gehört in erfahrene Therapeutenhände.

Ihre zwischenzeitlich auf die Welt gekommene kleine Schwester wurde natürlich entbunden und die ersten Lebensjahre nicht geimpft. Sie ist vollkommen gesund und hatte zu keinem Zeitpunkt Hautprobleme.

Fazit

Impfungen sollten kein Automatismus sein, sondern als medizinisches Angebot verstanden werden. Ob, in welchem Umfang und zu welchem Zeitpunkt dieses Angebot wahrgenommen wird, müssen letztendlich die Eltern entscheiden – sie tragen auch die Verantwortung!
Möchten Eltern nicht gänzlich auf Impfungen verzichten, dann gilt aus naturheilkundlicher Sicht:

- so wenig wie möglich – so spät wie möglich
- sorgfältige Nutzen-Risiko-Abwägung. Keine Impfungen gegen Krankheiten, die im jeweiligen Alter noch kein Problem oder kein Problem mehr darstellen
- nur bei völliger Gesundheit impfen

Bei familiären Vorbelastungen wie Allergien und Hyperaktivitätssyndromen sollte die Hauptausreifungszeit für das Immun- und Nervensystem möglichst störungsfrei ablaufen dürfen.
Bei gesundheitlichen Auffälligkeiten nach einer Impfung sollten weitere Impfungen erst einmal ausgesetzt werden. Es besteht keine zwingende Notwendigkeit, an einem vorgesehenen Impfschema festzuhalten oder dieses vollständig durchzuführen.

TEIL 2

Häufige Krankheiten im Kindesalter und ihre Behandlung

Abwehrschwäche – Hilfe, mein Kind ist ständig krank

In den ersten Lebensjahren gehört die Bewältigung von Erkältungskrankheiten zum natürlichen Trainingsprogramm des sich entwickelnden Immunsystems. In dieser Zeit ist eine gewisse *Abwehrschwäche* noch völlig normal. Mit der Ausreifung des Darms und des darmständigen Immunsystems sowie der gesamten Schleimhautabwehr wird sich dann auch eine allgemeine Abwehrstärke entwickeln.
Wie bereits im Teil 1 des Buches ausführlich beschrieben, kommen Kinder zwar mit den Blaupausen für Abwehrstrategien auf die Welt – diese müssen dann aber in den ersten Lebensjahren erst noch im eigenen Leben praktisch erprobt werden, bevor sie als Erfolgskonzept abgespeichert werden können. Störfaktoren in diesem Ausreifungsprozess sind alle Maßnahmen, die den Organismus in seinem Trainingslauf behindern – z. B. fiebersenkende und antientzündliche Mittel, Cortison, Antibiotika. „Stolpersteine" für die stabile Ausreifung in den ersten Lebensjahren sind Ausreifungsverzögerungen der Darmflora durch Kaiserschnittgeburt, nicht gestillt werden, medikamentöse Interventionen, die die körpereigenen Abwehr- und Krankheitsüberwindungsstrategien unterlaufen, und frühe Mehrfachimpfungen.
Fassen wir nochmals zusammen: Es macht einen großen Unterschied, ob der kindliche Organismus in den ersten Lebensjahren sein Immunsystem stabil ausreifen und in der Praxis bewähren konnte. Ist dieser Prozess erfolgreich abgelaufen, dann sind alle späteren Phasen mit einer Abwehrschwäche als vorübergehende Schwächephase – z. B. in und nach Wachstumsschüben, entwicklungsbedingten labilen Zeiten, Stressphasen usw. – zu sehen, die meist gut und schnell zu behandeln sind. Um aus der Schleife der ständig wiederkehrenden Infekte herauszukommen, muss die zugrundeliegende individuelle Entstehungsgeschichte erhoben und verstanden werden. In vielen Fällen wird mit den im Teil 1 dieses Buches geschaffenen Grundlagen und der im Teil 2 beschriebenen Vorgehensweise bei einer aktuellen Krankheitssituation eine sinnvolle erste Selbsthilfe möglich sein. Bei komplizierteren Fällen braucht es zusätzlich die Erfahrung eines naturheilkundlich arbeitenden Therapeuten. Aber auch hier ist es äußerst hilfreich, wenn die Eltern bereits ein gutes Verständnis für die Zusammenhänge haben und ihren Anteil beitragen können.

▸ Behandlungshinweise – allgemeine Abwehrstärkung

Symbioflor 1 (Symbiopharm)	**3 x täglich 15 Tropfen** Probiotisches Bakterienmittel, das zur Immunflora des Menschen gehörende Enterokokken enthält. Auf einem Löffel unverdünnt oder in etwas Wasser einnehmen (nicht mischen mit alkoholhaltigen Tropfen)
Geranium robertianum Urtinktur	**3 x täglich 3–10 Tropfen** (altersabhängig) in etwas Wasser einnehmen

Um den Alkoholgehalt in der Tinktur zu reduzieren, wird folgende Einnahme empfohlen: Die gesamte Tagestropfendosis auf ein kleines Glas warmes Wasser geben, über Nacht stehen lassen. Am nächsten Tag dann 3 x täglich jeweils ⅓ davon trinken.

Bicomplex 21 (DHU) [Schüßler-Salze: Kalium chlor., Kalium sulf., Natrium chlor., Natrium sulf., Silicea]	**3 x täglich 1 Tablette** lutschen (oder im Tinkturen-Wasser-Gemisch mit auflösen) Biochemischer Schleimhautkomplex zur Abwehrsteigerung, zum Schleimhautschutz, bei akuten und chronischen Katarrhen

Die genannten Mittel können in dieser Kombination kurmäßig über 4–6 Wochen eingenommen werden. Besonders günstig ist diese Kur im frühen Herbst, um gestärkt in die winterliche Erkältungszeit zu gehen.
Kommt es während der Einnahmezeit zu einem akuten Infekt, dann kann pausiert und umgestellt werden auf die akuten Infektmittel wie in den folgenden Kapiteln beschrieben. Ist der akute Infekt überwunden, geht es mit der allgemeinen Abwehrstärkung wieder weiter.

Der Formenkreis der Allergie

Allergien sind streng genommen nichts anderes als eine überschießende Reaktion des Immunsystems auf einen Reiz, der bei Nicht-Allergikern keine erkennbare Reaktion auslöst. Besteht eine genetische Vorbelastung, so ist diese Neigung zu überschießenden, also allergischen, Immunreaktionen häufig bereits konstitutionell angelegt. In der Naturheilkunde sprechen wir dann von einer *Allergischen Diathese.* Auch wenn diese Neigung zu Allergien ein Leben lang bestehen bleibt, heißt das jedoch nicht, dass es unweigerlich zu chronisch-allergischen Erkrankungen kommen muss. Wie immer entscheidet in einem biologischen Organismus die Fähigkeit, angelegte Schwachpunkte auszugleichen (Kompensationsfähigkeit), darüber, ob und wann diese in Form von Krankheitssymptomen auftreten. Das heißt wiederum, dass die ersten Lebensjahre eines Kindes entscheidend dafür sind, wie stabil die Grundgesundheit – in die individuelle konstitutionelle Stärke hinein – ausreifen kann. Wichtig ist, dass diese Ausreifungszeit mit möglichst wenigen immunologischen Störreizen belastet ist. Hier einige dieser Störreize – oder auch Stolpersteine – auf dem Weg in eine stabile Grundgesundheit:

- *Kaiserschnittgeburt*
- *Nahrungsfaktoren* (keine Muttermilchernährung, Flaschenmilchernährung, caseinhaltige Kuhmilchprodukte, glutenhaltige Getreideprodukte, Hasel- und Erdnüsse, Eier, Sojaprodukte, …)
- *Medikamente* (Antibiotika, cortisonhaltige und cortisonähnliche Medikamente, Impfungen, schmerzhemmende, fiebersenkende und entzündungswidrige Medikamente, …)
- *Chemische Faktoren* (Zusatzstoffe der Lebensmittelindustrie, der Landwirtschaft, Luft- und Wasserbelastungen, …)
- *Impfungen*
- *Psycho-emotionale Faktoren* (Stressbelastung, Überforderungszustände, Erschöpfungszustände – alles auch „indirekt“ als Milieustörung über das familiäre Umfeld, …)

In dieser Liste liegt begründet, dass die Zahl der unter Allergien leidenden Kinder, Jugendlichen und Erwachsenen in den letzten Jahrzehnten quasi explodiert ist. Und in dieser Liste liegt auch begründet, dass es bei jedem Menschen in jedem Lebensalter zu einer allergischen Symptomatik kommen kann. Bei Menschen mit einer konstitutionellen Bereitschaft wird das Immunsystem bereits auf geringe Reize schnell und unangemessen lebhaft, also allergisch, reagieren. Bei konstitutionell robusteren Menschen wird es eine ungute Kombination aus den genannten Faktoren brauchen, bis das Fass dann auch bei ihnen überläuft.

Bei Kleinkindern kommt es – aufgrund der noch bestehenden Unreife im Zusammenspiel der Dreierkombination *Schleimhaut-Flora-Lymphsystem* (siehe Kapitel *Lymphsystem*) – häufig zu überschießenden immunologischen Reaktionen. Diese sind nicht per se als manifeste, unabänderliche Allergie-Erkrankung zu sehen, sondern erstmal nur als vorübergehende immunologische Fehlregulation. Mit einer naturheilkundlichen Therapie und etwas Vernunft und Geduld auf der elterlichen Seite gelingt es meist sehr gut, das Immunsystem zu stabilisieren, sodass sich das darmständige Immunsystem wieder beruhigen kann.

An dieser Stelle noch ein Wort zu den leider ebenfalls sehr häufig gewordenen Autoimmun-Erkrankungen – auch bei Kindern. Einfach ausgedrückt handelt es sich hierbei um eine allergische Reaktion gegen den eigenen Körper – das Immunsystem richtet sich also gegen den eigenen Wirt. Im Prinzip gilt hier, bezüglich der Entstehungsfaktoren, alles oben genannte, die Erkrankungssymptome sind jedoch schwerwiegender, da ja körpereigenes Gewebe angegriffen und zerstört wird, und auch die Krankheitsprognose ist – je nach Stadium der Krankheit – meist deutlich ungünstiger. Trotzdem ist auch hier eine immunstabilisierende Konstitutionsbehandlung sinnvoll, schon um ein weiteres Fortschreiten des Krankheitsprozesses zu verhindern.

Wie zeigen sich allergische Krankheiten?

Es gibt Krankheiten, die durch ihre Symptome und die Art ihres Auftretens sofort als Allergien zu erkennen sind – allergische Sofortreaktionen auf Pollen, Nahrungsmittel oder Wespenstiche. Es gibt aber auch Krankheiten, bei denen allergische Reaktionen maskiert ablaufen, d. h., sie verstecken sich hinter allergie-untypischen Krankheitssymptomen und sind daher nicht sofort als Allergie erkennbar – z. B. Kopfschmerzen oder Kreislaufstörungen bei einer Nahrungsmittel-Allergie.

Allergie-Diagnostik

Um herauszufinden, ob ein Mensch Allergiker ist und auf welche Substanzen er reagiert, gibt es verschiedene Methoden. In hautärztlichen oder allergologischen Praxen werden am häufigsten Tests angewendet, bei denen Testsubstanzen entweder mittels Pflaster auf die Haut geklebt, in eingeritze Hautstellen gerieben oder in die Haut gespritzt werden. Anschließend wird über einen Zeitraum von ein bis zwei Tagen beobachtet, ob und durch welche dieser Stoffe entzündliche Reaktionen an der entsprechenden Hautstelle entstehen.

Bei diesen Tests gibt es folgende Probleme:

- Da nicht beliebig viele Substanzen getestet werden können, muss eine Vorauswahl getroffen werden. Diese besteht aus den häufig auftretenden Allergenen, während seltene Stoffe nicht getestet werden, solange kein Verdacht darauf besteht, dass sie Allergieauslöser sind.
- Besonders bei den Tests, zu deren Zweck die Haut verletzt wird (Einritzen, Injektion), werden wichtige Abwehrfunktionen einer intakten Hautoberfläche außer Kraft gesetzt bzw. umgangen. Dadurch reagiert das Immunsystem anders, als es das unter normalen Bedingungen im täglichen Leben tun würde. Üblicherweise – von Verletzungen mal abgesehen – gelangt ein Stoff erst dann ins Körperinnere, wenn er die Schutzbarrieren von Haut oder Schleimhäuten überwunden hat.

- Das Abwehrverhalten von Schleimhäuten und der Haut ist nicht gleich. Daher sind die Ergebnisse, die ein Hauttest liefert, nicht ohne Weiteres auf allergische Reaktionen von Schleimhäuten übertragbar. Dies sollte man vor allem bei der Testung auf Lebensmittel beachten. In diesem Bereich sind Hauttests völlig unbrauchbar.
- Zusätzlich zu den zuvor genannten Punkten ist zu beachten, dass die *gleichzeitige* Auseinandersetzung des Immunsystems mit *vielen* verschiedenen Stoffen, die auf *künstlichem* Wege in den Körper gelangen, absolut nicht der Situation entspricht, wie sie im täglichem Leben auftritt.

Aber es gibt noch einen weiteren kritischen Punkt bei den genannten Tests, der bei einem allergischen Kind beachtet werden sollte:

- Bei einer vorhandenen allergischen Grundbereitschaft (Allergische Diathese) kann die oben beschriebene Provokation des Immunsystems durch das Einbringen mehrerer potentiell allergener (allergieauslösender) Substanzen auf künstlichem Wege dazu führen, dass allergische Reaktionen erst provoziert oder weiter intensiviert werden.

Vor allem zur Diagnose von Nahrungsmittel- und Pollenallergien sind die verfügbaren Bluttests, z. B. der ELISA-Test (Enzyme Linked Immunosorbent Assay), besser geeignet. Vereinfacht ausgedrückt wird dabei mit labortechnischen Methoden geschaut, ob die Abwehrzellen des Bluts auf die getesteten Substanzen allergisch reagieren. Der einzige *Nachteil* dieser schonenden und genauen Allergie-Diagnostik sind deren Kosten.
Privatkassen und private Zusatzversicherungen übernehmen die Kosten in aller Regel. Bei den gesetzlichen Kassen sollten die Bedingungen für eine Kostenübernahme vorher angefragt werden.
Eine weitere Möglichkeit der Allergie-Diagnostik besteht mit dem Vegatest-Verfahren, einer bioelektronischen Funktionsdiagnostik. Der Vegatest Expert o. ä. Geräte werden meist von Heilpraktikern genutzt, sind aber auch in einigen Arztpraxen zu finden, z. B. bei Zahnärzten, um die Verträglichkeit von Zahnmaterialien zu testen, bevor diese im Mund *verbaut* werden. Vorteile sind die einfache Testung über den Hautwiderstand, die bei Kindern ab 3 Jahren problemlos erfolgen kann, sowie die umfangreiche Abklärung von Belastungsfaktoren (vegetativ, lymphatisch, Impfbelastungen, ...), Unverträglichkeiten und Mangelzuständen. Auch zur einfachen Kontrolle des Therapiefortschritts ist dieses Verfahren gut geeignet.

Die schulmedizinische Allergie-Behandlung

Die übliche *schulmedizinische Allergiebehandlung* besteht aus:

1. Meiden des Allergens
2. Medikamentöse anti-allergische Therapie
3. Desensibilisierungsverfahren

Hier einige kritische Bemerkungen zu diesem Vorgehen im Kindesalter:

Zu 1.: Das Meiden der allergieauslösenden Stoffe ist meist nur begrenzt möglich und häufig mit starken Einschränkungen der Lebensqualität verbunden. Vorübergehend kann es durchaus sinnvoll sein, durch eine Allergen-Karenz das Immunsystem zu entlasten – eine Dauerlösung ist es aber meist nicht.

Zu 2.: Eine medikamentöse Unterdrückung der allergischen Reaktion durch Antihistaminika und Cortison kann im Akutfall sinnvoll sein, als Dauerstrategie ist sie für Kinder nicht geeignet und meist auch nicht nötig.

Zu 3.: Mit einer Desensibilisierungskur soll die Akzeptanz des Immunsystems für einen allergieauslösenden Stoff erreicht werden. Erfahrungsgemäß ist dies mit viel Aufwand auch zu erreichen. Da jedoch die zugrundeliegende Problematik eines überschießend, also allergisch, reagierenden Immunsystems weiter besteht, sucht sich das Immunsystem häufig ein neues Allergen. So werden nach einer entsprechenden Desensibilisierung beispielsweise die Birkenpollen vom Immunsystem akzeptiert, dafür reagiert nun der Organismus auf die Gräserpollen allergisch.

Im Kindesalter sind Allergien noch sehr gut konstitutionell behandelbar und erfahrungsgemäß damit eine Desensibilisierung nicht nötig.

Ganzheitliche Allergie-Therapie

Eine erfolgreiche Allergietherapie sollte Wege gehen, die über das Meiden der auslösenden Stoffe („Allergenkarenz“) und die medikamentöse Unterdrückung der Symptome hinausgehen. Der wichtigste therapeutische Ansatz ist dabei die *Konstitutionstherapie* – mit dem Ziel, die grundsätzliche Überempfindlichkeit des Allergikers und seine überschießenden Reaktionsmuster abzubauen. Behandelt wird also nicht die *allergische Erkrankung*, sondern der *Allergiker* als ganzer Mensch mit all seinen individuellen Besonderheiten und seinen Lebensbedingungen. Wie im Teil 1 des Buches ausführlich beschrieben, ist der Darm mit seinen vielfältigen Aufgaben der zentrale Ort für Gesundheit. Eine *konstitutionelle Therapie* wird in erster Linie die Dreierkombination *Schleimhaut-Flora-Lymphsystem* stabilisieren (siehe Kapitel *Lymphsystem* und *Lymphatismus – Skrofulose*).

Für Kinder in den ersten 2–3 Lebensjahren reicht meist eine Konstitutionsbehandlung (siehe Kapitel *Lymphatismus – Skrofulose*) und eine konsequente Meidung von zusätzlichen Belastungsfaktoren, wie oben beschrieben. Bei älteren Kindern und Jugendlichen kann eine **zusätzliche** Entlastung und Beruhigung des darmständigen Immunsystems, sinnvoll und hilfreich sein:

Synerga (Laves) oder *Colibiogen Kinder* (Laves)	**1 Teelöffel morgens**
Kombinieren mit einem der unten genannten Bindemittel:	
Bolus alba comp. (Wala)	**1 Teelöffel Pulver** auf 1 Glas warmes Wasser, schluckweise abends vor dem Schlafen trinken
Myrrhinil Intest (Repha)	**2 Dragées abends** vor dem Schlafen
Activomin (Pharmawerk)	**1–2 Kapseln abends** vor dem Schlafen
Detoxsan (Heck Bio Pharma)	**2–3 g Pulver** auf 1 Glas warmes Wasser, abends vor dem Schlafen trinken

Die Kombination aus konstitutioneller Tropfenmischung, E.-coli-Präparat (Synerga, Colibiogen Kinder) und Bindemittel sollte für mindestens 2–3 Monate eingenommen werden.

Hinweis für Therapeuten

Eine bewährte Möglichkeit das Immunsystem zu stabilisieren, ist die Durchführung einer Eigenblutbehandlung. Im Kindesalter wird man dafür die potenzierte, oral einzunehmende Anwendung wählen. Für Jugendliche kann dann auch die gespritzte Form sinnvoll sein.

Potenzierte Eigenbluttherapie

Es wird ein 20 ml Braunglasfläschchen, 40%iges Ethanol und ein Hämostilett benötigt. Für die Herstellung entnimmt man mit einem Hämostilett einen Tropfen Blut aus dem Ohrläppchen und fängt diesen im Glasfläschchen auf. Man verdünnt mit 90 Tropfen Alkohol und potenziert das Ganze durch 100 Schüttelschläge zu einer C1. In einer Apotheke lässt man dann mit einem entsprechenden Rezept aus dieser C1 Potenz die weitere Potenzierung zu 20 ml C6 durchführen. Der Patient nimmt davon morgens vor dem Frühstück 5 Tropfen ein. Für eine Weiterpotenzierung braucht es einen kleinen Rest der C6, damit aus dieser dann die nächste Potenz, also eine C7, hergestellt werden kann.

Dieses Prozedere kann nach Bedarf bis zu einem Jahr durchgeführt werden. Bei einer reinen Pollenallergie kann das potenzierte Eigenblut jahreszeitlich passend eingesetzt werden. Dafür wird es nur im Winterhalbjahr eingenommen und im Sommerhalbjahr wird pausiert. Eine weitere Wirkverstärkung ergibt sich durch die Zugabe einer Ampulle *Folliculi lymphatici aggregati C6* (Fa. Wala) zu der C6.

Eigenblut-Injektionskur[54]

Eine gespritzte Eigenblutkur wirkt immunmodulierend, indem die stabile, angemessene Funktionsweise des Abwehrsystems gestärkt wird. Damit wirkt sie aktivierend auf ein müdes, träges Immunsystem und beruhigend auf ein überaktives Immunsystem. Die Injektion besteht aus dem venös entnommenen Blut und einem homöopathischen Medikamentenkomplex, der dann gemeinsam in den Gesäßmuskel zurückgespritzt wird. Das Blut wirkt dabei als Reizverstärker, entsprechend wird die Menge des Blutes an den gewünschten Effekt angepasst. Wenig Blut (0,5 ml) für eine immunologisch beruhigende Wirkung, mehr Blut (bis 2 ml) für eine immunologisch anregende Wirkung. Die Mittelbeimischung besteht aus einem Basisanteil (siehe unten) und einem spezifischen, symptomabhängigen Anteil (siehe die jeweilige allergische Erkrankung).

Eine Injektionskur besteht aus insgesamt 10 Injektionen, wobei in der Regel zweimal die Woche gespritzt wird. Die ganze Kur dauert also 5 Wochen und erfolgt bei einer saisonalen Allergie **vor** der eigentlichen Pollenzeit.

Beispiel einer Ampullenkombination für eine Eigenblut-Injektionskur bei allergischer Erkrankung:

1 Ampulle *Folliculi lymphatici aggregati D6* (Wala)
1 Ampulle *Infi Myosotis* (Infirmarius Rovit)
1 Ampulle *Allergie Injektopas* (Pascoe)
in einer 5 ml Spritze aufziehen

Nun mit dieser Spritze 0,5 ml venöses Blut abnehmen, sanft mischen und alles zusammen in die Gesäßmuskulatur (intramuskulär) zurückspritzen.

[54] **Achtung:** Erkundigen Sie sich über die für Ihren Berufsstand und Arbeitsort geltenden gesetzlichen Bestimmungen bezüglich der Durchführung von Eigenblut-Behandlungen.

Typische allergische Krankheiten

Es werden nun einige typische allergische Krankheiten besprochen, die bei Kindern häufig auftreten:

Heuschnupfen (Pollinose)

Die klassische Heuschnupfenzeit beginnt, je nach Wohnort und Witterung, Anfang Februar mit der Haselnussblüte und endet im Juni, wenn nach dem Mähen der Wiesen die blühenden Gräser verschwunden sind. Bei der Blüte werden reichlich Blütenpollen in die Luft abgegeben und können bei empfindlichen Menschen die Atemwegsschleimhaut und die Augenbindehaut reizen.

Doch warum lösen Pollen überhaupt so häufig Allergien aus? Das liegt an den reichlich enthaltenen Eiweißen – diese werden vom menschlichen Organismus als fremd wahrgenommen und lösen eine mehr oder weniger deutliche immunologische Abwehrreaktion aus. Ganz allgemein gilt, dass hochpotente konzentrierte Eiweißbaustoffe immer auch ein gewisses allergenes Potenzial haben – Milchprodukte, Getreide, Nüsse, Eier, ... und eben auch Pollen.

Gelangen diese in der Luft befindlichen Pollenproteine in Augen, Nase und Bronchien, so kann es zu heftigen Abwehrreaktionen des Immunsystems kommen. Meist spielt sich das entzündliche Abwehrgeschehen ausschließlich lokal, an der betroffenen Schleimhaut ab. Dabei sind in den ersten Jahren überwiegend Augen und Nase betroffen. Reagieren die Bindehäute der Augen mit einer Entzündung (Allergische Konjunktivitis), dann ist das Augenweiß deutlich gerötet und es entsteht das Gefühl, als ob Sand oder irgendein Fremdkörper ins Auge geraten sei. In schweren Fällen schwellen die Lider so stark an, dass die Augen zuschwellen. Es bildet sich weißlichgelber Schleim im Auge, was zu morgendlich verklebten Augenlidern führen kann. Bei einer Beteiligung der oberen Atemwege ist die Nasenatmung durch die Schwellungszustände der Nasenschleimhaut behindert und es muss durch den Mund geatmet werden. Dabei wird die Schleimproduktion stark gesteigert, manchmal läuft es wie Wasser aus der Nase, es kann aber auch eine sehr unangenehme Trockenheit auftreten.

Wird ein Heuschnupfen nicht konstitutionell behandelt, besteht die Tendenz, dass er von Jahr zu Jahr schlimmer wird und mit der Zeit auch tiefer rutscht, auf die unteren Atemwege. Dies äußert sich dann meist mit einer Verengung bzw. Verkrampfung der Bronchien mit Atemnot und heftigem Husten, bei dem der Schleim nur sehr mühsam abgehustet werden kann. Der Übergang in eine spastische Bronchitis bzw. ein Bronchialasthma stellt immer ein ernsthafteres, tiefer gehendes Krankheitsgeschehen dar und bedarf der ganzheitlichen Behandlung.

Zu Beginn kann die Kombination mit schulmedizinischen Akutmitteln nötig sein – bei konstitutionell behandelten Kindern kann meist sehr schnell auf sie verzichtet bzw. die Einnahmehäufigkeit deutlich reduziert werden.

In seltenen Fällen kann es im Rahmen eines Heuschnupfens auch zu einer generalisierten Krankheitssymptomatik kommen. Hierbei erhöht sich die Körpertemperatur auf 38 °C bis 39 °C. Man spricht dann von Heufieber. In diesen Fällen entsteht meist ein starkes Krankheitsgefühl, eventuell auch mit Kopf- und Gliederschmerzen.

▸ Behandlungsvorschläge für akute Allergiesymptome

Heuschnupfenmittel (DHU)	**3–5 x täglich 1 Tablette** lutschen Bei akuten Heuschnupfensymptomen
Proal spag. Peka N Globuli (Pekana)	**3–4 x täglich 5–10 Kügelchen** (altersabhängig) Bei akuten Heuschnupfensymptomen, Juckreiz
Proal spag. Tropfen	**3 x täglich 5–15 Tropfen** auf etwas Wasser (altersabhängig)
Aralia H 230 (Nestmann)	**3 x täglich 5–15 Tropfen** auf etwas Wasser (altersabhängig)
Luffa Nasentropfen (DHU)	Bei Bedarf mehrmals täglich, beruhigt die gereizte Nasenschleimhaut
Echinacea Quarz comp. Augentropfen (Wala)	Bei allergischer Bindehautentzündung mit Infektion
Euphrasia Augentropfen (Wala)	Bei allergischer Bindehautentzündung, stabilisiert die Lymphfunktionen der Augen
Augenpflege (Salus)	Im Kühlschrank aufbewahren. Bei Bedarf mit Augenpflege getränkte Wattepads auf die Augen als kühle Feuchtkompresse auflegen. Angenehm kühlend und beruhigend bei gereizten Augen.

Nesselsucht (Urtikaria)

Bei der Nesselsucht handelt es sich um eine allergische Reaktion, die auf der Haut abläuft. Es entstehen kleine oder größere Blasen oder die Haut ist flächig stark geschwollen. Dies kann am ganzen Körper auftreten, aber auch nur lokal begrenzt. Ist das Gesicht betroffen, dann schwellen die Augen und der Mund stark an, sodass der Betroffene sehr entstellt aussehen kann. Gelegentlich schwellen auch die Fußsohlen an, so dass der Betroffene das Gefühl hat, auf schmerzhaften Polstern zu laufen. Typisch für Urtikaria ist heftiger Juckreiz.

Auslöser für eine Nesselsucht können unzählige Nahrungsmittel sein, aber auch Stoffe, die auf die Haut direkt einwirken (z. B. Insektenstiche, Kosmetika, Schminke, Salben). Auch eingenommene oder injizierte Arzneimittel (Antibiotika, Impfstoffe, Schmerzmittel) sind potentielle Auslöser – vor allem, wenn sie artfremde (tierische) Eiweiße enthalten.

Bei Kindern tritt eine Nesselsucht gehäuft nach schwächenden Infekten auf. Ein auslösender Cofaktor sind häufig Temperatur-, Berührungsreize und Stressbelastungen. Die Dauer einer Urtikaria ist sehr unterschiedlich. Manchmal bildet sie sich schon nach wenigen Stunden wieder zurück und tritt auch nicht mehr auf, manchmal dauert es aber auch einige Wochen, in denen die Nesselsucht immer wieder aufblüht. Wie so häufig, gibt es auch hier nicht den **einen** auslösenden Faktor, sondern es braucht vielmehr ein Zusammenkommen von mehreren Belastungsfaktoren, die der Organismus dann nicht mehr kompensieren kann. Bei einer entsprechend belasteten Grundsituation kann dann ein normalerweise unproblematischer Reiz zum Tropfen werden, der das Fass zum Überlaufen bringt.
Hier trotzdem noch ein paar Klassiker, die eine *hitzige Wirkung* auf den kindlichen Organismus haben und damit das Nerven- und Immunsystem *anheizen*. Darunter auch hochpotente Allergene, die bereits in Kleinstmengen für den kindlichen Organismus unverträglich sind und weitestgehend gemieden werden sollten:

- Zucker, zuckerhaltige Getränke und sonstige Süßigkeiten
- Gewürzte und geräucherte Wurstwaren (Salami, Speck u. a.)
- Spritzmittel (Insektizide, Pestizide, …), die in der Landwirtschaft eingesetzt und über Nahrungsmittel aufgenommen werden können
- Natriumglutamat, das als sogenannter Geschmacksverstärker in vielen Fertiggerichten, Fertigsaucen, als Gewürzsalz auch auf Chips u.v.m enthalten ist. Es ist deklarationspflichtig, also die Packungsangaben anschauen und in Gaststätten die Liste der verwendeten Zusätze lesen
- andere Zusatzstoffe der Lebensmittelindustrie (Konservierungsmittel, Farbstoffe, Stabilisatoren, …)

▸ Behandlungsvorschläge

Apis D6	**3–4 x täglich 5 Kügelchen** oder **3–4 x täglich 1 Tablette** lutschen Nesselsucht mit Quaddeln und Schwellungsödemen
Cantharis D6	**3–4 x täglich 5 Kügelchen** oder **3–4 x täglich 1 Tablette** lutschen Nesselsucht mit größerer Blasenbildung
Apis F Komplex (Nestmann)	**3 x täglich 5–15 Tropfen** auf etwas Wasser (altersabhängig) Bewährtes Komplexmittel

Eine zusätzliche, gezielte Stabilisierung des darmständigen Immunsystems bringt meist eine schnelle Besserung:

Synerga (Laves) oder	**1 Teelöffel morgens**
Colibiogen Kinder (Laves)	**1 Teelöffel morgens**

Je nach Gesamtsituation kann eine allgemeine konstitutionelle Stabilisierung nötig werden – wie sie im Kapitel *Lymphatismus – Skrofulose* beschrieben ist.

Neurodermitis (Endogenes Ekzem)

Nicht jedes frühkindliche Ekzem ist eine beginnende Neurodermitis. Allerdings ist die Grenze zwischen einer lymphatischen Ersatzausscheidung über die Haut und einer allergischen Neurodermitis nicht immer ganz eindeutig zu ziehen. Ein recht sicherer Hinweis auf ein harmloses Ausscheidungsekzem ist ein fehlender oder nur gering ausgeprägter Juckreiz – dessen Behandlung wird im Kapitel *Hautausschläge* besprochen. In diesem Kapitel geht es also um die Allergieerkrankung Neurodermitis, die sehr unterschiedliche Verläufe nehmen kann. Häufig beginnt es mit Rötung und kleinen Bläschen in den Ellbeugen und Kniekehlen und kann sich dann auf den ganzen Körper ausbreiten, wobei der Hals, das Gesicht (um die Augen) und die Innenseiten der Handgelenke besonders betroffen sind. Typisch für die Neurodermitis ist auch eine lederartige Verdickung der Haut an den betroffenen Stellen, die zu einem Spannungsgefühl führt. Dazu kann die Haut schuppig abschilfern. Durch den heftigen Juckreiz sind fast immer blutige Kratzspuren zu sehen. Werden die Bläschen aufgekratzt, nässt das Ekzem und beim Trocknen des Sekretes bilden sich gelbliche Krusten. Beim Kratzen besteht auch die Gefahr, dass Krankheitskeime in die Wunde kommen. In diesen Fällen können bakterielle Entzündungen hinzukommen, die das bereits geschwächte Immunsystem zusätzlich belasten.

Für Therapeuten und interessierte Eltern

Die Neurodermitis ist eine allergische Krankheit, bei der die konstitutionelle Situation die wichtigste Rolle spielt. Man nennt diese Form von Allergien „Atopie“ und Kinder, die daran leiden, werden als „Atopiker“ bezeichnet. Grundproblem der Atopie ist der Mangel von Immunglobulin A, das von der Schleimhaut sezerniert wird (sIgA) und eine wichtige Funktion für das schleimhautständige Immunsystem hat. Es kann sich hierbei sowohl um einen genetischen Defekt bei der Bildung des IgA als auch um einen reifungsbedingten bzw. erworbenen Mangel handeln.

In Stuhluntersuchungen kann der Wert des sIgA bestimmt und kontrolliert werden (siehe dazu auch das Kapitel *Das Lymphsystem/Stuhldiagnostik*). Normalisiert sich unter Therapie der sIgA-Wert, so korreliert das auch mit einer günstigen Krankheitsprognose. Einen Mangel an Immunglobulin A versucht der menschliche Organismus durch eine vermehrte Produktion von Immunglobulin E (IgE) zu kompensieren, das aber eigentlich ganz andere Aufgaben hat. Das IgE hat die problematische Eigenschaft, sich an bestimmte Abwehrzellen der Haut zu heften, die sogenannten Mastzellen, die Histamin enthalten. Diese Zellen setzen daraufhin das Histamin in großen Mengen frei. Histamin ist ein Stoff, den der Körper – streng dosiert und lokal begrenzt – braucht, um akute Entzündungen als sinnvolle Abwehrreaktionen in Gang zu setzen. Wird Histamin aber in zu großen Mengen freigesetzt und nicht rechtzeitig wieder neutralisiert, entstehen heftige, überschießende, also allergische Reaktionen, die sich bei der Neurodermitis als stark juckende Entzündungen der Haut zeigen.

Die Zahl der an Neurodermitis erkrankten Kinder hat in den letzten Jahrzehnten drastisch zugenommen – einige der Gründe dafür werden wir uns im Folgenden näher anschauen. Vor allem wenn eine familiäre Vorbelastung besteht, zeigt das frühe Auftreten einer Neurodermitis eine tiefergehende immunologische Fehlregulierung an – die nichtsdestotrotz sehr gut auf eine naturheilkundliche Behandlung anspricht. So gelingt es bei frühem vernünftigen Verhalten – konstitutionell stabilisierender Behandlung und Meiden bekannter Belastungsfaktoren – und einem guten Teil Geduld meist gut, die immunologische Situation zu beruhigen. Auch wenn es nicht immer gelingt, die Neurodermitis dauerhaft auszuheilen, so wird doch wenigstens eine deutliche Symptomlinderung von Hautausschlägen und Juckreiz erreicht.

Die Neurodermitis manifestiert ihre Symptome zwar auf der Haut, ihre ursächlichen Hintergründe sind aber im Darm zu suchen, genauer gesagt in einer gestörten Funktion der Dreierkombination Darmschleimhaut-Darmflora-Darmlymphsystem[55]. Damit gehört die Neurodermitis ebenfalls zu den Krankheiten, die auf der Basis des Lymphatismus entstehen. Es gelten alle beschriebenen Störfaktoren, die das Lymphsystem belasten, auch als Auslöser oder als Verstärkungsfaktoren für diese Krankheit.

[55] Laborparameter: sIgA (Stuhl), IgE (Blut).

Die Beobachtungen in der Praxis zeigen, dass es einige Faktoren gibt, die für die Auslösung einer Neurodermitis besondere Bedeutung haben:

- Ernährung: Ungestillte oder früh abgestillte Säuglinge werden sehr früh mit artfremdem Eiweiß konfrontiert, das in der noch unvollständig aufgebauten Dreierkombination *Schleimhaut-Flora-Lymphsystem* für Irritationen sorgen kann (fast jede im Handel befindliche übliche Säuglingsnahrung enthält Kuhmilcheiweiße – auch die hypoallergenen HA-Produkte). Problematisch kann auch der frühe Kontakt mit Getreideeiweißen sein. Vor allem die heute gängigen Weizensorten besitzen hohes Allergenpotential. Mehr dazu im Kapitel *Ernährung*.
- Kinder, die durch Kaiserschnitt geboren werden, haben durch den verzögerten Aufbau ihrer Schleimhautflora eine erhöhte Neigung zu Neurodermitis und anderen allergischen Krankheiten. Ihnen fehlt die erste Ansaat mit Milchsäurebakterien aus der mütterlichen Scheidenflora, die beim natürlichen Geburtsvorgang übertragen werden. Leider hat sich die manuelle Übertragung von mütterlichem Scheidensekret auf den kaiserschnittentbundenen Säugling (Vaginal Seeding) noch nicht in jeder Geburtsklinik etabliert.
- Behandlung mit Antibiotika: Die damit verursachten Störungen der Schleimhautflora und der unterdrückende Charakter dieser Behandlungsweise fördern den Übergang eines Lymphatismus zu einer Skrofulose und damit die Entstehung einer Neurodermitis.
- Impfungen: Vor allem die frühen Mehrfachimpfungen wirken häufig als Initialzündung für Allergien (siehe Kapitel *Impfungen*)

▸ Behandlungshinweise

Die Behandlung eines Neurodermitis-Kindes hat zwei Anliegen:

- Linderung der aktuellen Symptome
- Behandlung der Gesamtsituation des Organismus, auf deren Basis die Neurodermitis entstanden ist (Stabilisierung der konstitutionellen Situation)

Beide Elemente sind gleich wichtig und sollten so aufeinander abgestimmt werden, dass sie sich gegenseitig ergänzen. Symptomlindernde Maßnahmen allein verbessern die konstitutionelle Situation nicht, und bis eine alleinige Konstitutionstherapie die Symptome deutlich verbessert, braucht es einfach Zeit.

Linderung der aktuellen Symptome – durch äußerliche Anwendungen

Üblicherweise werden die Akutsymptome mit äußerlichen Anwendungen behandelt. Sie sollen den Juckreiz mildern, die trockene Haut mild befeuchten, die gereizten Hautstellen beruhigen und die Abheilung fördern.

Eine grundsätzliche Bemerkung zum Thema *Salben*:
Aus den bereits genannten Gründen kann eine von außen wirkende Behandlung mit Salben nur eine lindernde Begleitmaßnahme sein, die eine innerliche Behandlung unterstützen sollte. In der Naturheilkunde werden Salben daher nur sehr sparsam eingesetzt. Sie werden vielleicht der Meinung sein, dass die empfindliche, trockene Haut eines Neurodermitis-Kindes wenigstens mit Fettsalben gepflegt werden muss. Dies mag auf den ersten Blick sinnvoll erscheinen, lässt aber einen wichtigen Rückkoppelungsmechanismus der Haut außer Acht: Das Einfetten von außen verringert die Eigenproduktion von Hautfett und Feuchtigkeit im Laufe der Zeit immer mehr. In Phasen akuter Hautreizung kann sich durch die Anwendung von Fettsalben der Juckreiz dramatisch verstärken. Ist dies der Fall, dann möglichst schnell auf eine leichtere Lotion umsteigen.
Noch problematischer sind Salben, die eine immunsuppressive Wirkung haben. Klassischerweise sind das Cortisonpräparate. Aber auch Salben mit den Wirkstoffen *Pimecrolimus* (Handelsnamen: Elidel; Douglan) bzw. *Tacrolimus* (Handelsname: Protopic) unterdrücken die Immunreaktionen der Haut ohne Einfluss auf die Ursachen der allergischen Reaktion zu nehmen. Die Firmeninformation zu den möglichen Nebenwirkungen dieser Präparate deuten auf eine tiefgreifende allgemeine Immunsuppression hin. Weiter heißt dies, dass die Salbenwirkstoffe nicht nur lokal auf der Haut wirken, sondern dass die Wirkstoffe auch in den Organismus aufgenommen werden. Für Kinder unter zwei Jahren ist Pimecrolimus nicht zugelassen! Viele Eltern von Neurodermitis-Kindern haben die Erfahrung bereits gemacht, dass die Hautsymptome durch eine dieser Salben rasch abklingen. Zu einer nachhaltigen Abheilung führt dies allerdings meist nicht. Die Unterdrückung der Hauptsymptome verschließt das Ausscheidungsventil Haut für die Zeit der Salbenanwendung – nach Absetzen der Salbe öffnet sich das Ventil wieder mit einem nun erhöhten Ausscheidungsbedarf. Wird dieses Pingpong-Spiel einige Male wiederholt, dann kommt das im Kapitel *Grundsätzliches zu Gesundheit und Krankheit* Genannte zum Tragen. Der Organismus reagiert mit einem *Ortswechsel* oder einem *Strategiewechsel.* Beides ist als Zeichen eines vertieften Krankheitsgeschehens zu sehen.

Die ultimative äußerliche Anwendung gibt es zwar nicht, aber doch einige gut bewährte Mittel, die versucht werden können:

Essig-Abwaschungen	1 Esslöffel Apfel- oder Obstessig auf 1 Liter lauwarmes Wasser geben. Juckende Hautstellen damit abwaschen oder abtupfen. Stabilisiert den Säureschutzmantel der Haut.
Echtes Labkraut (Galium verum)	2 Esslöffel des Krauts mit 1 Liter kochendem Wasser übergießen und 10 Minuten ziehen lassen. Auf Zimmertemperatur abkühlen lassen. Betroffende Hautstellen mit der Zubereitung abwaschen oder abtupfen. Oder als Feuchtkompresse anwenden.

Labkraut-Abwaschungen lindern den Juckreiz und haben eine stabilisierende Wirkung auf das Lymphsystem. Labkraut gehört zu den Heilpflanzen, die das Lymphsystems darin unterstützen, die reizenden Stoffwechselprodukte über die natürlichen Ausscheidungsorgane aus dem Körper zu befördern.

Die günstige Wirkung von Labkraut hat meinen Kollegen Friedemann Garvelmann veranlasst, eine Rezeptur für eine *Galium Lotion* zu entwickeln, die von der Amidor-Naturkosmetik hergestellt und vertrieben wird. Die Lotion enthält neben Labkrauttinktur auch noch die Schüßler-Salze 9 (Natrium phos. D6) und 10 (Natrium sulf. D6) und hat sich zur Pflege jeder Ekzem-Haut und zur Linderung des Juckreizes seit vielen Jahren bewährt.[56]

Dermaveel (Heel)	juckreizmindernde und befeuchtende Wirkung
Olivenöl oder Kokosöl	als mild befeuchtende Öle

Linderung der aktuellen Symptome – durch Entlastungen über die Ernährung

Bestehen Unverträglichkeiten auf bestimmte Nahrungsmittel, so müssen diese natürlich weitestgehend gemieden werden – zumindest über einen gewissen Zeitraum, bis die Gesamtsituation stabiler und damit belastbarer geworden ist.

In jedes Therapiekonzept gehört die Meidung von Nahrungsreizen, die das darmständige Nerven- und Immunsystem sowie das Lymphsystem belasten.

Folgende Nahrungsmittel und Lebensmittelzusatzstoffe sind bei dieser Krankheit problematisch und sollten daher gemieden oder zumindest stark eingeschränkt werden:

- Lebensmittel-Zusatzstoffe (Aroma-, Farb- und Konservierungsstoffe, Geschmacksverstärker, Stabilisatoren, Emulgatoren, …)
- Milch, aromatisierte und gezuckerte Milchprodukte (Fruchtjoghurts, …) und Milchmixgetränke (Kaba, …). Naturjoghurt in kleinen Mengen sowie Butter und Sahne sind meist unproblematisch

[56] Bezugsadresse im Anhang.

- Gewürzte Wurstwaren (Wienerle, Lyoner, Salami, …)
- Zucker und Süßigkeiten
- Zucker- und aromahaltige Getränke (Eistee, Limonaden, Cola, Mixgetränke)
- Weizenmehlprodukte sollten durch Dinkelmehlprodukte ersetzt werden; bei Kindern im Flaschen- und Breialter wird am besten auf glutenfreies Getreide umgestellt
- Haselnüsse und Erdnüsse
- Zitrusfrüchte

Einheimische Obst- und Gemüsesorten werden meist gut vertragen.
Eine Ernährungsumstellung nach den oben aufgeführten Empfehlungen entlastet das Lymphsystem und bringt meist eine rasche Verbesserung.
Es ist nicht sinnvoll, hier einen allgemeingültigen Zeitrahmen der Ernährungsumstellung anzugeben. Die konsequente Durchführung und Dauer ist abhängig vom Alter des Kindes, dem Krankheitsverlauf und nicht zuletzt auch vom Wohlwollen des Kindes. Da bei dieser Erkrankung auch psycho-emotionale Belastungen eine Rolle spielen, sind diätetische Einschränkungen immer eine gewisse Gratwanderung. Bei Kleinkindern thematisiert man sie am besten möglichst wenig, mit größeren Kindern kann man eine zeitlich begrenzte Vereinbarung treffen (z. B. 4–6 Wochen). Mehr dazu im Kapitel *Ernährung*.

Konstitutionelle Stabilisierung – durch Meiden von Belastungsfaktoren

- Bei Kindern, die bereits Symptome der Neurodermitis haben: Keine oder keine weiteren Impfungen in eine bereits belastete Krankheitssituation hinein. Sorgfältige Nutzen-Risiko-Abwägung im weiteren Lebensverlauf.
- Wenn ein oder beide Elternteile zu Allergien neigen: Impfungen nicht in der Hauptausreifungsphase der ersten beiden Lebensjahre. Danach sorgfältige Nutzen-Risiko-Abwägung.
- Bei Geschwistern eines Neurodermitis-Kindes: Impfungen nicht in der Hauptausreifungsphase der ersten beiden Lebensjahre. Danach sorgfältige Nutzen-Risiko-Abwägung.
- Antibiotika-Behandlung nicht bei banalen Infekten, unklaren Krankheitserregern und viralen Infekten.
- Nach Antibiotika-Einnahme sofortige kurmäßige Behandlung der Trias *Schleimhaut-Flora-Lymphsystem* (siehe Kapitel *Lymphsystem* und *Lymphatismus – Skrofulose*).
- Unterdrückende Behandlungen der Hautsymptome meiden.

Konstitutionelle Stabilisierung – durch darmtherapeutische Maßnahmen

Synerga (Laves) [alternativ *Colibiogen Kinder* (Laves)]	**1 Teelöffel morgens** E.-coli-Bakterienpräparat; stabilisiert das darmständige Immunsystems, wirkt dadurch antiallergisch
Activomin (Pharmawerk)	**1–2 Kapseln abends** vor dem Schlafen Huminsäure-Präparat

Die natürlichen Huminsäuren binden Histamin, Entzündungsstoffe u. a. Problemstoffe im Darm und entlasten damit die Dreierkombination *Schleimhaut-Flora-Lymphsystem*. Bei Kindern, die noch keine Kapseln einnehmen können, kann der Inhalt der geöffneten Kapseln in etwas Wasser aufgelöst oder direkt eingenommen werden.
Alternativ die im vorigen Kapitel genannten Basistherapeutika.

Konstitutionelle Stabilisierung – durch Konstitutionstherapie

Mit den im Kapitel *Lymphatismus – Skrofulose* beschriebenen Maßnahmen kann die zugrundeliegende konstitutionelle Situation verbessert werden. Handelt es sich um eine sehr ausgeprägte Neurodermitis-Symptomatik, tut man gut daran, die Behandlung der komplexen Situation in erfahrene, naturheilkundlich arbeitende Therapeutenhände zu geben. Gemeinsam kann dann ein sinnvolles und individuell passendes Behandlungskonzept zusammengestellt werden.

Wie bereits oben bei den äußerlich angewendeten Mitteln aufgeführt, haben wir mit dem *Echten Labkraut* eine einheimische Heilpflanze, die sowohl den Lymph- als auch den Hautbezug hat. Das macht sie zum wertvollen Bestandteil einer konstitutionellen Mischung.

Teemischung mit weiteren juckreizlindernden und lymphstabilisierenden Heilkräutern

Echtes Labkraut (Galii veri Hb.) *Feldstiefmütterchenkraut (Violae tricoloris Hb.)* *Melissenblätter (Melissae Fol.)*	Zu gleichen Teilen mischen lassen
Je 1 Teelöffel mit ¼ Liter kochendem Wasser übergießen und fünf Minuten ziehen lassen Von dem Aufguss **2–3 Tassen pro Tag** trinken	

Eine *konstitutionelle Tropfenmischung* – wie im Kapitel *Lymphatismus – Skrofulose* beschrieben – kann bei Neurodermitis ebenfalls mit echtem Labkraut ergänzt werden:

Galium verum Urtinktur	**20 ml**

Eine weitere sinnvolle Therapie stellt das potenzierte Eigenblut dar – wie im Therapeutenhinweis im *Allergie*-Kapitel beschrieben – vor allem bei ausgeprägter Symptomatik oder unbefriedigender Wirkung der oben genannten Mittel:

Eigenblut C6	**3–5 Tropfen morgens**

Bronchialasthma (Asthma bronchiale)

Es werden verschiedene Formen des Bronchialasthmas unterschieden, von denen die wichtigsten sind: Allergisches Asthma, Infektasthma und Belastungsasthma. Beim Allergischen Asthma sind es bestimmte Stoffe, aber auch Kälte, die einen Asthmaanfall auslösen. Beim Infektasthma kommt es im Rahmen von Infekten der Atemwege zu asthmatischen Zuständen und beim Belastungsasthma führen körperliche Anstrengungen zu den unten beschriebenen Verkrampfungen (Spastik) der kleinen Bronchien. Begünstigt wird dies zusätzlich durch kalte Atemluft. Belastungsasthma bereitet Kindern vor allem beim Sport Probleme und kann die körperliche, aber auch geistige Leistungsfähigkeit stark einschränken.

Allen Asthmaformen liegt eine Fehlsteuerung in der Spannung der Ringmuskulatur der kleinen Ästen der Bronchien (Bronchiolen) zugrunde, kurz bevor diese in die Lungenbläschen münden. Hier kommt es zu Verkrampfungen, die zur Abschnürung des Luftweges führen. Erschwerend kommt hinzu, dass sich sehr zähflüssiger Schleim bildet, der nur schwer abgehustet werden kann. Diese beiden Mechanismen zusammen führen zu den typischen Asthmasymptomen, die mit sehr unterschiedlicher Intensität und Dauer auftreten können. Dies kann ein vorübergehendes Beklemmungs- oder Engegefühl im Brustkorb mit Atemnot und Reizhusten sein, was sich nach wenigen Minuten wieder normalisiert, kann aber auch als schwerer Asthmaanfall auftreten, der ein schnelles notfallmedizinisches Eingreifen nötig macht. Typisch bei asthmatischen Zuständen ist, dass vor allem die *Ausatmung* behindert ist, was zu einer Überblähung der Lunge führt.

Beim Asthmatiker entstehen in der Lunge ganz typische pfeifende und quietschende Atemgeräusche, die oft schon mit dem bloßen Ohr zu hören sind. Mit dem Stethoskop hört man sie über der Lunge auch bei sehr dezenten asthmatischen Zuständen. Die Geräusche entstehen durch die zähen Schleimfäden, die wie Gitarrensaiten in der Strömung der Atemluft schwingen.

Bei einigen Säuglingen und Kleinkindern treten die beschriebenen Verkrampfungen der Bronchiolen im Verlauf einer Bronchitis auf. Man spricht in einem solchen Fall von einer *spastischen Bronchitis.* Dies ist zwar noch kein echtes Bronchialasthma, kann aber als Vorstufe davon betrachtet werden, denn die asthmatypische Krampfneigung der Bronchiolen ist bereits vorhanden.

Naturheilkundlich betrachtet handelt es sich bei den meisten der in der Kindheit auftretenden Asthmaformen um Fehlsteuerungen auf der konstitutionellen Basis von Lymphatismus bzw. Skrofulose – zusätzlich durch eine Regulationsstörung im vegetativen Nervensystem verstärkt –, die sich in einer übersteigerten Krampfbereitschaft zeigt.

Diagnostisch sollten die bei den anderen allergischen Erkrankungen bereits genannten Belastungsfaktoren abgeklärt und gegebenenfalls entsprechend behandelt werden. Für die Behandlung einer akuten spastischen Bronchitis finden sich Tipps in den Kapiteln *Husten* und *Bronchitis.*

▸ Behandlungshinweise

Das Behandlungskonzept für ein asthmakrankes Kindes besteht immer aus zwei Komponenten:

- Linderung der aktuellen Symptome
- Behandlung der Gesamtsituation des Organismus, auf deren Basis das Bronchialasthma entstanden ist, mit einer Konstitutionstherapie über einen längeren Zeitraum

Die Behandlung der Symptome hängt stark vom Schweregrad der Krankheit und vom aktuellen Zustand des betroffenen Kindes ab. Da ein schwerer Asthmaanfall lebensbedrohlich ist, muss in diesem Fall eine schulmedizinische Notfall- oder Akuttherapie im Vordergrund stehen, die dem Kind das Atmen so schnell wie möglich wieder erleichtert. Hierzu sind stark wirksame Medikamente notwendig, die nicht durch naturheilkundliche Maßnahmen ersetzt werden können.
Neben den Notfallmedikamenten ist es häufig notwendig, bronchienentkrampfende und -erweiternde Medikamente (meist als Spray), zumindest über eine gewisse Zeit regelmäßig anzuwenden. In diesem Fall ist es gut möglich, und auch sinnvoll, die schulmedizinische Behandlung mit der Naturheilkunde zu kombinieren. Es gibt zwar auch pflanzliche und homöopathische Mittel, die eine gewisse entkrampfende Wirkung haben, aber in vielen Fällen sind diese Mittel nicht ausreichend wirksam.

Die Stärken der Naturheilkunde liegen in der Stabilisierung der konstitutionellen Situation mit dem Ziel, die Neigung zur asthmatischen Krankheitsbereitschaft zu reduzieren bzw. nach Möglichkeit aufzuheben. Dabei bildet die *Behandlung des Lymphatismus* den Kern der Konstitutionstherapie. Dazu gehört auch die Aufklärung über die mögliche Einflussnahme durch Lebensführung, Ernährung und Meidung von Belastungsfaktoren (siehe dazu die ausführliche Liste im vorigen Abschnitt *Neurodermitis*).

Die Behandlung eines Asthma-Kindes gehört unbedingt in die Hand eines erfahrenen, naturheilkundlich arbeitenden Arztes oder Heilpraktikers. Hier wird dann ein langfristiges Konzept erarbeitet, das sowohl die Akut- als auch die Konstitutionstherapie berücksichtigt.

Im Folgenden werden einige bewährte pflanzliche und homöopathische Mittel aufgeführt, die einen Beitrag in der Asthma-Behandlung leisten können.

Heilpflanzen, die die Krampfbereitschaft der Bronchien reduzieren:

Gänsefingerkraut (Potentilla anserina)	Für einen **Tee-Aufguss** wird das Kraut (Anserinae herba) verwendet.
Zitronenmelisse (Melissa officinalis)	Für einen **Tee-Aufguss** werden die Melissenblätter (Melissae folia) verwendet. Die Melisse wirkt nicht nur entkrampfend, sondern gleicht auch das vegetative Nervensystem aus.

Hier eine Teemischung mit schleimlösender, lungenstärkender, krampflösender, lymphstabilisierender Wirkung:

Königskerzenblüten (Verbasci Flor.) *Knotiges Braunwurzkraut (Scrophulariae Hb.)* *Gänsefingerkraut (Anserinae Hb.)* *Melissenblätter (Melissae Fol.)*	Zu gleichen Teilen mischen lassen
Je 1 Teelöffel mit ¼ Liter kochendem Wasser übergießen und zehn Minuten ziehen lassen Von dem Aufguss **2–3 Tassen pro Tag** trinken	

Entkrampfende Mittel aus der Homöopathie:

Magnesium phosphoricum D6 (Schüßler-Salz Nr. 7)	**2–3 Tabletten pro Tasse** (altersabhängig) Allgemeines *Krampfmittel*, auch bei Unruhezuständen. Die Tabletten können gut in dem oben genannten Tee aufgelöst genommen werden.
Ephedra D6	Bei chronischen Bronchialerkrankungen mit Verkrampfungen, auch mit Kreislauflabilität
Cuprum metallicum D6	Allgemeines Krampfmittel
Melissa Cupro cultum Rh D3 (Weleda)	(Alkoholfreie Zubereitung) Dosierung: siehe Firmeninfo Eine günstige Kombination von krampflösendem Kupfer und Melisse
Grindelia D4	Bei Asthma mit sehr zähem, schwer abzuhustendem Schleim Aktiviert die Immun- und Entgiftungsfunktionen der Milz Lymphstabilisierende Wirkung
Kalium chloratum D6 (Schüßler-Salz Nr. 4)	Löst und verflüssigt festsitzenden Schleim
Hier noch einige bewährte Komplexmittel:	
Yerba Santa Komplex (Nestmann)	**3 x täglich 5–10 Tropfen** (altersabhängig)
Deas (Pekana)	**3 x täglich 5–10 Tropfen** (altersabhängig)

Hinweise für Therapeuten:

Gute Erfahrungen macht man auch bei Kindern mit Asthma bronchiale, spastischer Bronchitis oder chronischen Atemwegsobstruktionen mit der *Eigenblut-Behandlung*, wie im *Allergie*-Kapitel beschrieben.

Von den nicht-medikamentösen Verfahren der Naturheilkunde bewährt sich bei Asthma bronchiale das trockene Schröpfen auf dem Rücken des Brustkorbes, das Baunscheidtverfahren, und ganz besonders die Akupunktur und ihre verwandten Methoden, z. B. Meridianmassage oder Akupunktmassage.

Ob und in welcher Intensität man diese Methoden anwenden kann, hängt vom Alter und von der Bereitschaft zur Mitarbeit des Kindes ab – vor allem, wenn Nadeln zur Anwendung kommen. Ab dem Schulalter sind die genannten Methoden aber für die meisten Kinder kein Problem mehr, zumal sie recht schnell merken, dass es ihnen hilft.

Erkältungskrankheiten

Die häufigsten akuten Erkrankungen von Kindern werden *Erkältungen* genannt, im Fachjargon auch *unspezifische katarrhalische Infekte.*

Typische Symptome dabei sind: Schnupfen, Kopfschmerzen, Halsschmerzen, Heiserkeit und Husten, die für zwei bis drei Tage auch mit Temperaturerhöhung und Fieber einhergehen können. Manchmal kommen, besonders bei Kindern unter 5 Jahren, auch Ohrenschmerzen dazu.

Als Auslöser dieser Symptome werden Erkältungsviren gesehen, die besonders in der kalten Jahreszeit allgegenwärtig sind. Ob es zu einer Infektion kommt, hängt davon ab, ob das schleimhautständige Immunsystem fit genug ist, die mit der Luft eingeatmeten Viren abzuwehren – dies ist eine Gemeinschaftsaufgabe von Bakterienflora und Lymphsystem. Gelingt es den Viren die Schleimhautbarriere zu überwinden und in Schleimhautzellen einzudringen, dann stehen weitere Strukturen des Lymphsystems bereit und der Organismus wird zusätzlich über die Aktivierung seiner Feuerprozesse (Fieber und Entzündung) die gesamten Abwehrsysteme intensivieren und reorganisieren. Diese körpereigenen Abwehrstrategien gilt es naturheilkundlich zu unterstützen – und möglichst nicht zu behindern.

Die Symptome von Erkältungen treten häufig miteinander auf, aber mit unterschiedlichen Schwerpunkten:

Schnupfen

Das *erste Stadium* eines akuten Erkältungsinfekts zeigt sich mit trockenen, gereizten Schleimhäuten, Kitzeln in der Nase, häufigem Niesen, Kratzen im Hals, häufigem Räuspern und trockenem Reizhusten:

Ferrum phosphoricum D12 Globuli oder *Schüßler-Salz Nr. 3*	**5 x täglich 3 Kügelchen** oder **5 x täglich 1 Tablette** lutschen Vor allem für kleinere Kinder hat sich die Auflösung der Tabletten in Wasser oder Tee mit schluckweiser Einnahme bewährt.

▸ Bewährte Teezubereitungen:

Lindenblüten	**1 Teelöffel pro Tasse** mit kochendem Wasser übergießen und abgedeckt 10 Minuten ziehen lassen. Möglichst warm trinken.
Holunderblüten	**1 Teelöffel pro Tasse** mit kochendem Wasser übergießen und abgedeckt 10 Minuten ziehen lassen. Möglichst warm trinken.
Holunder- und Lindenblüten ergänzen sich gut und können sehr gut kombiniert werden.	

Ingwerwurzel	Ein Stück frische Wurzel schälen, klein schneiden **(1 TL pro Tasse)** und mit kochendem Wasser übergießen. Abgedeckt 10 Minuten ziehen lassen. Etwas Honig zugeben und möglichst warm trinken.

▸ Äußere Anwendungen:

- Senfmehlfußbad
- Schwitzbad

Äußere Anwendungen werden im Kapitel *Einlauf, Wickel und Co.* ausführlich erklärt.

Diese Wasser-Anwendungen sind geeignet für Kinder ab dem Kindergartenalter. Sie sind sehr wirkungsvoll bei unangenehmem Frösteln und allgemeinem Kältegefühl – bei Fieber sollten sie nicht mehr angewendet werden.

Im *zweiten Stadium* eines Erkältungsinfektes setzt dann reichliche Schleimbildung ein. Zunächst ist der Schleim zäh und lässt sich deshalb schlecht ausschneuzen bzw. abhusten. Dieses Stadium ist der unangenehmste Teil eines Infektes, weil es häufig mit Kopfschmerzen bzw. Kopfdruck verbunden sein kann und die Nasenatmung behindert ist. Die Schleimhautschwellung und der zähe Schleim verlegen häufig auch den Verbindungsgang vom Nasen-Rachenraum zum Mittelohr (die Eustachische Röhre) und führen so zu einem unangenehmen Druckgefühl auf den Ohren, manchmal auch zu Ohrenschmerzen.
Wichtigstes Therapieziel in diesem Stadium ist die Schleimlösung:

Kalium chloratum D6 Globuli oder *Schüßler-Salz Nr. 4*	**stündlich 5 Kügelchen** oder **stündlich 1 Tablette** lutschen
Alternativ hat sich auch ein homöopathisches Komplexmittel bewährt:	
Luffanest (Nestmann)	**3 x täglich ½–1 Tablette** lutschen (altersabhängig)
Bei Säuglingen ist der Holunder in homöopathischer Form das wichtigste Schnupfenmittel:	
Sambucus D2 Globuli	**2-stündlich 3 Kügelchen** lutschen

▸ Bewährte Teezubereitungen:

Holunderblüten	**1 Teelöffel pro Tasse** mit kochendem Wasser übergießen und abgedeckt 10 Minuten ziehen lassen. Möglichst warm trinken.
Thymiankraut	**1 Teelöffel pro Tasse** mit kochendem Wasser übergießen und abgedeckt 10 Minuten ziehen lassen. Möglichst warm trinken.

▸ **Äußere Anwendungen:**

Kopfdampfbad mit Holunderblüten	**2 Esslöffel auf einen Liter Wasser**

Äußere Anwendungen werden im Kapitel *Einlauf, Wickel und Co.* ausführlich erklärt.

Ergänzend können auch noch lokale Anwendungen zum Einsatz kommen, die für eine freiere Atmung sorgen und so vor allem den nächtlichen Schlaf verbessern.

Euphorbium comp. Nasenspray (Heel)	Für Kinder ab 2 Jahre
Engelwurzbalsam (Bahnhof Apotheke Kempten)	Für Säuglinge
Nasulind Nasensalbe (Steierl)	Für Kinder ab 6 Jahre
Nasenöl (Weleda)	Bei Kindern bis 5 Jahre das Öl nur am Naseneingang auftragen.
Babix Inhalat N	Für Säuglinge ab dem 3. Monat. Achtung bis zum 2. Lebensjahr nicht direkt im Gesicht anwenden, sondern ein paar wenige Tropfen auf das Schlafanzug-Oberteil geben.

Biologische Nasensprays und -salben fördern das Abschwellen der Nasenschleimhaut vor allem durch eine Anregung des Lymphabflusses. Sie haben eine schwächere Wirkung als Sprays mit den abschwellenden Wirkstoffen Xylometazolin, Oxymetazolin, Tramazolin (Handelsnamen: Vividrin®, Otriven®, Nasivin®, Olynth®, Rhinospray® u. v. m.), die über eine Drosselung der Schleimhautdurchblutung eine rasche Abschwellung erzeugen. Dies hat zwar eine angenehm lindernde Sofortwirkung, jedoch ist die Schwellung der Nasenschleimhaut ein wichtiges und notwendiges Element des entzündlichen Heilungsprozesses. Außerdem leidet die Nasenschleimhaut sehr schnell, wenn ihre Durchblutung immer wieder gedrosselt wird. Beide Aspekte können den Heilungsprozess massiv behindern oder sogar in eine chronische Schleimhautfehlfunktion übergehen. Abschwellende Nasentropfen sollten bei Säuglingen und Kleinkindern überhaupt nicht angewendet werden und generell nur im Notfall für einige wenige Tage Anwendung finden. Es gibt genügend Alternativen, die unproblematischer zu handhaben sind.

Nach 3–4 Tagen geht der Erkältungsinfekt dann ins *dritte Stadium* über. Der Schleim bekommt eine gelbliche oder auch gelb-grünliche Färbung, löst sich leichter und ist damit besser auszuschneuzen und abzuhusten. Die gelb-grünliche Färbung kommt durch Schleimhaut- und Abwehrzellen sowie Schleimhautbakterien zustande, die

bei dem entzündlichen Abwehrgeschehen anfallen. Diese Färbung ist eine völlig normale Erscheinung dieses Entzündungsstadiums und nicht – wie manchmal erzählt wird – ein Zeichen dafür, dass jetzt gefährliche Bakterien im Spiel sind. In diesem Stadium ist eine Behandlung, die über die unten beschriebenen Mittel zur allgemeinen Abwehrsteigerung hinaus geht, meist gar nicht mehr nötig.
Nur bei lymphatischen Kindern, die dazu neigen, Infekte über längere Zeit hinzuziehen, kann es sinnvoll sein, das Stadium des gelb-grünen Schleims zu unterstützen, damit es rasch überwunden werden kann:

Kalium sulfuricum D6 Globuli oder *Schüßler-Salz Nr. 6*	**3 x täglich 5 Kügelchen** oder **3 x täglich 1 Tablette** lutschen

▸ Mittel zur allgemeinen Abwehrsteigerung bei akuten Infekten:

Geranium robertianum Urtinktur (Stinkender Storchschnabel)	**3 x täglich 5–10 Tropfen** (altersabhängig)
Umckaloabo (Schwabe)	**3 x täglich 10–20 Tropfen** (altersabhängig). Es stehen auch Tabletten und ein alkoholfreier Kindersaft zur Verfügung.
Esberitox (Scharper&Brümmer)	**3 x täglich 1 Tablette** lutschen

Eines der genannten Mittel kann bei jeder Erkältungskrankheit unterstützend angewendet werden.

Kopf- und Gliederschmerzen

Kopfdruck oder -schmerzen, die im Verlauf eines Erkältungsinfektes auftreten:

Gelsemium D6	**2-stündlich 3 Globuli** bis die Kopfschmerzen nachlassen
Komplexmittel bei Kopf- und Gliederschmerzen (auch mit Grippehusten und Fieber):	
Nisylen (DHU) [Aconitum, Gelsemium, Ipecacuanha, Eupatorium, Bryonia, Phosphorus]	**2-stündlich 1 Tablette** lutschen bis zur Besserung der Beschwerden, danach bis zum völligen Abklingen der Symptome **3 x täglich 1 Tablette**

▸ Bewährte Teezubereitungen:

Linden-/Holunderblüten	**1 Teelöffel pro Tasse** mit kochendem Wasser übergießen und abgedeckt 10 Minuten ziehen lassen. Möglichst warm trinken.
Ingwerwurzel	Ein Stück frische Wurzel schälen, klein schneiden **(1 TL pro Tasse)** und mit kochendem Wasser übergießen. Abgedeckt 10 Minuten ziehen lassen. Etwas Honig zugeben und möglichst warm trinken.

▸ **Äußerliche Anwendungen:**

- Ansteigendes Fußbad
- Essigabwaschung

Äußere Anwendungen werden im Kapitel *Einlauf, Wickel und Co.* ausführlich erklärt.

Halsschmerzen

Im Verlauf von Erkältungen treten häufig Hals- bzw. Schluckschmerzen auf, die meist morgens stärker sind, dann während des Tagesverlaufs nachlassen, um abends wieder zuzunehmen.

Schaut man in den Mund, ist die Schleimhaut des Rachens gerötet und man erkennt kleine inselartige Fleckchen, die rot, aber auch „glasig schimmernd" etwas die Fläche der übrigen Schleimhaut der hinteren Rachenwand überragen. Dies sind Ansammlungen von abwehraktiven Zellen in der Schleimhaut (Lymphfollikel). Auch die Mandeln sind gerötet, meist jedoch ohne Beläge.

Dies alles sind Merkmale für die Aktivität des Abwehrsystems im Nasen-Rachenraum. Es handelt sich noch nicht um eine Mandelentzündung (Tonsillitis), diese kann sich jedoch daraus entwickeln.

▸ **Bewährte Komplexmittel:**

Tonsiotren (DHU)	**2-stündlich 1 Tablette** lutschen
Mercurius cyanatus Komplex (Nestmann)	**2-stündlich 3–5 Tropfen**
Meditonsin (Medice)	**3 x täglich 10–20 Tropfen** (altersabhängig)
Huluna Pastillen (Nestmann)	**Mehrmals täglich 1 Lutschpastille**
Se-onsil Tropfen (Pekana)	**2-stündlich 3–5 Tropfen**

▸ **Bewährte Teezubereitung:**

- Huluna Tee (Nestmann)

▸ **Äußerliche Anwendungen:**

Salbeiblätter	Tee zum Gurgeln (nicht schlucken!)
Itiresal spag. Peka Salbe (Pekana)	Etwas Salbe unter die Ohrläppchen (Kieferwinkel) auftragen und sanft nach unten, an den Halsseiten entlang, ausstreichen

Heiserkeit

Eine belegte, kratzige oder heisere Stimme ist ein Zeichen dafür, dass die Schleimhaut des Kehlkopfes und der Stimmritzen an dem Abwehrprozess beteiligt ist.

▸ Homöopathisches Einzelmittel:

Causticum D6 Globuli	**2-stündlich 3–5 Kügelchen** lutschen

▸ Pflanzliche Mittel:

Kleine Bibernelle (Pimpinella saxifraga)	**2-stündlich 5 Tropfen** Heilpflanze mit speziellem Wirkungsbezug zur Kehlkopfschleimhaut. Bibernellenkraut als Teezubereitung oder Pimpinella Urtinktur
Salbei-Pastillen	
Isla Moos Lutschtabletten	

▸ Fertigpräparat bei Heiserkeit:

Arum triphyllum Komplex (Nestmann)	**2-stündlich eine Tablette** lutschen

Husten

Die beim Schnupfen genannten Erkrankungsphasen, erst trocken-gereizt, gefolgt von einer meist zähen Verschleimung, die sich dann zunehmend löst, gelten auch im Bereich der unteren Atemwege. Der Unterschied besteht nur darin, dass das betroffene Organ – die Lunge – sich durch mehr oder weniger starke Kontraktionen in Form von Husten vom Krankheitsreiz oder dessen Folgen befreien möchte. Da wir also bei einem Erkältungshusten auch von einem tiefergerutschten Schnupfen sprechen können, werden die jeweiligen Hustensymptome grundsätzlich auch mit den gleichen Mitteln behandelt.

Trotzdem lohnt an dieser Stelle ein Blick in die Schatztruhe der Natur. Fast in Vergessenheit geraten, stehen uns die Heilpflanzen mit ihrer unglaublich vielfältigen Wirkung – kostenlos zur Verfügung – sofern wir die Zeit für das Sammeln und Trocknen auf uns nehmen. Alternativ können wir sie auch als Teedrogen in Apotheken beziehen (in kontrollierter Qualität). Auch fertige medizinische Teemischungen stehen dort zur Verfügung oder werden nach eigenen Wünschen zusammengestellt. Hier soll eine Übersicht über die wichtigsten Hustenpflanzen und deren Wirkspektrum gegeben werden.

Darüber hinaus können so auch Firmenpräparate und fertige Teemischungen gezielter zugeordnet und eingesetzt werden.

Tabelle mit den wichtigsten Pflanzen für die Atemwege

Pflanze	Mucilaginosa	Expectorantia	Saponindrogen	Bronchospasmolytica	Hustensedativa
Eibischwurzel, -blätter, -blüten *Althaea off. (Rad., Fol., Flor.)*	●				
Isländisches Moos *Lichen islandicus*	●				
Malvenblüten, -blätter *Malva sylvestris (Flor., Fol.)*	●				
Königskerzenblüten (Wollblumen) *Verbascum thaps. (Flor.)*	●		●		
Süßholzwurzel *Liquiritia off. (Rad.)*	●	●	●		
Huflattichblätter, -blüten *Tussilago farfara (Fol., Flor.)*	●	●			
Spitzwegerichkraut *Plantago lanceolata (Hb.)*		●			●
Schlüsselblumenblüten, -wurzel *Primula veris (Flor., Rad.)*		●	●		
Lungenkraut *Pulmonaria off. (Hb.)*			●		
Efeublätter *Hedera helix (Fol.)*				●	●
Thymiankraut und äther. Öl *Thymus vulg. (Hb., Ol. aeth.)*		●		●	
Sonnentaukraut *Drosera rotundifolia (Hb.)*				●	
Fichtenspitzen und äther. Öl *Picea-Arten (Turiones, Ol. aeth.)*		●			
Bibernellenwurzel *Pimpinella saxifraga (Rad.)*		●			
Eucalyptusblätter und äther. Öl *Eucalyptus glob. (Fol., Ol. aeth.)*		●			
Meerträubelkraut *Ephedra sinica (Hb.)*				●[57]	
Schwarzer Rettich *Raphanus sativus (Rad.)*		●		●	

Mucilaginosa/ Schleimstoffdrogen	Befeuchten trockene gereizte Schleimhäute. Bei hartem, trockenen Husten. Beruhigen den übersteigerten Hustenreiz.
Expectorantia	Erleichtern das Abhusten durch eine bessere Schleimlösung.
Saponindrogen	Erleichtern das Abhusten durch eine Verflüssigung von zähem Hustensekret.
Bronchospasmolytica	Wirken krampflösend. Bei spastischer Bronchitis, Asthma bronchiale und konstitutioneller Neigung zu übersteigertem Hustenreiz mit Verkrampfung der Atemwege.
Hustensedativa	Dämpfen den Hustenreiz. Bei unproduktivem Reizhusten.

Die meisten bronchialwirksamen Pflanzen wirken indirekt beruhigend auf den Hustenreiz. Je nach Inhaltsstoff wird dies durch eine beruhigende Schutzschicht auf der Bronchialschleimhaut erreicht (unproduktiver Husten – ohne Hustensekret), durch eine Erleichterung des Abhustens (produktiver Husten – mit festsitzendem/zähem Hustensekret) oder durch eine krampflösende Wirkung (spastische Bronchitis/Atemwegsobstruktionen). Eine direkte Wirkung auf die nervliche Hustensteuerung dämpft nur den übersteigerten Hustenreiz und hat keine Hustenreiz unterdrückende Wirkung.

Tabelle mit den wichtigsten potenzierten Heilmitteln für die Atemwege

Mittel	Wirkung/Symptomatik	Kommentar
Ipecacuanha D3-D6	Beruhigt das überreizte Nervensystem bei unstillbarem Erbrechen und Hustenanfällen bis zum Erbrechen	Enthalten in Viropect (DHU), Bronchobini (Heel), Bronchiselect (Dreluso), Weleda Hustenelixier u. a.
Bryonia D3-D6	Mildert die Reizwirkung der Sekrete. Bei Bronchitis mit Fieber als Schutz vor Lungenentzündung	Enthalten in Bronchiselect (Dreluso), Bronchi Plantago (Wala), Bronchobini (Heel) u. a.
Spongia D6	Erschöpft nach geringster Anstrengung. Blutandrang in Brust und Kopf. Bei Husten mit Erstickungsanfällen. Bei trockenem bellenden Husten, bei Heiserkeit und Pseudo-Krupp	Enthalten in Viropect (DHU), Bronchobini (Heel), Bronchiselect (Dreluso), Weleda Hustenelixier u. a.
Belladonna D6	Plötzlicher Krankheitsbeginn mit hohem Fieber, großer Unruhe mit Angst, Blutandrang zum Kopf	Enthalten in Bronchobini (Heel), Bryonia/Spongia comp. (Weleda)

[57] Durch bronchienerweiterndes Alkaloid.

Mittel	Wirkung/Symptomatik	Kommentar
Kalium chloratum D6 Schüßler-Salz Nr. 4	Verflüssigt zähen Schleim. Bei Husten mit Verschleimung, die vor allem nachts zäh wird und dann anhaltenden Hustenreiz auslöst.	häufige Einnahme: alle 2 Stunden 1 Tablette tagsüber
Kalium sulfuricum D6 Schüßler-Salz Nr. 6	Bei gelbem Hustensekret	3–5 x täglich 1 Tablette
Natrium sulfuricum D6 Schüßler-Salz Nr. 10	Bei grünem Hustensekret	3–5 x täglich 1 Tablette

Häufig verwendete pflanzliche und homöopathische Komplexmittel bei Atemwegsinfekten

Präparat (Hersteller)	Inhaltsstoffe	Galenik / Altersempfehlung
Bronchi Plantago (Wala)	Spitzwegerich, Zaunrübe (Bryonia), Wasserhanf (Eupatorium), Pyrit	Globuli Säuglinge ab Geburt
Bronchobini (Heel)	Belladonna D5, Bryonia D3, Cetraria islandica D3, Drosera D3, Ipecacuanha D3	Globuli Säuglinge ab Geburt
Plantago Hustensaft (Wala)	Pestwurz, Spitzwegerich, Fichtenspitzen	Säuglinge ab Geburt
Hustenelixier (Weleda)	Thymian, Eibisch, Andorn, Anis, Drosera, Ipecacuanha	Kinder ab 1 Jahr
Cefabronchin (Cefak)	Thymian, Isändisches Moos, Rote Seifenwurzel, Bibernellwurzel, Eucalyptusblätter, Bittere Fenchelfrüchte	Tropfen Kinder ab 12 Jahre
Bronchiselect (Dreluso)	Drosera D3, Bryonia D4, Spongia D6, Ipecacuanha D4	Tropfen Kinder ab 6 Jahre
Bronchicum Thymian Hustensaft (Klosterfrau)	Thymiankraut	Säuglinge ab Geburt
Bronchicum Elixir (Klosterfrau)	Primelwurzel, Thymiankraut	ab dem 6. Lebensmonat
Viropect (DHU)	Drosera D1, Ipecacuanha D3, Cuprum aceticum D3	Tabletten Kinder ab 12 Jahren
Monapax Sirup (Klosterfrau)	Drosera Urtinktur, Cochenille Urtinktur, Cuprum sulf. D4, Ipecacuanha D4	ab dem 7. Lebensmonat

Bei trockenem Reizhusten oder zäher Verschleimung mit übermäßigem Hustenreiz:

Hustenelixier (Weleda)	**Mehrmals täglich**, siehe Firmeninfo
Bronchiselect (Dreluso)	**3 x täglich 10 Tropfen** in warmem Wasser oder Tee
Bronchi Plantago Globuli (Wala)	**Mehrmals täglich**, siehe Firmeninfo. Für Säuglinge geeignet

Bei krampfartigem Husten mit und ohne zähe Verschleimung/ nächtlicher übersteigerter Hustenreiz:

Viropect (DHU)	**1–2-stündlich 1 Tablette** lutschen bzw. in der Backentasche wirken lassen
Plantago Hustensaft (Wala)	**Mehrmals täglich**, siehe Firmeninfo
Yerba Santa Komplex (Nestmann)	**10 Tropfen auf eine Tasse** Huluna Tee (Nestmann), schluckweise trinken

▸ Äußere Anwendungen:

Plantago Bronchialbalsam (Wala)	Zur nächtlichen Hustenberuhigung etwas Balsam am oberen Rücken (zwischen den Schulterblättern) einmassieren
Kupfersalbe rot (Wala)	Zur nächtlichen Hustenberuhigung und Krampflösung etwas Salbe auf die unverhornte Haut der Fußsohlen auftragen
Essigsöckchen	Zur nächtlichen Hustenberuhigung

Äußere Anwendungen werden im Kapitel *Einlauf, Wickel und Co.* ausführlich erklärt.

Ohrenschmerzen

Besonders bei kleinen Kindern bis circa 5 Jahren gehören Ohrenschmerzen zu den häufigen Beschwerden im Verlauf von Erkältungen. Wie bereits oben erwähnt, entstehen sie dadurch, dass die Schwellung der Schleimhaut im Verbindungsgang vom Nasen- Rachenraum zum Mittelohr (Ohrtube/Eustachische Röhre) kombiniert mit zähem Schleim (Tubenkatarrh) den Druckausgleich im Mittelohr verhindert. Durch den dadurch bedingten Unterdruck im Mittelohr wird das Trommelfell etwas nach innen gezogen, kann also nicht mehr frei schwingend den Schall weiterleiten und führt damit zu einer mehr oder weniger ausgeprägten Schwerhörigkeit. Gemeinsam mit Schleimansammlungen im Mittelohr (= Paukenerguss) kommt es zu schmerzhaften Reizungen. Dabei ist der Übergang zwischen Tubenkatarrh und einer Mittelohrentzündung fließend.

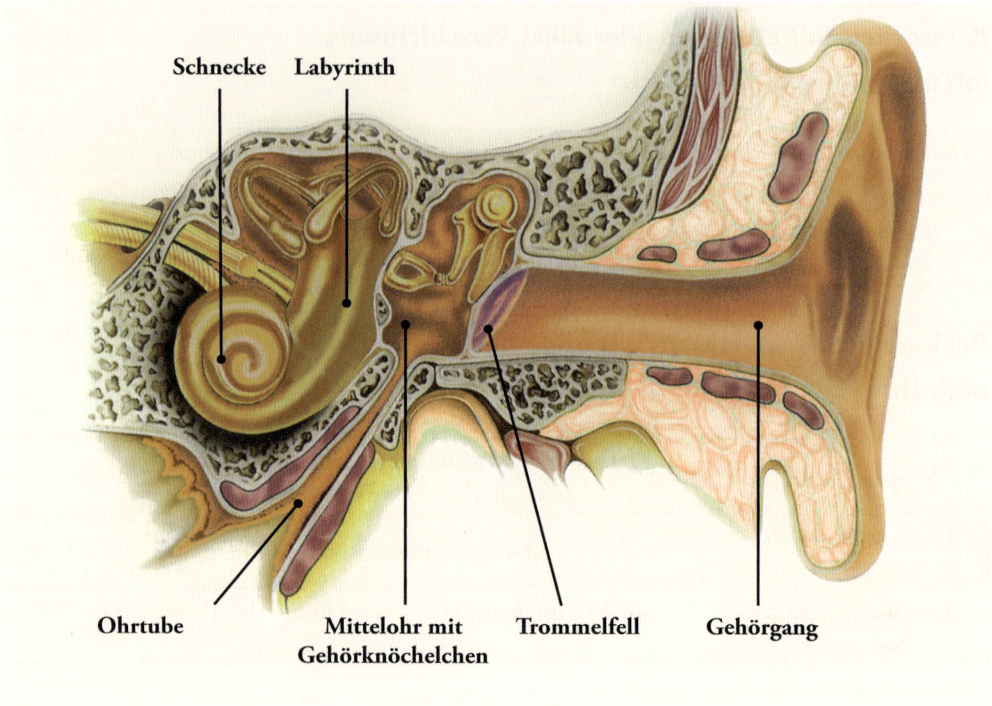

Die folgenden Behandlungsempfehlungen gelten daher für alle Krankheitszustände mit Ohrenschmerzen.

Hinweise für Therapeuten:

Den Ohrenschmerzen liegen folgende pathophysiologische Mechanismen zugrunde:

- **Lymphatische Hyperplasie mit lymphogenen Schleimhautschwellungen (Tubenkatarrh)**

Otoskopie:

Trommelfell eingezogen oder leicht vorgewölbt, auch matte (nicht-glänzende) Oberfläche.

Symptomatik:

Es besteht Druckgefühl mit deutlich eingeschränktem Hörvermögen, was aber sehr wechselhaft sein kann, weil der Druckausgleich über die Tube phasenweise auch funktionieren kann. Typisch: Beim Schneuzen der Nase entstehen knackende oder krachende Geräusche im betroffenen Ohr. In diesem Stadium besteht keine direkte Beteiligung des Mittelohres am Krankheitsgeschehen.

Therapie:

Lymphabflussfördernde Mittel

▸ Tubenkatarrh plus zäher Schleim in der Ohrtube und der Paukenhöhle (Paukenerguss)

Otoskopie:

Bläschen hinter dem Trommelfell, evtl. leichte randständige Rötung.

Symptomatik:

Wie beim Tubenkatarrh, dabei permanent eingeschränktes Hörvermögen und Druckgefühl.

Therapie:

Abschwellende und schleimlösende Mittel.

▸ Tubenkatarrh, zäher Schleim in der Paukenhöhle plus Entzündungsprozesse (Mittelohrentzündung/Otitis media)

Otoskopie:

Vorgewölbtes Trommelfell mit matter (nicht-glänzender) Oberfläche. Trommelfell besonders an den Rändern, aber auch komplett stark gerötet.

Symptomatik:

Heftige Schmerzen und stark eingeschränktes Hörvermögen. Dieser Zustand markiert den Übergang von einem nicht-entzündlichen Tubenkatarrh zu einer Otitis media.

Therapie:

Abschwellende und schleimlösende Mittel. Ableitende Entzündungsmittel.

▸ Behandlungshinweise

Es stehen zwei homöopathische Mittel im Vordergrund, die uns bei der Behandlung akuter, fieberhafter Erkrankungen besonders in der heftigen Anfangsphase helfen. Da beide Mittel auch bei heftigen, pulsierenden, klopfenden Schmerzen im Ohr angezeigt sind, werden sie hier bei den Ohrenschmerzen etwas genauer vorgestellt. Diese Mittel sollten – wie alle homöopathischen Mittel – möglichst präzise zu der Krankheitssituation passen:

▸ Aconitum D6

Das Kind hat *plötzlich* einsetzende heftige Krankheitssymptome – wie hohes Fieber oder heftigste Ohrenschmerzen. Oft tritt dies auf, nachdem das Kind trockenem, kaltem Wind oder Zugluft ausgesetzt war. In dieser Situation ist es blass, es kann aber auch sein, dass das Gesicht im Liegen gerötet ist, das Kind aber sofort sehr blass wird, wenn es aufsteht. Es zieht sich ängstlich zurück, ist sehr schwach und möchte nicht berührt werden. Das Kind hat eine trockene Haut, schwitzt also *nicht*.

▸ Belladonna D6

Auch hier treten *plötzlich* heftige Krankheitssymptome auf. Das Gesicht ist immer rot oder bläulich-rot. Das Kind ist sehr unruhig, hat einen starren Blick, scheint die Menschen in seiner Nähe gar nicht wahrzunehmen und redet wirres Zeug (Fieberphantasien). Es können Zuckungen und Krämpfe auftreten – deshalb ist Belladonna auch ein wichtiges Mittel bei Fieberkrämpfen.
Die Haut des fiebernden Kindes ist feucht – es entwickelt eine dampfende Hitze.

In vielen Fällen durchläuft eine akut fieberhafte Krankheit erst das („trockene") Aconit-Stadium, das dann plötzlich in das („feuchte") Belladonna-Stadium umschlägt. Der Verlauf dieser Phasen kann bei kleinen Kindern sehr schnell sein. So kommt es vor, dass man nur einige wenige Gaben Aconitum geben muss und dann auf Belladonna wechseln sollte (am besten beide Mittel als D6 Potenz in der Hausapotheke bereithalten).

▸ Einnahmeempfehlung

Aconitum D6	**Jede halbe Stunde 3 Kügelchen** oder **jede halbe Stunde 1 Tablette** lutschen
Belladonna D6	**Jede halbe Stunde 3 Kügelchen** oder **jede halbe Stunde 1 Tablette** lutschen

Kügelchen oder Tabletten im Mund zergehen lassen, sie können aber auch in Holunderblütentee aufgelöst schluckweise getrunken werden. Holunderblüten wirken schleimlösend und regen die Schweißbildung an (= Entgiftung über die Haut). Wenn das Kind schläft, werden natürlich keine Medikamente gegeben. Der Schlaf eines kranken Kindes ist „heilig"!
Man kann immer wieder erleben, dass ein Kind mit hochakuten Ohrenschmerzen nach der Gabe von Aconitum oder Belladonna zur Ruhe kommt und in den Schlaf findet. Am nächsten Morgen ist dann meist das Schlimmste bereits vorüber.

Ohrenschmerzen ohne Schnupfen oder mit dünnflüssigem Fließschnupfen:

Pulsatilla D4	**Alle 2–3 Stunden 5 Kügelchen** oder **alle 2–3 Stunden 1 Tablette** lutschen

Ohrenschmerzen mit gleichzeitigem Schnupfen: (Bei Stockschnupfen mit zähem Sekret muss ein schleimlösendes Mittel gegeben werden.)

Kalium chloratum D6 (Schüßler-Salz Nr. 4)	**Alle 1–2 Stunden 5 Kügelchen** oder **alle 1–2 Stunden 1 Tablette** lutschen

Neben diesen homöopathischen Einzelmitteln gibt es für Zustände mit akuten Ohrenschmerzen ein sehr bewährtes Fertigpräparat:

Vowen T (Weber&Weber)	**Alle 1–2 Stunden 1 Tablette** im Mund zergehen lassen oder in Holundertee aufgelöst schluckweise trinken

Bewährte Kombination bei Ohrenschmerzen ohne Schnupfensekret:

Pulsatilla D4 + Vowen T

Bewährte Kombination bei Ohrenschmerzen mit Schnupfensekret:

Kalium chloratum D6 + Vowen T

▸ Äußere Anwendungen

Aconit Ohrentropfen (Wala)	**Mehrmals täglich einen Tropfen** in das schmerzende Ohr träufeln und mit etwas Watte den Gehörgang verschließen
Kamillesäckchen	Äußerlich auf das Ohr legen, mit einem Stirnband oder Mützchen befestigen. Evtl. zusätzlich milde Wärmezufuhr durch eine Wärmflasche oder ein Kirschsteinsäckchen (beides in Körpertemperatur, also ca. 37 °C).
Zwiebelsaft	Mild erwärmten Zwiebelsaft in beide Gehörgänge träufeln, mit etwas Watte verschließen. Auf Wunsch Wärmeanwendung s.o. Der Zwiebelsaft im äußeren Gehörgang hat nicht nur eine schmerzstillende Wirkung am Trommelfell, sondern auch eine schleimlösende Wirkung im Mittelohr und dem Verbindungsgang zur Nase.

Äußere Anwendungen werden im Kapitel *Einlauf, Wickel und Co.* ausführlich erklärt.

Zusätzlich kann auf milde Nasensprays oder ätherische Ölanwendungen zurückgegriffen werden, um die Abschwellung der Schleimhaut und den Schleimabfluss zu fördern:

Nasulind Nasensalbe (Steierl)	Milde ätherische Öle
Nasenbalsam (Wala)	Milde ätherische Öle
Euphorbium comp. Nasenspray (Heel)	Homöopathisches Komplexmittel
Arum Nasentropfen (Nestmann)	Homöopathisches Komplexmittel

Achtung: Sollte Sekret aus dem Gehörgang abgesondert werden, hat sich vermutlich ein Paukenerguss den Weg durch ein Loch im Trommelfell nach außen gebahnt. In diesem Fall den Gehörgang nicht mehr mit Watte verschließen und *absolut nichts* mehr einträufeln. Wenn durch die Trommelfellperforation das gestaute Sekret ablaufen kann, lässt auch der Schmerz rasch nach. Das verletzte Trommelfell wird meist problemlos abheilen – falls nicht, dann bitte weiterlesen unter *Laufohr*.

Fieber

Jeder fieberhafte Infekt belastet das Herz-Kreislauf-System. Daher gehören fiebernde Kinder am besten ins Bett (oder aufs Sofa) und sollten auch nach der Krankheit einige Tage Zeit bekommen, sich wieder vollständig zu erholen. Fieber hat, wie bereits erwähnt, einen typischen Tagesverlauf und gerade kleine Kinder wirken morgens oft schon wieder recht gesund und werden sehr aktiv. Eine dienliche Grundregel: Ruhiges Spielen zuhause ist unproblematisch – draußen Rumtoben sollte gemieden werden. Eine ganz typische Eigenschaft von inneren Hitzeprozessen ist, dass sie zum Kopf aufsteigen und sich dort unangenehm stauen. Die damit verbundenen Symptome zeigen sich als Unruhe, Weinerlichkeit oder auch als Kopfschmerzen – und stören dann häufig den dringend benötigten Schlaf.

Daraus ergeben sich folgende allgemeinen Anforderungen für die naturheilkundliche Begleittherapie bei Fieber:

- Den Kreislauf stabilisieren
- Die Hitze vom Kopf ableiten
- Die Fieberverarbeitung harmonisieren

Eine Fiebersenkung ist ausdrücklich nicht gewünscht und nicht nötig!

Kreislaufstabilisierend wirken:

- Trinken
- Einlauf

Hitze ableitend wirken:

- Einlauf
- Wadenwickel
- Abwaschungen
- homöopathische Mittel (Belladonna, Aconitum, Ferrum phosphoricum u. a.)

Fieberverarbeitung harmonisierend wirken:

- alles oben bereits Genannte stabilisiert und harmonisiert den Gesamtorganismus
- bewährte homöopathische, spagyrische oder biochemische Komplexmittel (siehe unten)

Bei Kindern bis zu 2 Jahren ist unbedingt darauf zu achten, dass sie mit ausreichend Flüssigkeit zur Kreislaufstabilisierung versorgt sind, da sie schnell „austrocknen". Dies ist sicher und zuverlässig mit einem kleinen Einlauf zu gewährleisten und hat den schönen Nebeneffekt, dass nicht nur das kranke Kind eine wesentlich angenehmere Nachtruhe hat, sondern auch die Eltern. Alle oben genannten äußeren Anwendungen sind im Kapitel *Einlauf, Wickel und Co.* ausführlich erklärt.

Wie bereits erwähnt, ist der Organismus im Krankheitsfall bemüht Energie für die Verdauungstätigkeit einzusparen und diese dem Abwehrprozess zur Verfügung zu stellen. Dies kann mit der Beachtung einiger Ernährungshinweise unterstützt werden und fördert die schnelle Gesundung (siehe Kapitel *Ernährung/Die Ernährung des kranken Kindes*). Wenn Kinder ohne erkennbare Krankheitssymptome plötzlich hohes Fieber entwickeln, dann haben sich hierfür zwei homöopathische Einzelmittel bewährt, die bereits im Kapitel *Ohrenschmerzen* beschrieben wurden:

Aconitum D6	**Jede halbe Stunde 3 Kügelchen** oder **jede halbe Stunde 1 Tablette** lutschen
Belladonna D6	**Jede halbe Stunde 3 Kügelchen** oder **jede halbe Stunde 1 Tablette** lutschen

Bei Fieber mit Unruhe- und Schmerzzuständen haben sich folgende Komplexmittel bewährt:

Fieber und Zahnungszäpfchen (Weleda)	Anwendung besonders abends und nachts
Infludoron (Weleda)	**Stündlich 3–5 Kügelchen** lutschen Für alle fieberhaften Erkrankungen
Nisylen (DHU)	**1–2-stündlich 1 Tablette** lutschen Bei Fieber mit Symptomen wie Kopf- und Gliederschmerzen, Halsschmerzen

Sobald Kinder zur Ruhe kommen, nicht mehr klagen und im besten Fall gut schlafen können, braucht es die oben genannten Mittel nicht mehr.

Die Vergrößerung des Mandelgewebes (Lymphatische Hyperplasie, Adenoide Wucherungen, „Polypen")

Die Vergrößerung der Mandeln ist – neben den Allergien – wohl der häufigste Grund, weshalb Eltern mit ihren Kindern eine naturheilkundliche Praxis aufsuchen.

Die Kinder haben dabei folgende Beschwerden:

- Die Nase ist „verstopft" – die Kinder atmen durch den Mund und schnarchen.
- Eingeschränkte Nasenatmung mit Katarrh: Es besteht eine reichliche Schleimbildung, wobei das Nasensekret, vor allem nachts, unangenehm zäh und festsitzend werden kann.
- Eingeschränkte Nasenatmung ohne Katarrh: Es bestehen Schwellungszustände der Schleimhäute und vergrößerte Rachenmandeln („Polypen").
- Druckgefühl auf einem oder beiden Ohren mit einer mehr oder weniger ausgeprägten Schwerhörigkeit.
- Es besteht eine Anfälligkeit für Mandelentzündung, Mittelohrentzündung und Bronchitis.
- Bei kleineren Kindern bis zum vierten Lebensjahr manchmal Pseudokrupp-Anfälle.
- Heisere, belegte oder kloßige Sprache.
- Vermehrtes Schwitzen, besonders nachts am Kopf.

Längsschnitt Kopf mit hyperplastischen Mandeln und verdecktem Eingang zur Ohrtube

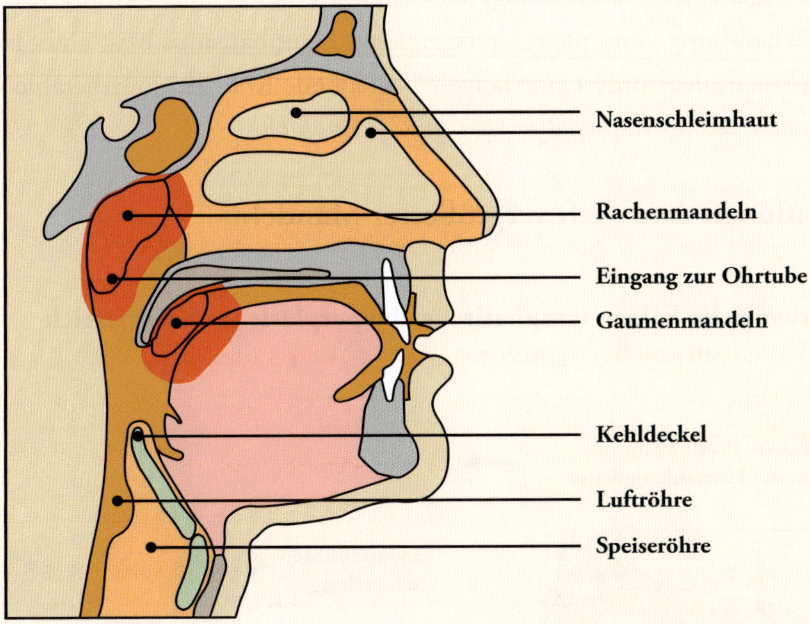

Beim Blick in den Mund sieht man die zwei stark vergrößerten Gaumenmandeln, die sich in manchen Fällen fast berühren. Die Lymphknoten am Hals und im Kieferwinkel sind gut tastbar und manchmal auch druckempfindlich.
Wenn mit einem Ohrspiegel (Otoskop) ins Ohr geschaut wird, sind häufig kleine Flüssigkeitsbläschen („Ergussbläschen") hinter dem Trommelfell zu sehen. Die Oberfläche des Trommelfells ist matt – normalerweise glänzt sie.

Die im Volksmund Polypen genannten *Rachenmandeln* sind nur mit entsprechenden Diagnosegeräten einsehbar, die am Verbindungsgang zwischen Nasen-Rachenraum und Mittelohr (Eustachische Röhre) gelegenen *Tubentonsillen* sind komplett uneinsehbar. Da alle Mandeln der oberen Atemwege aber eine funktionelle Einheit bilden, kann davon ausgegangen werden, dass bei sichtbar vergrößerten Gaumenmandeln auch die genannten übrigen Mandelorgane vergrößert sind. Gemeinsame konstitutionelle Grundlage *aller* hier aufgeführten Krankheitselemente ist der Lymphatismus. In den ersten Lebensjahren ist ein Lymphatismus – durch die bestehende Unreife des kindlichen Organismus – noch vollkommen normal und verliert sich mit zunehmender Ausreifung des Darms und erfolgreicher Schulung des Immunsystems durch akute Infekte.

Bei sehr ausgeprägten Symptomen mit hoher Krankheitsbedeutung und nicht angemessener altersgemäßer Stabilisierung, hat sich die Situation einer Skrofulose entwickelt. Die Behandlung eines nicht altersgemäßen Lymphatismus bzw. einer bereits skrofulösen Situation erfordert eine längere begleitende Konstitutionstherapie – alle Informationen dazu im Kapitel *Lymphatismus – Skrofulose*.

Komplikationen dauerhaft vergrößerter Mandeln

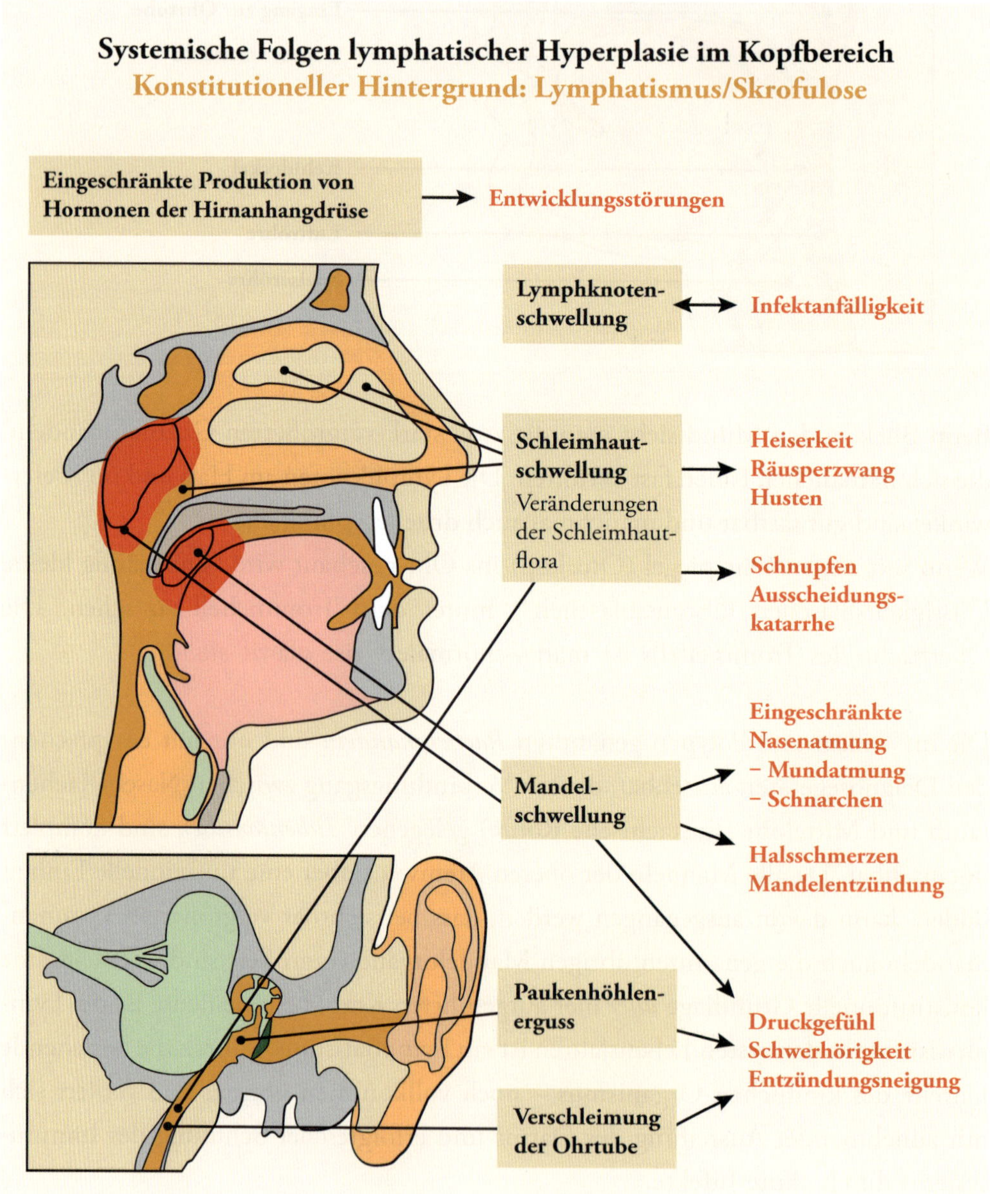

Durch eine dauerhafte Schwellung der Mandeln des Nasen-Rachenrings kann es zu einer chronischen Krankheitsbelastung kommen, die zunächst lokal vor allem das Mittelohr und damit das Hörvermögen betrifft.
Bei Kleinkindern herrschen sehr enge Verhältnisse im Bereich des Verbindungsgangs zwischen Nasen-Rachenraum und Mittelohr (Eustachische Röhre). Er wird schnell durch Schleimhautschwellung und/oder Schleim verlegt – und es kommt zu zwei zentralen Problemen:

- Durch die fehlende Belüftung im Mittelohr entsteht dort ein Über- oder Unterdruck – mit einem dadurch eingeschränkten Hörvermögen.
- Der von der Schleimhaut im Mittelohr produzierte Schleim kann nicht mehr abfließen. Auch das schränkt das Hörvermögen ein, kann aber auch ein Reiz für den Organismus sein, diesen über eine akute Entzündungsreaktion loszuwerden.

Es gibt neben den meist sehr offensichtlichen, direkt sichtbaren Problemen auch weniger offensichtliche Krankheitsaspekte:

- Andauernde Mundatmung belastet die unteren Atemwege, weil die Atemluft nicht ausreichend angewärmt wird. Es drohen Anfälligkeiten von Bronchien und Lunge.
- Durch langfristige Mundatmung kann es zu Oberkieferverformungen, dem sogenannten „Spitzgaumen“ kommen.
- Wird dauerhaft durch den Mund und nicht durch die Nase geatmet, fehlt der wichtige Kühlungsreiz für die direkt oberhalb des Nasen-Rachenraums liegende Hirnanhangdrüse (Hypophyse). Die Hirnanhangdrüse ist das übergeordnete Steuerorgan der meisten Hormondrüsen im Körper. Fehlt dieser Stimulationsreiz, kann die hormonelle Regulationsfähigkeit der Hypophyse negativ beeinträchtigt werden. Diese produziert u. a. das Wachstumshormon und steuert die Funktionen der Schilddrüse, die ebenfalls eine sehr wichtige Rolle für die körperliche und geistige Entwicklung eines Kindes spielt.

Operative Eingriffe wie Mandelentfernungen und Paukenröhrchen

Als Behandlung der oben genannten Krankheitsbilder wird vom Kinder- oder Hals-Nasen-Ohren-Arzt häufig die operative Entfernung der Rachenmandel (Adenotomie) vorgeschlagen. Vor allem wenn eine anhaltende Schwerhörigkeit und immer wieder Mittelohrentzündungen auftreten, werden häufig auch kleine Röhrchen ins Trommelfell eingesetzt. Wie sind diese operativen Maßnahmen aus naturheilkundlicher Sicht zu beurteilen?

Entfernung der Rachenmandel (Polypen):

Da die Vergrößerung des Mandelgewebes kein rein lokales Problem ist, wird mit der operativen Entfernung nur für eine begrenzte lokale Entlastung gesorgt. Es handelt sich um eine rein symptomatische Maßnahme. Die ursächlichen lymphatischen Probleme – konstitutionell bedingt und durch die Themen unserer Zeit verstärkt – bleiben dabei unbehandelt. Aus naturheilkundlicher Sicht sollte jedoch die Ursachenbehandlung an erster Stelle stehen, also eine konsequente Entlastung des Lymphsystems erfolgen. Mit den dafür passenden Maßnahmen wird dies bei der überwiegenden Zahl der Kinder dann auch rasch zum gewünschten Erfolg führen. In Ausnahmefällen, kann auch eine zusätzliche operative Entfernung der Polypen sinnvoll sein, um für eine kurzfristige Entlastung zu sorgen, bis die Stabilisierung der lymphatischen Konstitution erfolgt ist.

Entfernung der Gaumenmandeln:

Erfreulicherweise werden die in früheren Generationen fast schon routinemäßig durchgeführten Mandel-OPs inzwischen wesentlich zurückhaltender empfohlen. Und häufig entscheidet man sich dann auch nur für eine Teilentfernung – das heißt, sie werden operativ verkleinert. Da im Kindesalter aber selbst chronisch belastete, durch häufige Entzündungsprozesse bereits zerklüftete Mandeln gut behandelt und stabilisiert werden können, sollte eine naturheilkundliche Behandlung immer als erste Maßnahme erfolgen – in den meisten Fällen wird sich dann die Frage nach einer Operation gar nicht mehr stellen. Diese Aussage gilt explizit für das Kindesalter – und mag bei Jugendlichen und Erwachsenen individuell anders beurteilt werden.

Setzen von Trommelfellröhrchen:

Wir haben gesehen, durch welche Mechanismen die Hörstörungen zustande kommen. Die Schaffung einer künstlichen Belüftungsmöglichkeit durch Trommelfellröhrchen ist eine symptomatische Maßnahme mit Sofortwirkung. Da aber auch hier nur ein künstliches Ventil geschaffen wird (durch das dann leider auch Krankheitskeime ins Mittelohr kommen können), gilt das Gleiche wie bei den Polypen bereits Formulierte:

Zuerst eine konstitutionelle Lymphtherapie, die für die überwiegende Zahl der Kinder völlig ausreichend sein wird, und nur im Ausnahmefall auf die Überbrückungshilfe der Röhrchen zurückgreifen.

Mandelentzündung (Tonsillitis, Angina tonsillaris)

Das Thema Mandelentzündung knüpft direkt an das im Kapitel *Erkältungen/Halsschmerzen* Genannte an.

Akute Mandelentzündung

Eine akute Mandelentzündung beginnt meistens mit einem Kratzen im Hals und zunehmenden Schmerzen beim Schlucken, später können auch drückende/stechende Dauerschmerzen vorhanden sein, die sogar das Trinken zur Qual machen. Dies entwickelt sich meistens innerhalb von einem oder zwei Tagen, kann aber in heftigen Fällen auch in wenigen Stunden entstehen. Im Rachen bildet sich viel Schleim, der nur unter Schmerzen geschluckt oder ausgespuckt werden kann. Die Kinder haben hohes Fieber, es besteht ein starkes Krankheitsgefühl. Durch die meist deutliche allgemeine Lymphbelastung kann es auch zu Kopf- und Bauchschmerzen kommen. Die Lymphknoten im Kieferwinkel sind vergrößert und häufig sehr schmerzhaft. Typisch ist auch die kloßige Sprache während einer Mandelentzündung.

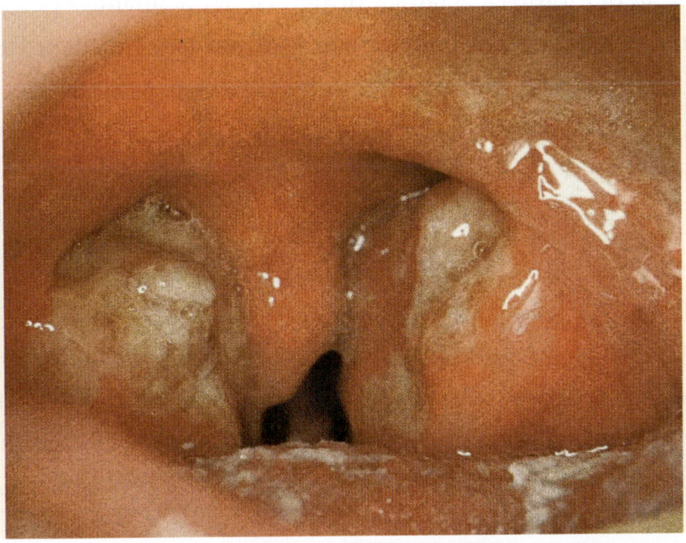

Hinweise für Therapeuten:

Mundinspektion:

Bei der *katarrhalischen Form der Tonsillitis* sind die Gaumenmandeln vergrößert und stark gerötet. Auch die Schleimhaut im Rachen und der vordere Gaumenbogen sind kräftig gerötet. Da eine Tonsillitis so gut wie immer mit einer Pharyngitis kombiniert ist, sieht man auf der Hinterwand des Rachens Lymphfollikel (kleine runde oder längliche rote/glasige Polster auf der Schleimhaut).

Bei der *follikulären Form der Tonsillitis* kommen zu den oben genannten Zeichen kleine inselförmige, weiß-gelbliche Stippchen aus zerfallenem Zellmaterial. Bei der *lakunären Form der Tonsillitis* verschmelzen die Stippchen zu größeren Flecken, manchmal sogar zu flächigen, fibrinösen Belägen, die auch eitrig sein können. Typisch ist bei allen Formen der Tonsillitis eine starke Produktion von Schleim, die auch eitrig sein kann.
Die Zunge weist häufig einen dicken weißen oder gelben Belag auf und es besteht starker Mundgeruch.

Mandelentzündungen werden meist durch Viren (75–90 %) oder Bakterien begleitet bzw. hervorgerufen – das kommt ganz auf die Betrachtungsweise an (siehe Kapitel *Bakterien, Viren und Co.*). Die Einnahme von Antibiotika ist nur dann sinnvoll, wenn es sich um ein bakterielles Krankheitsgeschehen handelt. Bei unklarer Erregerlage oder unkompliziertem Verlauf sollte zugewartet und der Krankheitsverlauf gut beobachtet werden. Besteht der Verdacht, dass Streptokokken im Spiel sind, gibt es für die häufig vorkommenden ß-hämolysierenden Streptokokken A inzwischen einen Schnelltest, der sofortige Klarheit bringt. Ist der Schnelltest positiv, dann kann eine Antibiotikabehandlung in Betracht gezogen werden. In jedem Fall nötig ist sie jedoch nicht. Hier braucht es die fachkundige Begleitung und Beratung erfahrener Therapeuten, um die individuelle Situation gut einzuschätzen.
Im Falle eines viralen Geschehens bringt die Einnahme von Antibiotika nicht nur keinen Nutzen, sondern schwächt unmittelbar die körpereigene Schleimhautabwehr über die drastische Dezimierung der bakteriellen Abwehr- und Schutzflora (je nach Antibiotikum sterben bis zu 80 % der körpereigenen Symbiontenflora unter der Einnahme ab). Der Ausbreitung der Viren und dem Eindringen in den Körper sind dann Tür und Tor geöffnet. Besonders drastische Folgen mit schweren und langen Krankheitsverläufen sind nach unsachgemäßer antibiotischer Behandlung bei Grippeviren und Epstein-Barr-Viren (Pfeiffer'sches Drüsenfieber) zu beobachten.

▸ Behandlungsvorschläge

Die meisten der hier aufgeführten Behandlungsvorschläge sind auch schon bei den Erkältungskrankheiten unter dem jeweiligen Krankheitssymptom empfohlen worden. Der Einfachheit halber werden sie hier trotzdem nochmals aufgelistet:

Tonsiotren (DHU)	**2-stündlich 1 Tablette** lutschen
Mercurius cyanatus Komplex (Nestmann)	**2-stündlich 3–5 Tropfen**

Meditonsin (Medice)	**3 x täglich 20 Tropfen** (ab Schulalter)
Se-onsil Tropfen (Pekana)	**2-stündlich 5 Tropfen**

Es wird 1 Mittel aus den obigen Vorschlägen ausgewählt und bei Bedarf noch ergänzt:

Zur besseren Schleimlösung:

Kalium chloratum D6 (Schüßler-Salz Nr. 4)	**2-stündlich 1 Tablette** lutschen
Luffanest (Nestmann)	**3 x täglich 1 Tablette** lutschen

Bei Fieber, Kopf- und Gliederschmerzen:

Nisylen (DHU)	**3–5 x täglich 1 Tablette** lutschen
Infludoron (Weleda)	**3–5 x täglich 5 Kügelchen** lutschen
Gripp-Heel (Heel)	**3–5 x täglich 1 Tablette** lutschen
Metavirulent (Meta Fackler)	**3 x täglich 10–15 Tropfen**

Es ist ausgesprochen sinnvoll, während dieser sehr lymphbelasteten Erkrankung das System weitgehend zu entlasten: Milch und Milchprodukte, Zucker, zuckerhaltige Lebensmittel/Getränke und Süßigkeiten streng meiden. Siehe auch die Tipps zur Ernährung des erkrankten Kindes im Kapitel *Ernährung*.

Chronische Mandelentzündung

Die chronische Form der Mandelentzündung ist bei jüngeren Kindern nicht so häufig. Sie tritt meist erst während oder nach der Pubertät in Erscheinung, aber ihre Wurzeln reichen oft bis in die frühe Kindheit zurück. Chronische Krankheitsbelastungen entstehen dadurch, dass die Entzündungsmechanismen nicht aktiv genug ablaufen, um den Krankheitsprozess auszuheilen. Die Krankheit nimmt dann einen langwierigen, schleppenden Verlauf, der manchmal sogar zum Dauerzustand werden kann. Dies äußert sich häufig so, dass die akuten Halsschmerzen von ihrer Stärke her zwar geringer werden, dafür aber über lange Zeit bestehen. In unregelmäßigen Abständen flackert die akute Entzündung wieder auf und die Beschwerden werden für einige Tage stärker, um dann wieder nachzulassen. Aber ganz verschwinden sie nicht. Bei einer chronischen Mandelentzündung besteht selten Fieber. Die betroffenen Kinder sind dauernd müde, haben wenig Unternehmungsdrang, keine Lust zu spielen und können sich nur schwer auf ihre Aufgaben konzentrieren. Auch der Appetit ist häufig schlecht, sie klagen über Bauchschmerzen um den Nabel herum, es können sich auch diverse Verdauungsstörungen zeigen. Auffällig ist auch,

dass diese Kinder viel schwitzen – auch in Ruhe und auch, wenn es nicht warm ist. Besonders nachts kann der Schlafanzug klatschnass geschwitzt sein, sodass er gewechselt werden muss.
Eine chronische Mandelentzündung kann – als Zeichen eines systemischen Problems der Trias *Schleimhaut-Flora-Lymphsystem* – mit Entzündungen der Nasennebenhöhlen (Sinusitis), der Bronchien (Bronchitis) u. a. einhergehen.

Für Therapeuten und interessierte Eltern:
Mundinspektion:
Wenn man in den Mund schaut, sind die Gaumenmandeln bei einer chronischen Entzündung meist zerklüftet, das heißt auf ihrer Oberfläche sind viele tiefe Krater, die auch mit einem weiß-gelblichen Material gefüllt sein können (sogenannten Stippchen). Die Größe der Mandeln macht dabei keine Aussage, sie können bei einer chronischen Entzündung vergrößert, aber auch sehr klein sein. Ein charakteristisches Zeichen ist es, wenn die Schleimhautfalte vor den Mandeln nicht die übliche frische rosa Farbe der übrigen Mundschleimhaut hat, sondern bläulich-rot verfärbt ist.

Durch die chronische Entzündung geht im Laufe der Zeit immer mehr von dem abwehraktiven Lymphgewebe der Mandeln verloren und damit verringert sich die Leistungsfähigkeit der Mandeln als Abwehrorgan. Langfristig können chronisch entzündete Mandeln nicht nur ihre Abwehrfunktion einbüßen, sondern selbst zu einer Belastung für den Gesamtorganismus werden: Als sogenanntes *Störfeld* können sie völlig andere Krankheiten und Symptome in anderen Körperregionen auslösen. Man spricht dann auch von einem *Herd* oder *Focus*. Vor allem rheumatische Krankheiten entstehen durch einen solchen Focus. Das eigentliche Störfeld (Mandeln) macht sich dabei typischerweise kaum mit Symptomen bemerkbar, seine *Fernwirkungen* dafür umso mehr. Ähnliche Herdwirkungen kennt man auch von vereiterten Zahnwurzeln oder auch von wurzelbehandelten Zähnen.

Die Einschätzung der Krankheitssituation und ihre Behandlung hängt von folgenden Fragen ab:

- Können die Mandeln noch Abwehraufgaben erfüllen?
- Haben sie bereits Störwirkungen auf andere Körperbereiche?
- Besteht eine realistische Chance die chronische Entzündung auszuheilen und die Leistungsfähigkeit der Mandeln als Abwehrorgan – zumindest weitgehend – wieder herzustellen?

Diese Fragen lassen sich vor Behandlungsbeginn nicht immer eindeutig beantworten, da nicht nur die konstitutionelle Ausgangssituation, sondern auch die Regenerationskraft individuell sehr unterschiedlich sind.
Es ist aber – gerade bei Kindern und Jugendlichen – immer wieder erstaunlich, wie gut und schnell eine naturheilkundliche Konstitutionstherapie – auch bei bereits chronischen Krankheitsprozessen – helfen kann. Es ist durchaus sinnvoll, es über 2–3 Monate auf diesem Wege zu versuchen, bevor man sich für oder gegen eine Operation entscheidet. Wenn die Behandlung nach *spätestens drei Monaten* keinen deutlichen Erfolg gebracht hat, dann sollten die Mandeln besser operativ entfernt werden – in diesem Fall kann davon ausgegangen werden, dass sie mehr schaden als nützen.

▸ Behandlungsvorschläge

Die Basis der Behandlung ist die Stabilisierung der Dreierkombination *Schleimhaut-Flora-Lymphsystem*, wie im Kapitel *Lymphatismus – Skrofulose* beschrieben.

Eine bewährte Tropfenmischung bei vergrößerten, chronisch belasteten Mandeln:

Agnus castus Urtinktur (Mönchspfeffer) *Agraphis nutans D3 (Sternhyazinthe)* *Scrophularia Urtinktur (Knotige Braunwurz)* *Geranium robertianum Urtinktur (Stinkender Storchschnabel)*	Jeweils 20 ml mischen lassen
Jugendliche nehmen **morgens und abends je 20 Tropfen** mit etwas Wasser oder Tee verdünnt über 2–3 Monate ein	

Die ersten 4 Wochen wird die Tropfenmischung ergänzt mit:

Bicomplex 21 (DHU)	**2 x täglich 3 Tabletten** lutschen
Symbioflor 1 (SymbioPharm)	**2 x täglich 20 Tropfen**

Hinweise für Therapeuten:

Bei Jugendlichen mit chronifizierten Krankheitsprozessen hat sich die Injektionskur mit Eigenblut sehr bewährt.

Je nach Dauer und Schwere der Ausgangssituation kann diese als Anschubhilfe (5–6 Injektionstermine) oder als tiefgreifende Konsitutionsstabilisierung (10 Injektionstermine, bei Bedarf Wiederholung nach einer mehrmonatigen Pause) durchgeführt werden. Für diesen Zweck reicht eine Eigenblutinjektion pro Woche aus. Es gibt verschiedene sinnvolle homöopathische Injektionspräparate zur Stabilisierung der Schleimhaut- und Lymphfunktionen.

Hier eine mögliche Kombination:

- *Infi Myosotis* (Infirmarius Rovit)
- *Folliculi lymphatici aggregati D6* (Wala)

jeweils 1 Ampulle zusammen in einer 5 ml Spritze aufziehen.

Dann nach folgendem Schema in die vorbereitete Spritze etwas Blut aus der Armvene abnehmen:

1. Injektion 0,5 ml
2. Injektion 1,0 ml
3. Injektion 1,5 ml
4. bis 10. Injektion 2,0 ml

Das Blut und die aufgezogenen Ampullenpräparate sanft mischen und anschließend in den Gesäßmuskel zurückspritzen.[58]

[58] **Achtung:** Erkundigen Sie sich über die für Ihren Berufsstand und Arbeitsort geltenden gesetzlichen Bestimmungen bezüglich der Durchführung von Eigenblut-Behandlungen.

Mittelohrentzündung (Otitis media)

Akute Mittelohrentzündung

Mittelohrentzündungen entstehen bei Kindern meist im Rahmen einer Erkältung, deren Symptome und Behandlung oben beschrieben ist. Da aber nicht jeder Ohrenschmerz durch eine ausgewachsene Mittelohrentzündung entsteht, werden die erkältungsbedingten Ohrenschmerzen und die Mittelohrentzündung hier getrennt beschrieben – obwohl sie natürlich unterschiedliche Ausprägungen des gleichen Krankheitsprozesses sein können.

Viele Kinder machen in den ersten Lebensjahren ein- oder mehrmals eine Mittelohrentzündung durch, und wohl keine Krankheit raubt sowohl den Kindern als auch den Eltern so oft und gründlich die Nachtruhe wie diese Krankheit, denn die Schmerzen sind extrem und oft ist auch hohes Fieber vorhanden.

Mittelohrentzündungen treten meistens als Komplikation eines Schnupfens oder eines Erkältungsinfektes bei Kindern auf, die von der zuvor beschriebenen Situation der lymphatischen Hyperplasie betroffen sind.

Der Schleim im Mittelohr, der bei einer akuten Entzündung der Schleimhäute von Nase und Rachen noch reichlicher produziert wird, bietet ein ideales Milieu zur Vermehrung von Keimen, die vom Rachenraum hochsteigen. Als Abwehrreaktion entwickelt sich eine akute Entzündung hinter dem Trommelfell. Wenn man in das Ohr hineinschaut, sieht man ein stark gerötetes Trommelfell, das durch die dahinter angesammelte Flüssigkeit meistens nach außen vorgewölbt ist.

Typisch ist auch die Empfindlichkeit der Ohrmuschel. Diagnostische Hinweise auf eine Mittelohrentzündung sind:

- starker Schmerz bei sanftem Druck auf die kleine Vorwölbung vor der Öffnung des Gehörgangs
- starker Schmerz bei sanftem Zug des Ohrläppchens nach unten
- starker Schmerz in den frühen Morgenstunden

Bei Säuglingen ist die Diagnose nicht so einfach, denn sie empfinden Schmerzen oft nur im Bauch, auch wenn sie ihren Ursprung an einer ganz anderen Stelle des Organismus haben. Aus diesem Grund sollte bei unklaren Bauchbeschwerden eines Säuglings unbedingt auch eine Untersuchung der Ohren durchgeführt werden!

Hinweise für Therapeuten:

Den Ohrenschmerzen liegen folgende pathophysiologische Mechanismen zugrunde:

▸ **Lymphatische Hyperplasie**
mit lymphogenen Schleimhautschwellungen (Tubenkatarrh)

Otoskopie:

Trommelfell eingezogen oder leicht vorgewölbt, auch matte (nicht-glänzende) Oberfläche.

Symptomatik:

Es besteht Druckgefühl mit deutlich eingeschränktem Hörvermögen, was aber sehr wechselhaft sein kann, weil der Druckausgleich über die Tube phasenweise auch funktionieren kann. Typisch: Beim Schneuzen der Nase entstehen knackende oder krachende Geräusche im betroffenen Ohr. In diesem Stadium besteht ein Tubenkatarrh ohne direkte Beteiligung des Mittelohres am Krankheitsgeschehen.

Therapie:

Lymphabflussfördernde Mittel

▸ **Tubenkatarrh plus zäher Schleim in der Ohrtube und der Paukenhöhle**

Otoskopie:

Bläschen hinter dem Trommelfell, evtl. leichte randständige Rötung.

Symptomatik:

Wie beim Tubenkatarrh, dabei permanent eingeschränktes Hörvermögen und Druckgefühl.

Therapie:

Abschwellende und schleimlösende Mittel.

▸ **Tubenkatarrh, zäher Schleim in der Paukenhöhle**
plus Entzündungsprozesse/Mittelohrentzündung (Otitis media)

Otoskopie:

Vorgewölbtes Trommelfell mit matter (nicht-glänzender) Oberfläche.
Trommelfell besonders an den Rändern, aber auch komplett stark gerötet.

Symptomatik:

Heftige Schmerzen und stark eingeschränktes Hörvermögen. Dieser Zustand markiert den Übergang von einem nicht-entzündlichen Tubenkatarrh zu einer akuten Otitis media.

Therapie:

Abschwellende und schleimlösende Mittel. Ableitende Entzündungsmittel.

Komplikationen

Grundsätzlich ist es möglich, dass die Entzündung auf das Innenohr oder den knöchernen Warzenfortsatz hinter dem Ohr übergreift und von dort auf die Hirnhäute. Diese Komplikationen sind zwar selten, können dann aber lebensbedrohlich werden. Deshalb sollte eine Mittelohrentzündung auch von einem erfahrenen Therapeuten begleitet und der Verlauf gut kontrolliert werden. Kinderärzten fehlt heute leider häufig die Zeit für die engmaschige Begleitung des Krankheitsprozesses und nicht alle Eltern sind zuverlässig in der Rückmeldung, und so werden leider immer noch – prophylaktisch, aber auch aus Absicherungsgründen – viel zu oft und viel zu früh antibiotische Medikamente verordnet. Schon seit vielen Jahren wird in ärztlichen Fachzeitschriften die Auffassung vertreten, dass der Einsatz von Antibiotika bei Mittelohrentzündungen nur in Komplikationsfällen gerechtfertigt ist – dieser Ansicht kann ich mich nur anschließen.

Eine weitere Komplikation einer Mittelohrentzündung ist der spontane Durchbruch des Trommelfells. Streng genommen ist es keine Komplikation im eigentlichen Sinne, vielmehr schafft eine solche Entlastungsruptur eine sofortige Abflussmöglichkeit für das gestaute Sekret und ist dadurch eher eine Deeskalationsmaßnahme des Organismus.

Die Ruptur des Trommelfells zeigt sich meist durch einen eitrig-blutigen Fleck auf dem Kopfkissen des Kindes und manchmal sieht man das aus dem Gehörgang laufende Sekret. Eine solche Trommelfellperforation ist in den meisten Fällen nichts Tragisches. Im Gegenteil: Sobald das Sekret abfließen kann, ist der Schmerz sofort weg und die Gefahr der Ausbreitung der Entzündung besteht praktisch nicht mehr. In früheren Jahren war es übrigens nicht unüblich, dass bei einer Mittelohrentzündung mit Paukenerguss extra ein kleiner Entlastungsschnitt ins Trommelfell gemacht wurde (Parazentese), um den Sekretabfluss zu ermöglichen und Komplikationen zu vermeiden. Ob spontan oder forciert: Nach einigen Tagen ist das Trommelfell wieder verheilt und die Sache ist erstmal erledigt.

▸ Behandlungsvorschläge

Die therapeutischen Behandlungsvorschläge sind die gleichen, wie bereits bei den *Ohrenschmerzen* beschrieben. Aus den oben angeführten Gründen sollte die Behandlung allerdings von einem erfahrenen Therapeuten begleitet werden.

Hinweise für Therapeuten:

Eine rasch wirksame Behandlungsmethode bei Mittelohrentzündungen ist das *Cantharidenpflaster*. Dabei wird die stark hautreizende Cantharidensalbe mit Hilfe eines kleinen, kreisförmig zugeschnittenen Mulltupfers auf das Mastoid hinter dem betroffenen Ohr aufgebracht. Befestigt wird das Ganze mit einem entsprechend zugeschnittenen Klebeverbandsstreifen. Nach einer Einwirkzeit von 8–12 Stunden hat sich eine mit Lymphflüssigkeit gefüllte Hautblase gebildet. *Vor* dem Öffnen der Blase wird das Verbandsmaterial bereit gelegt, sodass die Wunde später zügig versorgt werden kann.

Dazu wieder einen kleinen Mulltupfer mit einer Wund- und Heilsalbe (sehr bewährt hat sich Hamamelissalbe) bestreichen sowie einen etwas größeren Klebestreifen zuschneiden. Nun das Pflaster entfernen und mit einer sterilen Pinzette die Haut über der Blase abtragen (dies geht meist problemlos, schmerzarm und an einem Stück), dabei etwas Mull zum Auffangen des Blaseninhalts bereithalten. Nun rasch den vorbereiteten Verband aufbringen. Da die Wunde noch etwas nachsezernieren kann, den Eltern weiteres Verbandsmaterial zum Wechseln mitgeben. Die vollständige Abheilung erfolgt innerhalb weniger Tage und sollte kontrolliert werden.

In vielen Fällen nimmt ein solches Cantharidenpflaster in kürzester Zeit den Schmerz und lässt die Entzündung schnell abklingen.

Die Beschreibung dieses Verfahrens hört sich vielleicht etwas martialisch an, ist aber selbst bei kleinen Kindern problemlos anwendbar.

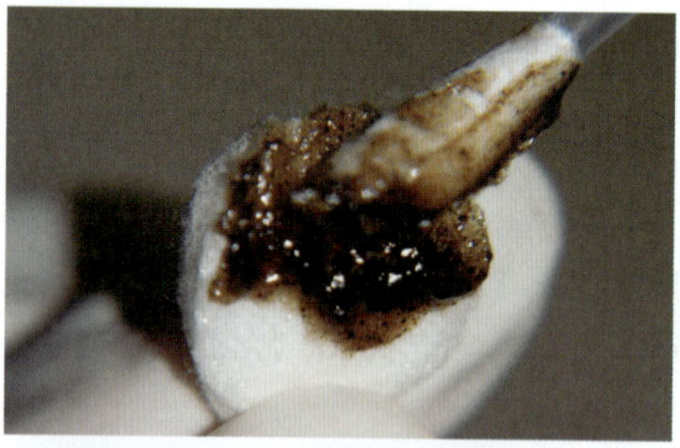

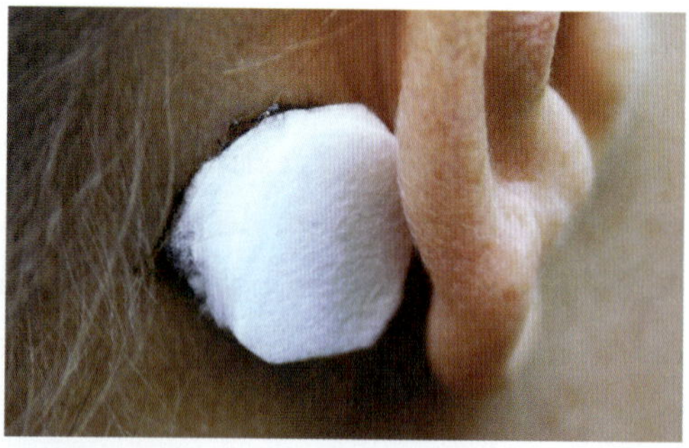

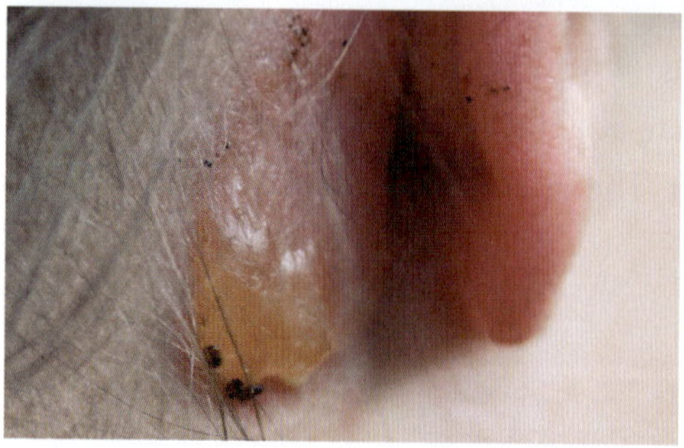

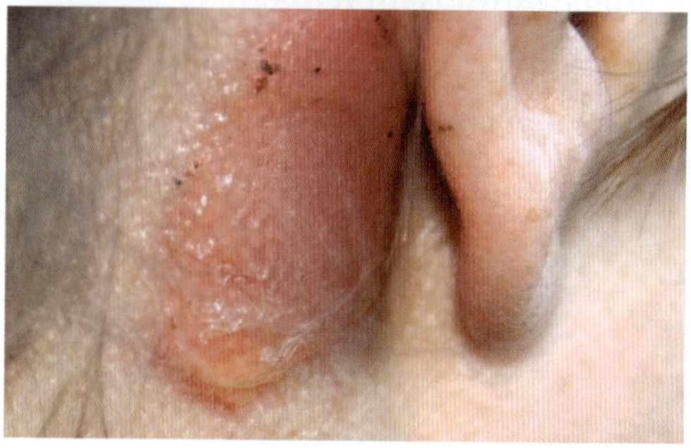

Chronisch-rezidivierende Mittelohrentzündung

Tritt eine Mittelohrentzündung mehrfach hintereinander oder im Wechsel mit anderen Schleimhautentzündungen auf, dann ist eine Konstitutionsbehandlung zur Stabilisierung der Dreierkombination *Schleimhaut-Flora-Lymphsystem* sinnvoll, wie sie im Kapitel *Lymphatismus – Skrofulose* beschrieben ist.
In akuten Krankheitsphasen mit Ohrenbeteiligung wird das Vorgehen wie unter *Erkältungen/Ohrenschmerzen* beschrieben empfohlen.

Das „Laufohr“

Es gibt Kinder, bei denen ein Trommelfelldurchbruch nicht – wie sonst üblich – adäquat abheilt, sondern über Wochen oder Monate ein manchmal recht übel riechendes Sekret abgesondert wird. In diesen Fällen hat sich ein chronisches *Laufohr* entwickelt. Eine solche Situation ist völlig anders zu bewerten als die oben beschriebene Trommelfellperforation: Ein chronisches Laufohr stellt eine klassische skrofulöse Situation dar, durch ein überlastetes Lymphsystem. Der Organismus nutzt dabei das geöffnete Trommelfell als Ausscheidungsventil für Schleim und diverse Krankheitsstoffe, die er auf anderen Wegen offensichtlich nicht los wird. Diese Krankheit zeigt sich zwar an einem bestimmten Ort – in diesem Fall am Ohr –, ist aber kein rein lokales Ereignis. Vielmehr zeigt sich so ein komplexes konstitutionelles Problem des Gesamtorganismus, bei dem das laufende Ohr als geringeres Übel in Kauf genommen wird, um Schlimmeres zu verhindern. Für die Therapie braucht es deshalb auch ein gewisses Fingerspitzengefühl und eine engmaschigere Kontrolle, um zu gewährleisten, dass **zuerst** die allgemeine Lymphentlastung erfolgt, **bevor** sich das Trommelfell schließt.
Antibiotikabehandlungen bringen in diesem Fall erfahrungsgemäß nicht einmal kurzfristigen Erfolg, sie chronifizieren das Problem nur noch mehr.

▸ Behandlungsvorschlag

Hier braucht es die erfahrene Begleitung eines Therapeuten, um den Heilungsprozess verantwortungsbewusst zu begleiten. Die skrofulöse Lymphüberlastung ist durch viele Faktoren entstanden und bedarf deshalb auch einer genaueren analytischen Betrachtung – mit einer ganzen Reihe sich daraus ergebenden Entlastungsmöglichkeiten. Siehe dazu die Kapitel *Lymphatismus – Skrofulose* und *Ernährung*.
Die einmalige Anwendung eines Cantharidenpflasters und die längere Anwendung eines potenzierten Eigenbluts ergänzen die Konstitutionsbehandlung sehr günstig.

Bronchitis

Kann eine Erkältung vom Abwehrsystem der Kopfschleimhäute nicht auf den oberen Atemwegen gehalten und dort überwunden werden, kann diese sich in die unteren Atemwege ausbreiten. Betroffen sind dann alle Schleimhäute auf dem absteigenden Weg in die Lunge – wie bei einem umgedrehten Baum vom Stamm (Luftröhre) über die Hauptäste in eine immer feinere Verästelung der Bronchien. Je nach Befall sprechen wir dann von einer Tracheitis (Entzündung der Luftröhre) und von einer Bronchitis (Entzündung der Bronchialschleimhaut). Erst wenn dieser vorgeschaltete Schleimhautschutz versagt, kann es zu einer Ausbreitung auf das Organ Lunge selbst kommen und damit zu einer Pneumonie (Lungenentzündung).
Es ist hier sehr schön die Abwehrstrategie eines gesunden Organismus zur Kontrolle von eingeatmeten Problemstoffen zu erkennen:

- Hohe Abwehraktivität im Bereich der ersten Eintrittspforten (Schleimhaut und Lymphorgane der oberen Atemwege/Entzündungsreaktion)
- Bei Bedarf dann schnelle Aktivierung der Abwehr in den unteren Atemwegen
- Bei Bedarf Aktivierung der allgemeinen Mobilmachung mit Hochstellen der Körpertemperatur (Fieber)
- Bei Bedarf Aktivierung der spezifischen Abwehr (Produktion von Antikörpern)

Und das alles mit dem Ziel, das wichtige Organ Lunge – und damit letztendlich den Gesamtorganismus – zu schützen.

Diese hocheffektiven Abwehrmechanismen müssen sich in den ersten Lebensjahren erstmal aufbauen, dann aber auch gut miteinander koordiniert werden. Das braucht einige Trainingseinheiten und sollte möglichst ungestört ablaufen dürfen. Ist das Abwehrsystem – aus welchen Gründen auch immer – nicht ganz auf der Höhe, dann kann sich ein Infekt auf den Bronchien zeigen:
Die Kinder haben meist Fieber zwischen 39 °C und 40 °C, manchmal sogar darüber. Das Hauptsymptom ist *Husten*, der sich je nach Krankheitsphase unterschiedlich zeigen kann. Zu Krankheitsbeginn besteht ein trockener Reizhusten ohne Auswurf, der Schmerzen hinter dem Brustbein verursacht. Nach 1–2 Tagen setzt dann die Produktion von Schleim ein. Der ist zunächst noch glasig und zäh und lässt sich nur schwer abhusten. Später wird er dann gelblich und/oder grünlich und löst sich leichter. Wenn man den Brustkorb mit einem Stethoskop abhört, hört man in den frühen Phasen noch keine krankhaften Atemgeräusche, aber sobald sich Schleim bildet, wird ein *Brodeln* (beim Befall größerer Atemwege) und/oder ein *Knistern*

(beim Befall kleiner Bronchialäste) hörbar. Ist der Schleim sehr zäh, kann man auch ein *Pfeifen* („Giemen") hören, was aber bereits ein Hinweis auf krampfhaftes Zusammenziehen der kleinen Bronchien ist (spastische Bronchitis).

▸ Behandlungsvorschläge

Die Behandlung einer akuten Bronchitis richtet sich nach der Krankheitsphase und den damit verbundenen Symptomen und sollte durch einen naturheilkundlich erfahrenen Therapeuten begleitet werden.

Die in Frage kommenden Mittel zum Einnehmen sind alle ausführlich im Erkältungskapitel (Husten, Fieber) aufgeführt. Zur schnelleren Orientierung wird hier nur nochmals die benötigte Wirkung der Mittel aufgeführt:

Trockener, schmerzhafter Hustenreiz	befeuchtende reizmindernde Mittel
Zähe Verschleimung, wenig Hustenreiz	schleimlösende, auswurffördernde Mittel
Zähe Verschleimung, starker Hustenreiz	schleimlösende, beruhigende Mittel
Schmerzhaft geschwollene Lymphknoten	lymphflussanregende Mittel
Krampfsymptome (spastische Bronchitis)	krampflösende Mittel
Fieber mit Unruhe	Mittel, die die Fieberverarbeitung verbessern und die Hitze ableiten
Fieber mit starkem Krankheitsgefühl	Fiebermittel für grippale Infekte

Synthetische Fiebersenkung und Hustenstiller sind problematisch, da sie die Abwehrstrategien des Organismus unterlaufen und somit die Überwindung des Krankheitsprozesses behindern können. Sobald Schleim vorhanden ist, sollten keine synthetischen Hustenstiller mehr eingesetzt werden, da es durch die Unterdrückung des Hustenreizes zu einer schnellen Vermehrung von Keimen in den Bronchien kommt und damit die Entwicklung einer Lungenentzündung gefördert wird.
Pflanzliche und homöopathische Hustenstiller wirken über eine Beruhigung der überreizten nervlichen Hustensteuerung und sind somit wesentlich unproblematischer. Trotzdem gilt auch hier: Sobald Schleim vorhanden ist, steht an erster Stelle die Schleimlösung. Lockerer Schleim kann leicht ausgehustet werden und verursacht wesentlich weniger Folgeprobleme.
Eine Bronchitis sollte immer mit äußerlichen Maßnahmen kombiniert werden. Sie wirken sehr zuverlässig Komplikationen entgegen.

▸ Äußerliche Anwendungen

Brustwickel mit Bienenwachs	wirken beruhigend, krampflösend und mild erwärmend
Brustwickel mit Quark	wirken ableitend auf Entzündungsprozesse
Brustwickel mit Thymian	wirken krampf- und schleimlösend
Kopfdampf mit Holunderblüten	wirkt schleimlösend und beruhigend
Essigsöckchen	wirken krampflösend und beruhigend auf den Hustenreiz

Die Durchführung aller empfohlenen Anwendungen werden im Kapitel *Einlauf, Wickel und Co.* erklärt.

Plantago Bronchialbalsam (Wala)	Abends auf dem Rücken zwischen den (Wala) Schulterblättern eingerieben, beruhigt es den übersteigerten Hustenreiz
Engelwurz-Balsam (Bahnhof Apotheke Kempten)	Besonders günstig für Säuglinge und Kleinkinder
Kupfersalbe rot (Wala)	Abends auf der Fußsohlenhaut einmassieren. Wirkt krampflösend, mild erwärmend und beruhigend. Verbessert die Nachtruhe

Pseudokrupp

Unter Pseudokrupp versteht man eine sich rasch entwickelnde Schwellung der Schleimhaut des Kehlkopfdeckels und der Stimmritzen. Ein Pseudokrupp-Anfall beginnt, meistens abends oder nachts, mit dem typischen *Stridor:* Die Luft wird mühsam eingezogen, dabei entsteht ein pfeifendes, keuchendes Geräusch. Es besteht Atemnot mit mehr oder weniger ausgeprägter Unruhe. Aufgrund des Sauerstoffmangels kann es zu blauen Lippen kommen und es kann ein bellender Reizhusten entstehen.

Pseudokrupp ist eine Erkrankung des Säuglings- und Kleinkindalters und tritt nach dem 4. Lebensjahr praktisch nicht mehr auf. Daraus erklärt sich auch, dass es sich – naturheilkundlich betrachtet – um eine klassische Erkrankung im Rahmen eines frühkindlich belasteten Lymphsystems handelt. Oder anders ausgedrückt: eines Lymphatismus durch eine Unreife der Dreierkombination *Schleimhaut-Flora-Lymphsystem*. Je nach Ausprägung des Lymphatismus können die Anfälle einmalig auftreten – dann meist im Rahmen eines Infekts –, aber sie können sich auch als häufig wiederholendes Krankheitsgeschehen zeigen. Sehr deutlich zeigt sich auch der konstitutionelle Bezug in der jahreszeitlichen Häufung von Pseudo-Krupp-Anfällen im Herbst. So treten in der klimatisch kalten Jahreszeit vermehrt Wärme-Mangel-Krankheiten, wie die des lymphatischen Formenkreises, auf.

Therapeutisch braucht es ein Notfallmittel für schwere Verläufe. Kinderärzte verschreiben hier Cortisonzäpfchen (Rectodelt o. ä.), die zur Sicherheit im Kühlschrank vorrätig sein sollten. Neben den unten aufgeführten biologischen Akutmitteln ist vor allem eine allgemeine Stabilisierung der Trias *Schleimhaut-Flora-Lymphsystem* hilfreich, um die Neigung zu Pseudokrupp-Anfällen rasch zu überwinden.

▸ Behandlungsvorschläge für einen akuten Pseudokrupp-Anfall

Wichtig ist es Ruhe zu bewahren, Angst und Aufgeregtheit verschlechtern die Situation! Also: Kind auf den Arm nehmen – Ruhe bewahren – im Badezimmer ein feucht-warmes Klima erzeugen (durch Aufdrehen des heißen Wassers in der Dusche oder Badewanne) – Akutmittel geben.

Spongia D12 Tabletten oder Globuli	Hauptmittel, wenn der Pseudokrupp-Anfall vor Mitternacht auftritt. Trockenes, brennendes, eingeschnürtes Gefühl im Kehlkopf mit Heiserkeit und trockenem, bellendem Husten. Husten wird durch Essen und Trinken besser. Spongia passt auch, wenn das Kind mit Erstickungsgefühl aus dem Schlaf aufschreckt.
Arsenicum album D6 Tabletten oder Globuli	Das Kind ist sehr schwach, ängstlich und unruhig, kann wegen Atemnot nicht liegen. Der Pseudokrupp-Anfall tritt nach Mitternacht auf. Die Atemwege fühlen sich wie zusammengeschnürt an. Großer, unstillbarer Durst.

Dosierung für diese Mittel: Alle 10 Minuten 1 Tablette oder 3 Kügelchen, bis die Atemnot nachlässt. Es können auch mehrere Medikamentendosen in einem Glas Wasser aufgelöst und dann schluckweise zum Trinken angeboten werden.
Die Wirkung dieser Mittel tritt meist erstaunlich schnell ein. Wichtig ist, dass die Mittel am besten bei den ersten Symptomen gegeben werden.
Sollte es innerhalb einer halben Stunde nicht zu einer deutlichen Verbesserung des Zustandes kommen oder verschlechtert sich die Atmung des Kindes zunehmend, dann die erwähnten Cortison-Zäpfchen anwenden – sie sind in diesem Fall sinnvoll.

▸ Behandlungsvorschlag bei einer Neigung zu Pseudokrupp

Empfohlen wird eine 6–8-wöchige Kur zur Stabilisierung des *Schleimhaut-Flora-Lymphsystems*. Besteht eine Neigung zu Kruppanfällen im Herbst, so sollte diese Kur prophylaktisch schon Ende August begonnen werden.

Pekana Nr. 53 (Pekana)	**2 x täglich 5 Kügelchen** lutschen
Symbioflor 1 (SymbioPharm)	**2 x täglich 10–15 Tropfen** (altersabhängig)
Spongia D6 - D12	**2 x täglich 5 Kügelchen** oder **2 x täglich 1 Tablette** lutschen

Zusätzlich ist eine Entlastung des Lymphsystems über die Ernährung und andere Faktoren, wie in den Kapiteln *Ernährung* und *Lymphatismus – Skrofulose* beschrieben, sinnvoll.

Sollte dieser Behandlungsvorschlag nicht zu einem befriedigenden Ergebnis führen, dann wenden Sie sich bitte an einen erfahrenen Therapeuten für eine weiterführende Ursachenforschung und ein sich daraus ergebendes Therapiekonzept.

Entzündung der Nasennebenhöhlen (Sinusitis)

Als Nasennebenhöhlen bezeichnet man eine Gruppe von Hohlräumen im Schädelknochen, deren Ausgänge an verschiedenen Stellen mit dem Nasenraum verbunden sind. Über diese Öffnungen setzt sich die Nasenschleimhaut nahtlos in die Nebenhöhlen fort und kleidet diese wie eine Tapete aus. Diese Schleimhaut ist als Teil der Kopfschleimhäute an jedem Infekt und deren Abwehraktivität in diesem Bereich beteiligt. Bei Kleinkindern sind die Nebenhöhlen noch nicht angelegt bzw. noch nicht soweit ausgebildet, dass sich Sekret in den Hohlräumen stauen könnte, eine ausgewachsene Nebenhöhlenentzündung kann im Kleinkindalter also nicht auftreten. Erst mit dem Zahnwechsel und dem zunehmenden Größen- und damit auch Schädelwachstum bilden sich die Hohlräume nach und nach aus und sind dann nach der Pubertät vollständig ausgebildet.
Die Beteiligung der Nebenhöhlen-Schleimhaut am Abwehrgeschehen kann dann problematisch werden, wenn der dort gebildete Schleim nicht mehr abfließen kann. Wie schon im Fall der Ohrenschmerzen besprochen – hier war die enge Ohrtube die Problemstelle –, haben wir auch bei der Verbindung der Nebenhöhlen zum Nasenraum eine Verengung, deren Schleimhaut bei Infekten ebenfalls anschwillt und dann den Sekretabfluss erschwert oder sogar komplett verhindert. Zäher Schleim verschlechtert, wie immer, die Gesamtsituation und provoziert lokale Entzündungsprozesse. Kommt es zu einer solchen Stauungssituation, dann entsteht ein sehr unangenehmes Druckgefühl. Dieses lässt sich zu Beginn durch ein Vorneüberbeugen des Oberkörpers provozieren und ist später dann dauerhaft in jeder Lage vorhanden.

Akute Nasennebenhöhlen-Entzündung

Akute Nebenhöhlen-Entzündungen sind meist Komplikationen eines heftigen Schnupfens, der sich auf die Nebenhöhlen ausdehnt.

▸ **Behandlungsvorschläge:**

Mit der konsequenten Anwendung schleimverflüssigender Mittel in Kombination mit einem Lymphmittel wird die Überwindung des Infekts meist gut gelingen:

Kalium chloratum D6 (Schüßler-Salz Nr. 4)	**2-stündlich 1 Tablette** lutschen Verflüssigt das Schnupfensekret
Luffanest (Nestmann)	**3 x täglich 1 Tablette** lutschen Verflüssigt das Schnupfensekret
Lymphdiaral (Pascoe)	**3 x täglich 1 Tablette** lutschen Lymph-Komplexmittel

Sind bereits Entzündungszeichen (allgemeine Krankheitszeichen, starker Schmerz) vorhanden, kann ein bewährtes Komplexmittel eingesetzt werden:

Sinuselect (Dreluso)	**3–5 x täglich 5–10 Tropfen** (altersabhängig)

Die unter Schnupfen genannten äußeren Anwendungen vor allem abends angewendet, erleichtern die Nasenatmung und verbessern damit den nächtlichen Regenerationsschlaf. Bei einer bereits bestehenden Abwehrschwäche, wenn der Heilungsprozess nicht gut voran kommt, kann mit einem abwehrsteigernden Mittel ergänzt werden:

Umckaloabo (Spitzner)	**3 x täglich 10–15 Tropfen**
Echinacea-Präparat (z. B. Esberitox-Tabletten)	**3 x täglich 1–2 Tabletten** lutschen

Chronische und chronisch-rezidivierende Nebenhöhlenentzündung

Chronische Erkrankungsprozesse im Bereich der Nebenhöhlen treten meist erst im Jugendlichenalter auf und haben häufig die gleiche Entstehungsgeschichte:

- In der frühen Kindheit waren vergrößerte Mandeln und häufige Atemwegsinfekte vorhanden
- Aktivierung des Lymphatismus in besonderen Belastungszeiten (Schulstress, Entwicklungsprobleme, psychische Belastungen, Wachstumsphasen, Auffrischimpfungen, …)
- Mehrmalige Antibiotikagaben durch wiederholtes Auftreten der akuten Symptome, meist im Abstand von 4–6 Wochen
- Regelmäßige Anwendung von abschwellenden Nasentropfen, um den Abfluss des Schleims aus den Nebenhöhlen zu verbessern

Daraus entsteht dann eine chronische Fehlfunktion der Nasen- und Nebenhöhlen-Schleimhäute mit wässrigem Fließschnupfen oder großen Mengen an zähem gelbgrünen Schleim und chronischen Schwellungszuständen der Kopfschleimhäute.

Bei jüngeren Kindern und nicht so recht erklärbarer Vorgeschichte muss allerdings auch ein anderer Entstehungsweg abgeklärt werden. Chronische Schleimhautschwellungen und Fließschnupfen können auch im Rahmen einer Pollen- oder Tierhaarallergie oder auch einer Nahrungsmittelunverträglichkeit auftreten. Dann ist es natürlich sinnvoll, die Konstitutionsstabilisierung von *Schleimhaut-Flora-Lymphsystem* mit dem Schwerpunkt Allergie anzugehen bzw. die problematischen Nahrungsmittel erst einmal zu meiden (mehr dazu in den Kapiteln *Allergie* und *Ernährung/Nahrungsmittel-Unverträglichkeiten*. Dieses Vorgehen wird dann eine rasche Besserung der Beschwerden bringen.

▸ Behandlungsvorschläge bei chronischer Fehlfunktion der Nasen- und NNH-Schleimhaut

Eine mögliche Herangehensweise wäre diese Zweiphasentherapie:

Phase 1 (4–6 Wochen)	
Die Entzündungsreaktion der Schleimhaut wird beruhigt, der vorhandene Schleim verflüssigt, die Schleimhautabwehr angeregt:	
Sinuselect (Dreluso)	**3 x täglich 10 Tropfen**
Lymphdiaral (Pascoe)	**3 x täglich 15 Tropfen**
Beide Tropfen können zusammen in etwas Wasser eingenommen werden.	
Symbioflor 1 (SymbioPharma)	**3 x täglich 15 Tropfen** Unverdünnt auf einem Löffel einnehmen, (SymbioPharma) kurz im Mund belassen, auf Wunsch dann etwas Wasser nachtrinken.

Zusätzlich ein paar Tropfen Symbioflor 1 auf ein Wattestäbchen geben und damit die Nasenschleimhaut befeuchten. Achtung: Das Wattestäbchen sollte richtig nass sein, damit die Schleimhaut nicht zusätzlich gereizt wird.
Diese Kurphase kann mit einem homöopathischen Nasenspray und mit äußeren Anwendungen kombiniert werden:

Euphorbium comp. Nasenspray (Heel)	Beide Anwendungen lösen zähen Schleim und regen den Lymphfluss an.
Kopfdampfbad mit Holunderblütentee	

Senfmehlfußbad	Aktiviert die Abwehrkräfte und regt den Lymphfluss in den Kopfschleimhäuten an.
Ansteigendes Fußbad	Etwas mildere Wirkung als die Senfmehlfußbäder.

Die Durchführung der genannten äußeren Anwendungen ist im Kapitel *Einlauf, Wickel und Co.* ausführlich erklärt.

Phase 2 (6–8 Wochen)	
Konstitutionelle Stabilisierung der Dreierkombination Schleimhaut-Flora-Lymphsystem:	
Calamus Urtinktur *Scrophularia nodosa Urtinktur* *Geranium robertianum Urtinktur*	Zu gleichen Teilen mischen lassen
2 x täglich 15–20 Tropfen in etwas Wasser oder Tee einnehmen.	

Alternativ kann auch die gesamte Tagesdosis (hier also 30–40 Tropfen) abends auf ein Glas warmes Wasser gegeben und über Nacht stehen gelassen werden, damit ein Großteil des in Urtinkturen doch hohen Alkoholgehalts verdunsten kann. Am nächsten Tag dann morgens und abends jeweils ein halbes Glas trinken.

Symbioflor 1 (SymbioPharm)	**2 x täglich 20 Tropfen** Unverdünnt auf einem Löffel einnehmen, kurz im Mund belassen, auf Wunsch dann etwas Wasser nachtrinken.
Bicomplex 21 (DHU)	**2 x täglich 2 Tabletten** lutschen

Wie immer gilt: Eine chronische Erkrankung ist ein komplexes Krankheitsgeschehen mit einer individuellen Entstehungsgeschichte. Bei Kindern und Jugendlichen entsteht diese so gut wie immer auf dem Boden *Lymphatismus* und *Skrofulose*. Im dortigen Kapitel sind die weitergehenden Entlastungsmöglichkeiten für das überlastete Lymphsystem aufgeführt.

Bindehautentzündung (Konjunktivitis)

Eine Bindehautentzündung zeigt sich durch deutliche Rötung der Schleimhaut über dem Augenweiß. Diese ist bedingt durch eine gesteigerte Durchblutung, wie sie für einen entzündlichen Abwehrprozess typisch ist. Kommt zu diesem Allgemeinsymptom noch Juckreiz hinzu, dann spricht dies für einen allergischen Auslöser. Bei Kindern ist eine juckende Bindehautentzündung oft das erste und einzige Symptom eines Heuschnupfens.
Kommt es zu einer vermehrten Schleimbildung, die sowohl klar und flüssig, als auch klebrig und gelb-grünlich sein kann, dann sind die Augensymptome infektbedingt.

▸ Behandlungsvorschläge

Für die Behandlung von Bindehautentzündungen und anderer entzündlicher Erkrankungen des Auges stellt uns die Natur eine Pflanze zur Verfügung, die sowohl die aktuellen Beschwerden lindern als auch die lymphatische Grundsituation stabilisieren kann – den *Augentrost* (Euphrasia rostkoviana).
Meist ist es sinnvoll, den Augentrost sowohl lokal am Auge als auch über eine innerliche Einnahme anzuwenden.

Für eine Teezubereitung	1 Teelöffel Augentrostkraut (Euphrasiae Hb.) pro Tasse mit kochendem Wasser übergießen, 10 Minuten ziehen lassen. 2 Tassen täglich trinken. Dieser Tee kann auch äußerlich zum Lösen morgendlicher Augenverklebungen genutzt werden oder auch für feuchte Augenkompressen (z. B. mit Wattepads), die man einige Minuten einwirken lässt.

Bindehautentzündung – infektbedingt

Bei einer einfachen Bindehautentzündung im Rahmen eines katarrhalischen Infekts:

Augentrosttee	Innerlich und äußerlich, wie oben beschrieben
alternative Augentrost-Anwendungen:	
Euphrasia D3 Globuli	**3–5 x täglich 5 Kügelchen** lutschen
Euphrasia Urtinktur	**3 x täglich 5–10 Tropfen** mit etwas Wasser verdünnt einnehmen
Euphrasia Einmal-Augentropfen (Wala)	**3 x täglich je 1 Tropfen** in beide Augen

Bei Schwellungszuständen der Augen zusätzlich:

Apis D6	**3 x täglich 5 Kügelchen** oder **3 x täglich 1 Tablette** lutschen

Bei starken Verklebungen und eitrigen Prozessen:

Echinacea Einmal-Augentropfen (Wala)	**3 x täglich je 1 Tropfen** in beide Augen

Augenverklebung vorsichtig mit einem teegetränkten Wattepad aufweichen und dann von außen nach innen reinigen. Alternativ zum Augentrosttee kann auch ein Fencheltee verwendet werden. **Achtung:** am Auge keine Kamillentee-Anwendung! Die ätherischen Öle der Kamille können empfindliche Augen zusätzlich reizen.
Wenn sich die Symptome nach 2–3 Tagen nicht deutlich gebessert haben, dann kann eine zusätzliche Anwendung von antibiotischen Augentropfen nötig werden. Durch die Kombination mit naturheilkundlichen Mitteln – vor allem auch dem innerlich eingenommenen Augentrost – kann die Anwendung der antibiotischen Augentropfen meist auf 1–2 Tage begrenzt werden. Die Augentrost-Präparate sollten auch nach dem Abklingen der Akutsymptome noch für einige Tage angewendet werden – dies hilft dem Organismus in seiner Aufräumphase und fördert damit die vollständige Überwindung des Infekts.

Bindehautentzündung – allergiebedingt

Die Basistherapie erfolgt, wie im Kapitel *Allergie* beschrieben. Als äußere Begleitbehandlung für die gereizten, juckenden Augen hat sich ein Kombinationspräparat besonders bewährt:

Salus Augenpflege	Gut getränkte Wattepads als Feuchtkompressen auf die geschlossenen Augen auflegen und einige Minuten einwirken lassen.

Im Kühlschrank aufbewahren, dann ist das Mittel auch noch angenehm kühlend und beruhigt die überreizten Schleimhäute noch besser.

Bindehautentzündung – häufig auftretend

Besteht eine Neigung zu chronisch-rezidivierenden Bindehautentzündungen, dann steht die Behandlung der konstitutionellen Schwäche im Vordergrund, wie sie in den Kapiteln *Lymphatismus – Skrofulose* und *Schleimhaut-Flora-Lymphsystem* ausführlich erklärt sind. Der *Augentrost* ist hier das spezifische Hauptmittel und sollte über mindestens 6–8 Wochen angewendet werden. Innerlich kann der Augentrost auch mit anderen Mitteln für eine individuelle Konstitutionsbehandlung kombiniert werden.
Das gilt auch für andere entzündliche Erkrankungen des Auges:
Lidrandentzündung (Blepharitis), Gerstenkorn (Hordeolum) und die – bei Kindern glücklicherweise nur seltene – Regenbogenhautentzündung (Iritis).

Das „Triefauge"

Bei Säuglingen kommt es ab und zu vor, dass der von der Natur vorgesehene Abfluss der Tränenflüssigkeit über den sogenannten Tränen-Nasengang nicht ausreichend funktioniert. In diesem Fall läuft die Tränenflüssigkeit in den Augenwinkeln über das Unterlid und dann über die Wange hinab. Manchmal bildet sich auch glasiger oder gelblicher Schleim in den Augenwinkeln.
Ein solches *Triefauge* kommt entweder (selten) durch Fehlbildungen oder (häufig) durch eine verzögerte Ausreifung des Tränen-Abflusskanals zustande. Es kann aber auch sein, dass die Schleimhaut, die den Gang auskleidet, durch entzündliche Prozesse geschwollen und/oder verklebt ist und es dadurch zu einer Abflussbehinderung kommt.

Eine Sondierung, bei der durch Einführen einer Sonde der Tränenkanal mechanisch erweitert wird, sollte nur dann durchgeführt werden, wenn eine Konstitutionsbehandlung das Problem nicht lösen kann bzw. wenn tatsächlich Fehlbildungen bestehen.
Konstitutioneller Hintergrund für ein Triefauge ist in den meisten Fällen – wieder einmal – der Lymphatismus, vor allem, wenn Schleimhautschwellung und Entzündung zur Verstopfung des Tränenkanals führen. Das bedeutet, dass die Konstitutionsbehandlung des Lymphsystems zentrale Bedeutung hat und meist sehr schnell Wirkung zeigen wird.

▸ **Pflanzliches Hauptmittel:**
Augentrost (Euphrasia rostkoviana) wie weiter oben bereits beschrieben.

Ein homöopathisches Mittel, das Sekrete verflüssigt und damit leichter abfließen lässt sowie schleimhautabschwellend wirkt:

Kalium chloratum D6 Globuli oder *Schüßler-Salz Nr. 4*	**3 x täglich 5 Kügelchen** oder **3 x täglich 1 Tablette** lutschen

Für Säuglinge können die Tabletten auch zerrieben/gemörsert werden, dann gibt man 3 x täglich eine Messerspitze des Pulvers.

Bauchschmerzen – seelisch oder körperlich?

Bauchschmerzen treten bei Kindern häufig auf und können vielfältige Ursachen haben. Bei einem Neugeborenen ist die Unreife des Darms das Hauptproblem. Später dann können es Verdauungsprobleme, Nahrungsmittel-Unverträglichkeiten, akute Infekte, Stressbelastungen, seelischer Kummer und vieles mehr sein. Wie im Kapitel *Lymphsystem* ausführlich erklärt, stehen Darmbakterien, Verdauungssäfte, Bauchnervensystem („Bauchhirn"), darmständiges Immunsystems, Bauchlymphe und emotionales Befinden in enger Verbindung und es bestehen vielfältige wechselseitige Beziehungen. Die Frage nach den Auslösern wird also nicht unbedingt heißen seelisch oder körperlich, sondern es sind eher beide Aspekte beteiligt.
Möchte man die Entstehung von Bauchschmerzen verstehen, ist eine ganzheitliche Betrachtungsweise nötig. Ein erfahrener Therapeut wird in den meisten Fällen rasch die wahrscheinlichsten Faktoren erfragen können und eine individuell passende Rezeptur und Ernährung empfehlen. Um auch Eltern eine Ersthilfe anzubieten, werden hier einige bewährte Mittel und ihre Einsatzmöglichkeit genannt. Weitere Tipps finden sich im Ernährungskapitel – *Die Ernährung bei speziellen Verdauungsproblemen*.

Achtung: Bei akuten Beschwerden sollten die eingesetzten Mittel eine rasche Verbesserung bringen. Bei starken Bauchschmerzen mit Fieber muss eine ärztliche Abklärung zum Ausschluss einer Blinddarmentzündung erfolgen.
Treten Bauchschmerzen häufig auf oder bestehen sie über einen längeren Zeitraum, ist eine Behandlung – inklusive der Ernährungstipps – über ein paar Wochen sinnvoll. Auch in diesem Fall sollte eine Besserung der Beschwerden deutlich erkennbar sein. Ist nach 4 Wochen keine deutliche Besserung eingetreten, dann bedarf es einer weiteren Abklärung.

▸ **Behandlungsvorschläge**
Einige bewährte pflanzlich-homöopathische Mittel:

Schafgarbe (Achillea millefolium)
Die Schafgarbe ist eine Kardinalpflanze für den gesamten Bauchraum.
Sie wirkt ausgleichend auf die glatte Muskulatur des Magen-Darm-Trakts, der Bauchgefäße (auch der Lymphgefäße!) sowie der Hohlorgane (Gallenblase, Harnblase, Gebärmutter).

Daraus ergibt sich ein sehr vielfältiges Einsatzgebiet:

Bauchkrämpfe/Koliken	Entspannt und löst die verkrampfte Muskulatur (spasmolytische Wirkung)
Stauungen/ Erschlaffungen	Verbessert die Grundspannung der erschlafften Muskulatur (tonisierende Wirkung)

Die recht angenehmen Bitterstoffe der Schafgarbe haben eine mild anregende Wirkung auf die Verdauungssäfte.

Verwendet wird das blühende Kraut (Millefolii Hb.) für Teezubereitungen (frisch oder getrocknet). Alternativ ist auch eine Schafgarbentinktur erhältlich.

Für eine äußere Anwendung, z. B. für einen warm-feuchten Bauchwickel, kann ebenfalls der Schafgarbentee verwendet werden (siehe Kapitel *Einlauf, Wickel und Co.*).

▸ Gänsefingerkraut (Potentilla anserina)

Das Gänsefingerkraut wirkt krampflösend auf alle Hohlorgane und ist durch die enthaltenen Gerbstoffe besonders für Durchfallerkrankungen mit Bauchkrämpfen geeignet.

Verwendet wird das blühende Kraut (Anserinae Hb.) für Teezubereitungen (frisch oder getrocknet), alternativ gibt es auch eine Gänsefingerkrauttinktur. Außerdem ist Gänsefingerkraut in einigen Fertigpräparaten enthalten, z. B. im sehr bewährten *Gastritol* der Firma Dr. Klein.

Das Gänsefingerkraut kann auch als *Kräuterkissen* äußerlich angewendet werden (siehe Kapitel *Einlauf, Wickel und Co.*).

▸ Johanniskraut (Hypericum perforatum)

Johanniskraut wirkt regulierend und stabilisierend auf die nervlichen Steuerungsmechanismen. Damit ist es eine der Kardinalpflanzen bei seelischen oder stressbedingten Schmerzen und Fehlregulationen des Bauchnervensystems.

Verwendet wird das Kraut (Hyperici Hb.), das optimalerweise kurz vor der Blüte geerntet wird. Man kann es frisch oder getrocknet verwenden.

Alternativ ist Johanniskrauttinktur erhältlich oder auch homöopathische Globuli, z. B. Hypericum D4.

Es sind viele Fertigpräparate im Handel, die Johanniskrautextrakte enthalten, wie das bereits erwähnte *Gastritol* (Dr. Klein).

Johanniskraut kann auch in Form eines Ölwickels mit dem sogenannten Johanniskraut-Rotöl angewendet werden (siehe Kapitel *Einlauf, Wickel und Co.*).

▸ Zitronenmelisse (Melissa officinalis)

Zitronenmelisse wirkt krampflösend und hilft bei seelischen Belastungen. Vor allem, die mit Traurigkeit verbundenen melancholischen Verstimmungen sind günstig mit Melisse zu behandeln. Wie schon Hildegard von Bingen formulierte: „Melisse macht fröhlich." Außerdem schmeckt sie gut und kann so manch unattraktiv schmeckenden Heilkräutertee geschmacklich aufpeppen. Für Teezubereitungen werden Melissenblätter (Melissae Fol.) verwendet (frisch oder getrocknet).

▸ Magnesium phosphoricum D6 (Schüßler-Salz Nr. 7)

Dies ist eines der bekanntesten *Krampfmittel* der Homöopathie und Schüßler'schen Biochemie. Magnesium phosphoricum D6 kann bei allen *akuten* Krampfschmerzen eingesetzt werden – unabhängig vom Ort ihres Auftretens.
Am besten werden 7–10 Tabletten in heißem Wasser oder – noch besser – Melissen- oder Gänsefingerkrauttee aufgelöst. Davon lässt man das Kind schluckweise trinken. Diese Kombination aus Heilpflanze und Mineralsalz ergänzt sich sehr schön und verstärkt sich gegenseitig in ihrer Wirkung.

▸ Kalium phosphoricum D6 (Schüßler-Salz Nr. 5)

Dies ist ein wichtiges Mittel der Homöopathie und Schüßler'schen Biochemie, um neuro-vegetative Fehlregulationen zu korrigieren – unabhängig vom Ort ihres Auftretens. Während Magnesium phosphoricum für die akuten Schmerzen zuständig ist, führt Kalium phosphoricum zu einer stabileren nervlichen Belastbarkeit.

Kalium phos. D6	**3 x täglich 1–2 Tabletten** (altersabhängig) im Mund zergehen lassen
Kalium phos. D6 und *Magnesium phos. D6*	Können bei Bedarf miteinander kombiniert werden

Lymphbedingte Bauchschmerzen

Diese bei Kindern ausgesprochen häufig auftretende Bauchschmerzform ist in der Schulmedizin praktisch in Vergessenheit geraten – sie wird damit in den meisten Fällen auch nicht mehr erkannt und nicht mehr behandelt.
Sind Nahrungsmittel-Unverträglichkeiten, akute Magen-Darm-Infekte und sonstige Verdauungsprobleme – Blähungen, Durchfall, Verstopfung – ausgeschlossen, dann ist es aus naturheilkundlicher Sicht sehr wahrscheinlich, dass die Beschwerden durch eine Stauung der Bauchlymphe verursacht werden.
Die Häufigkeit von Bauchschmerzen, vor allem in den ersten Lebensjahren, erklärt sich aus der Unreife des kindlichen Darms und seiner Bakterienflora und der dadurch bedingten Lymphbelastung.

Dies ist in den Kapiteln *Lymphsystem* und *Lymphatismus – Skrofulose* ausführlich dargestellt worden. Die Arbeitshypothese – lymphbedingte Bauchschmerzen – lässt sich recht schnell überprüfen: Auf eine Anregung und Entlastung der Bauchlymphe verschwinden die Beschwerden sehr rasch.
Bei häufigen Bauchschmerzen, verbunden mit schleimigen Durchfällen, evtl. auch sauer riechenden Blähungen, ist bei Kindern immer an eine lymphatisch-skrofulöse Belastung mit Ersatzausscheidungen über die Darmschleimhaut zu denken. In der traditionellen Heilkunde wurde dieser Symptomenkomplex als *Bauch-Skrofulose* bezeichnet. Skrofulöse Krankheitszustände stellen bereits eine verkomplizierte Situation dar und bedürfen der längeren therapeutischen Begleitung. Zu erwarten ist eine deutliche Besserung der Beschwerden nach etwa 4 Wochen. Für eine tiefergehende Stabilisierung sollte die Behandlung jedoch mindestens über 3 Monate durchgeführt werden. Ist keinerlei Besserung der Beschwerden nach 4 Wochen erkennbar, dann sollte durch einen erfahrenen Therapeuten eine Stuhldiagnostik erfolgen – zum Ausschluss einer Nahrungsmittel-Unverträglichkeit, eines Leaky-Gut-Syndroms, einer Darmschleimhautentzündung u. a.

▸ Behandlungsvorschläge

Die Basisbehandlung der lymphbedingten Bauchschmerzen besteht aus pflanzlichen und homöopathischen Mitteln, die einen besonderen Bezug zum Bauchlymphsystem haben:

Eberraute (Artemisia abrotanum)	Hauptmittel für das Bauchlymphsystem. Wie alle Beifußarten wirkt die Eberraute auch appetitanregend und verdauungsfördernd. Sie kann als Tinktur alleine eingenommen werden oder sie kann in eine konstitutionelle Tinkturenmischung eingearbeitet werden.
Knotige Braunwurz (Scrophularia nodosa)	Hauptmittel für alle skrofulösen Erkrankungen; Sie kann als Tinktur eingenommen werden – alleine oder gemischt mit anderen Tinkturen
Walnuss (Juglans regia)	Bauch-Lymphatismus mit Ekzemen
Lycopodium D4	Bauch-Lymphatismus mit schleimigen Durchfällen und starker Gasbildung

Es stehen einige bewährte Firmenpräparate zur Verfügung:

Lymphdiaral (Pascoe)	Lymph-Komplexmittel u. a. mit Lycopodium; Basistropfen und Basistabletten verfügbar
Itires spag. (Pekana)	Homöopathisch-spagyrisches Lymph-Komplexmittel u. a. mit Scrophularia und Juglans
Pekana Komplex Nr. 53	Globuli, Inhaltsstoffe identisch mit Itires spag. Tropfen

Aquilinum comp. (Wala)	Homöopathisch-anthroposophisches Komplexmittel bei Bauch-Lymphatismus u. a. mit Farnen, die den Lymphfluss des Bauchraums anregen.

Bauchschmerzen bei Säuglingen – Dreimonatskoliken

Bauchschmerzen bei Säuglingen entstehen durch Gasansammlung im Magen-Darm-Trakt, bedingt durch eine noch nicht ausgereifte Verdauungskraft. Da ein Säugling, je nach Temperament, sein Unwohlsein durch mehr oder weniger lautes und anhaltendes Schreien äußert, kann dies die neugebackenen Eltern in echte Verzweiflung stürzen. Meist beginnt das Schreien kurz nach der Mahlzeit, ist begleitet von einem Blähbauch und wird etwas besser, wenn die Winde abgehen können. Bei langanhaltenden Schreiphasen in den ersten Lebenswochen spricht man von Dreimonatskoliken, da sie nach 3–4 Monaten dann meist ausgestanden sind.

Es kann aber auch bei sonst zufriedenen Säuglingen zu Schreiphasen kommen, die einige wenige Tage anhalten. Diese treten in den Umstellungszeiten auf, in denen sich die Muttermilch auf den veränderten Nährstoffbedarf des Babys anpasst:

Erste Umstellung in der 2. und 3. Woche
Zweite Umstellung in der 6. bis 8. Woche
Dritte Umstellung in der 12. bis 16. Woche

Hat sich die Darmflora nach ein paar Tagen auf die veränderte Zusammensetzung der Muttermilch umgestellt, kehrt wieder Ruhe ein.

Doch nochmal zurück zu Säuglingen, die häufig und langanhaltend schreien. Wie schon im allgemeinen Teil des Bauchschmerz-Kapitels aufgeführt, gibt es einige Faktoren, die auf das Befinden des Bauchraums Einfluss nehmen:

- Darmflora
- Verdauungssäfte
- Bauchlymphsystem
- Bauchnervensystem
- Ernährung
- Milieu

Die beste Kolikprophylaxe kann die werdende Mama beisteuern, indem sie die letzten 4 Schwangerschaftswochen ihre eigene Darmflora aufbaut. Diese Darmbakterien stehen dann zur Anreicherung der Muttermilch zur Verfügung und verringern die Schreiphasen der Säuglinge nachweislich sehr deutlich. Eine weitere recht einfache prophylaktische Maßnahme besteht darin, dass die werdende Mutter in den letzten vier Wochen (gerne auch schon früher) vor dem Entbindungstermin auf einfache Kohlenhydrate wie Weißmehlprodukte, Zucker, zuckerhaltige Lebensmittel

und Getränke sowie auf Süßigkeiten verzichtet. Der Anteil an Ballaststoffen über Gemüse und Salate sollte dafür erhöht werden.
Dies führt zu einer deutlich harmonischeren Energieversorgung der Mutter und zu ruhigeren und zufriedeneren Säuglingen.

▸ Behandlungsvorschläge

Mittel zur Ausreifungsförderung und Harmonisierung der Verdauungstätigkeit/ Entlastung und Unterstützung des Lymphsystems:

Aquilinum comp. (Wala)	**3 x täglich 3 Kügelchen** lutschen
Pekana Komplex Nr. 53 (Pekana)	**3 x täglich 3 Kügelchen** lutschen
Omni-Biotic Panda (Allergosan)	Probiotisches Bakterienpulver Dosierung und Anwendung siehe Firmenempfehlung

Diese Kur eignet sich als Basisbehandlung in Eigenregie und sollte über 4–6 Wochen durchgeführt werden. Die schnelle Besserung der Beschwerden wird durch eine entlastende Ernährung und äußere Anwendungen unterstützt:

Ernährung der Mütter für Stillkinder

Meiden	• Alle Nahrungsmittel, die die Mutter blähen (Zwiebel, Knoblauch, Kohlgemüse, …). • Alle Nahrungsmittel, die die Mutter unruhig machen (Kaffee, Zucker und alle zuckerhaltigen Nahrungsmittel und Getränke). • Alle Nahrungsmittel, die problematische Zusatzstoffe enthalten (Konservierungsstoffe, Farbstoffe, Geschmacksverstärker, …). • Alle Nahrungsmittel, die eine Reizwirkung auf das darmständige Immunsystem haben (Weizen, Kuhmilch, Erdnüsse, Haselnüsse).
Günstig	Reichlich Ballaststoffe aus Gemüse, Salate und Obst (nicht als Saft oder Smoothie). Kochen mit verdauungsunterstützenden Gewürzen – Anis, Fenchel, Kümmel, Koriander u. a. Die blähungswidrigen Inhaltsstoffe sind besonders reichlich enthalten, wenn die ganzen getrockneten Samen erst kurz vor Gebrauch gequetscht oder gemörsert werden. Als Getränke z. B. Vier-Winde-Tees mit den oben aufgeführten Bestandteilen, reiner Fencheltee oder Wasser ohne Kohlensäure.

Die genannten Ernährungsempfehlungen zur Entlastung von Magen-Darm und Bauchlymphsystem gelten auch für die Zufütterungsphase bei nicht bzw. nicht mehr voll gestillten Babys und Kleinkindern.

▸ Äußere Anwendungen

Bauchmassage	Fenchel-Kümmel-Öl Kinder (Bahnhof Apotheke Kempten), Bäuchleinöl (Weleda) o. a.
Bauchwickel	mit ätherischen Ölen, siehe oben. Schafgarbentee, „Vier-Winde-Tee“ u. a.

Die genaue Anwendung der äußeren Anwendungen sind im Kapitel *Einlauf, Wickel und Co.* nachzulesen.

Blinddarmentzündung (Appendizitis)

Im Volksmund wird diese Erkrankung zwar *Blinddarmentzündung* genannt, aber eigentlich ist es der Wurmfortsatz (Appendix vermiformis) des Blinddarms, der bei dieser Erkrankung entzündet ist. Dieses Anhängsel des Blinddarms befindet sich im rechten Unterbauch und ist ein Teil des Dickdarms.
Der Wurmfortsatz selbst ist ein Lymphorgan und wird auch als *Mandel des Darmes* bezeichnet. So wie sich die Mandeln im Kopf bei einer besonderen Belastung des Lymphsystems entzünden können, geschieht dies auch beim Wurmfortsatz. Dabei sind alle Schweregrade möglich: von einer vorübergehenden Reizung bis hin zu heftigen Entzündungen, bei denen die Gefahr besteht, dass die Wand des innen hohlen Wurmfortsatzes durchbricht und sich der stark bakterienhaltige und eitrige Darminhalt in die ansonsten keimfreie Bauchhöhle entleert. Diese lebensgefährliche Komplikation sollte unbedingt vermieden werden:

Achtung: *Unklare, plötzlich auftretende, starke Bauchschmerzen mit Temperaturerhöhung oder Fieber, die auf die oben genannten Mittel nicht innerhalb von zwei Stunden deutlich besser werden, müssen ärztlich abgeklärt werden. Lieber einmal zu viel abklären lassen als einmal zu wenig. Und bei einer akuten Appendizitis lieber zu früh operieren als zu spät!*

Anders sieht es bei den bereits erwähnten Wurmfortsatz-Reizungen aus, die bei einigen Kindern immer wieder auftreten. Diese Reizzustände sind das Symptom eines Lymphatismus, bei dem die Überforderung der lymphatischen Abwehrsysteme des Bauchraums zu Reizungen der *Mandel des Darms* führt. Dabei entstehen immer wieder Schmerzen im rechten Unterbauch, die aber meist nicht sehr heftig sind und nach einigen Stunden auch wieder abklingen. Gleichzeitig können Durchfälle und Blähungen auftreten.

Diese Wurmfortsatz-Reizungen lassen sich in den meisten Fällen mit den beschriebenen Behandlungsvorschlägen für das Darmlymphsystem gut behandeln – womit sich die operative Entfernung des Wurmfortsatzes in vielen Fällen erübrigt. Aber auch hier gilt: In unklaren Fällen muss ärztlich abgeklärt werden!

Magen-Darm-Infekt

Plötzlich auftretendes Erbrechen und/oder Durchfall kommen bei Kindern sehr häufig vor. Am häufigsten sind Magen-Darm-Viren (Noroviren, Adenoviren, Rotaviren) die Begleitkeime, seltener können auch verdorbene Nahrungsmittel (Salmonellen, Kolibakterien, Listerien u. a.) die Auslöser sein.
Der kindliche Organismus reagiert meist sehr lebhaft auf bedrohliche Stoffe und befördert sie schnellstmöglich wieder nach draußen. Erbrechen und Durchfall sind also ein biologisch sinnvoller Schutzmechanismus, mit dem der Körper sich schnell und effizient von den auslösenden Stoffen im Magen-Darm-Trakt befreien kann, noch bevor diese von der Darmschleimhaut in den Körper aufgenommen werden.

Nach einer kräftigen Entleerungszeit von wenigen Tagen beruhigt sich das Ganze dann meist sehr schnell und bedarf keines weiteren Eingreifens. Besondere Aufmerksamkeit gilt dem Flüssigkeitshaushalt, vor allem bei gleichzeitigem wässrigem Durchfall und Erbrechen. Gefahr in Verzug ist, wenn auch das Getrunkene sofort wieder erbrochen wird oder die kranken Kinder nicht mehr trinken wollen. Vor allem bei Kleinkindern in den ersten beiden Lebensjahren kommt es durch Wasser- und Elektrolytverluste (v. a. Natrium, Kalium) sehr schnell zu einer *Austrocknung* mit dadurch bedingten instabilen Kreislaufverhältnissen. Üblicherweise wird dann die dringend benötigte Flüssigkeit über eine Infusion zugeführt. Der damit verbundene Krankenhausaufenthalt kann meist verhindert werden, wenn die Eltern sich eine Ballspritze besorgt haben und frühzeitig zuhause kleine Einläufe machen. Damit hat man nicht nur – ganz undramatisch – sofort den kindlichen Kreislauf stabilisiert, sondern auch das alarmierte Nervensystem beruhigt. Zu diesem gehört auch das autonome Brechzentrum im verlängerten Mark, welches bei sensiblen Kindern schnell in Überreizung gerät. Ein Einlauf führt durch die Beruhigung des Allgemeinzustandes dadurch auch zu einem schnellen Abklingen des Brechreizes.
Der Darm braucht meist einige Tage länger, um sich wieder vollständig zu normalisieren. Wie im Kapitel *Lymphsystem* ausführlich beschrieben, handelt es sich bei der Darmflora um ein hocheffizientes Ökosystem – pathogene Fremdkeime können hier nicht geduldet werden und werden schnell zum Ausgang transportiert. Bei einer schnellen Darmpassage können schmerzhafte Bauchkrämpfe entstehen. Außerdem fehlt die Zeit für die Wasserrückresorption im Enddarm und so ist der entleerte

Stuhl dann auch mehr oder weniger flüssig. Die naturheilkundliche Behandlung zielt nicht darauf ab, den Durchfall zu stoppen, sondern setzt keimwidrige, beruhigende und mild bindende Heilmittel ein. Ist die Akutphase überstanden, unterstützen milde Bitterstoffe und Lymphmittel die normale Verdauungstätigkeit und damit die vollständige Genesung.

Achtung: Besonders bei Kindern ist jede Behandlung, die die Symptome eines akuten Durchfalls blockiert, aus naturheilkundlicher Sicht kontraproduktiv für den Heilungsprozess. Dazu gehören chemische Wirkstoffe, die die Muskelaktivität (Motorik) des Darms lähmen (z. B. Loperamid [bekannter Handelsname Immodium, Immodium akut]), aber auch Wirkstoffe, die durch Gerbung der Schleimhaut für Ruhe sorgen. Dazu gehören auch gerbstoffhaltige Pflanzen wie z. B. Blutwurz (Potentilla tormentilla), Eichenrinde (Quercus robur), Myrrhe (Harz des Baumes Commiphora myrrha) oder Ratanhia (Krameria lappacea).

▸ Behandlungsvorschläge

Den Magen-Darm-Trakt entlasten durch einen Fastentag und/oder einige Tage Schonkost:

- Karottensuppe oder -brei (mit Gemüsebrühe)
- Kartoffelsuppe oder -brei (mit Gemüsebrühe)
- Geriebener Apfel, den man stehen lassen sollte, bis er braun geworden (fermentiert) ist
- Reissuppe oder -schleim
- Zwieback
- Salzstangen

Gemieden werden sollten Milch- und Milchprodukte, Fleisch- und Wurstwaren, Zucker und zuckerhaltige Getränke.
Reichlich trinken, bevorzugt Tee und stilles Wasser.

Günstige Heilpflanzen für eine Teezubereitung:

Schafgarbe (Achillea millefolium)
Fenchel (Foeniculum vulgare)
Kamille (Matricaria chamomilla)
Melisse (Melissa officinalis)
Gänsefingerkraut (Potentilla anserina)

Auch ein *Elektrolyt-Tee* kann leicht selbst hergestellt werden:

½ l Wasser	aufkochen
1 Beutel Schwarztee	damit übergießen und 1 Minute ziehen lassen
100 ml Orangensaft	
1 Teelöffel Salz	
2 Teelöffel Traubenzucker	dem Tee zumischen

Je nach Alter des Kindes 1–3 Tassen davon am Tag trinken.

Erhältlich sind auch diverse fertige Elektrolyt-Tees als Pulver bzw. Granulat zum Auflösen, z. B. Oralpädon 240 (Stada) mit den Geschmacksrichtungen Neutral, Apfel-Banane und Erdbeere. Verwenden Sie vorzugsweise die geschmacksneutrale Version, denn der durch Aromastoffe erzeugte Fruchtgeschmack der anderen Produkte gaukelt dem Körper Früchte vor, auf deren Verarbeitung sich das Verdauungssystem versucht einzustellen, obwohl sie tatsächlich nicht vorhanden sind. Diese zusätzliche Irritation ist in diesem Fall nicht angebracht.

Pflanzenkohle hat die Fähigkeit, schädliche Substanzen im Darm zu binden und so deren Resorption durch die Darmschleimhaut zu verhindern.
Ein bewährtes Mittel mit sehr günstiger Zusammensetzung und dadurch breiter Wirkung:

Bolus alba comp. (Wala)	
Birkenkohle	bindet Krankheitskeime und andere Reizstoffe
Kamille	beruhigt die gereizte Darmschleimhaut
Kümmel und Anis	verbessern die Verdauungsleistung
Kalmus	regt die Wärmeprozesse an und fördert die Besaftung des Darms
Eberraute	Lymphstütze für den Darm
2–3 Tassen täglich. Für Kinder unter 6 Jahren ½–1 Teelöffel Pulver auf eine Tasse heißes Wasser, schluckweise über den Tag verteilt trinken. Ab 6 Jahre 1 Teelöffel Pulver/Tasse.	

Homöopathische bzw. biochemische Durchfallmittel:

Natrium sulfuricum D6 (Schüßler-Salz Nr. 10)	**2-stündlich 5 Kügelchen** oder **2-stündlich 1 Tablette** lutschen
Natrium chloratum D6 (Schüßler-Salz Nr. 8)	**2-stündlich 5 Kügelchen** oder **2-stündlich 1 Tablette** lutschen Bei „Durchfall wie Wasser"

Alternativ können die Tabletten auch im Tee aufgelöst schluckweise getrunken werden.

▸ Bewährte Komplexpräparate

Arsenicum album Komplex (Nestmann)	**Stündlich 5 Tropfen** in etwas Tee Akute Durchfälle mit Schwächegefühl, Sommerdiarrhoe
Aquilinum comp. (Wala)	**5 x täglich 3–5 Kügelchen** lutschen Für Babys und Kleinkinder

Verstopfung (Obstipation)

Wie oft sollte man normalerweise Stuhlgang haben? Und wann spricht man von einer Verstopfung? Naturheilkundlich betrachtet darf es hier durchaus größere individuelle Abweichungen geben: Von dreimal täglich bis einmal alle drei Tage ist alles normal. Entscheidend ist, dass der betreffende Mensch keine Beschwerden dabei hat. Wenn der Stuhlgang seltener als alle drei Tage oder nur schwer absetzbar ist, wenn ein unangenehmes Völlegefühl entsteht oder sogar Krampfschmerzen im Bauch bestehen, dann spricht das für eine unnatürliche Darmträgheit. Manche Betroffenen haben aber auch nur subjektiv das Gefühl, sich nicht optimal entleeren zu können – auch das wird naturheilkundlich bereits als Verstopfung gesehen.

Die Darmtätigkeit wird von mehreren Faktoren maßgeblich beeinflusst:

- Nahrungsqualität
- Trinkmenge
- Körperliche Bewegung
- Bakterienflora des Darms
- Verdauungssäfte
- Nervensystem

Durch Verbesserung der ersten drei Faktoren lassen sich die meisten Verstopfungen bei Kindern beseitigen – ohne jegliche weitere Therapie.
Die Bakterienflora ist die ersten Lebensjahre noch nicht vollständig aufgebaut und muss sich noch der sich ständig ändernden Ernährungsweise anpassen.

Das kann immer wieder zu Verdauungsbeschwerden führen. Ballaststoffe haben für eine geregelte Darmtätigkeit eine wichtige Bedeutung. Sie führen zu mehr Stuhlvolumen und regen durch Dehnung der Darmwand die Darmtätigkeit an – und sie sind Futter für wichtige Bakteriengruppen im Darm. Im Kapitel *Ernährung* ist alles Wichtige zu einer kindgemäßen Ernährung nachzulesen.
Die Konsistenz des Stuhls hängt maßgeblich von der Trinkmenge ab – ganz besonders bei Kindern. Trinkt ein Kind zu wenig, zieht die Darmschleimhaut alles verfügbare Wasser aus dem Speisebrei, wodurch der Stuhl hart wird und sich schwer ausscheiden lässt. Das Muskelsystem des Darms ist darauf angewiesen, durch die Bewegungen der übrigen Muskulatur stimuliert zu werden. Bewegt sich ein Kind dauerhaft zu wenig, ist Darmträgheit eine häufige Folge.

Bei Bedarf kann zusätzlich eine Aufbautherapie der Darmflora erfolgen.
Bewährt haben sich dazu folgende Präparate:

Lactobact Baby (HLH Bio-Pharma)	für Säuglinge im 1. Lebensjahr
Omni-Biotic Panda (Allergosan)	für Säuglinge im 1. Lebensjahr
Omni-Biotic 6 (AllergoSan)	ab dem 1. Lebensjahr

Lässt sich die Verstopfung mit der Optimierung dieser ersten 4 Faktoren nicht ausreichend verbessern, dann könnten tiefergehende konstitutionelle Gründe vorliegen. Es gibt zwei Grundformen der Verstopfung, deren Erscheinungsform und damit auch deren Behandlung völlig gegensätzlich ist:

- Träge (atonische) Verstopfung – ohne oder mit nur wenig Schmerzen
- Krampfartige (spastische) Verstopfung – mit oft starken Bauchkrämpfen

Bei der *trägen Verstopfung* sind alle Behandlungsmaßnahmen sinnvoll, die die Säfteproduktion und die Dynamik des Magen-Darm-Traktes anregen.
Grundlage ist hierbei meist ein träger (torpider) Lymphatismus. Deshalb werden auch die im entsprechenden Kapitel aufgeführten Pflanzen verwendet.
Abführmittel (auch pflanzliche!) sind nicht zu empfehlen, weil der Darm sich sehr schnell daran gewöhnt und die Behandlung damit immer komplizierter wird. Wie bereits erwähnt, kommt den Ballaststoffen in der Nahrung eine hohe Bedeutung zu. Bereits in der Muttermilch sind Ballaststoffe (Oligosaccharide) enthalten, mit dem Zufüttern kommen diese dann aus dem Gemüse. Auch später ist auf eine aus-

reichende Versorgung mit Ballaststoffen zu achten, die bei einer *modernen* Ernährung nicht immer gewährleistet ist. Hilfreich bei Kindern ab dem Schulalter ist bei hartnäckiger Verstopfung – zusätzlich zu ballaststoffreicher Kost – die Einnahme eines Flohsamen-Präparates (Plantago psyllium) zu empfehlen. Dabei auf eine ausreichende Trinkmenge achten!
Bei Säuglingen und Kleinkindern mit Verstopfung hat sich in vielen Fällen die Einnahme eines homöopathischen Mittels bewährt, das selbst hartnäckige Verstopfung – dauerhaft und nebenwirkungsfrei – beseitigt:

Calcium carbonicum D6	**3 x täglich 5 Kügelchen** lutschen
Ein bewährtes Fertigpräparat:	
Momordica Komplex (Nestmann)	**3 x täglich 5–10 Tropfen** in Tee oder Wasser

Bei der *spastischen Verstopfung* liegt keine Trägheit der Darmmuskulatur vor, sondern sie ist – im Gegenteil – so überaktiv, dass sie sich verkrampft und deshalb den Stuhl nicht Richtung Darmausgang befördern kann.
Diese Situation findet man vorwiegend bei Kindern, die zum Konstitutionstyp des erethischen Lymphatismus gehören. Oft ist diese Form der Verstopfung auch ein Zeichen dafür, dass das Kind seelisch sehr angespannt ist oder sich nicht die Zeit nimmt zur Toilette zu gehen, wenn der Darm sich meldet.
Bei spastischer Verstopfung würden alle anregenden Maßnahmen die Situation noch verschlimmern. Es stehen daher entspannende, entkrampfende und beruhigende Therapiemaßnahmen im Vordergrund:

- *Bauchwickel mit Schafgarbentee*
- *Bauchwickel mit Melissenöl*

Diese Wickel können bei Bedarf mehrmals täglich wiederholt werden. Alles über die Durchführung finden Sie im Kapitel *Einlauf, Wickel und Co.*

Einige pflanzliche und homöopathische Mittel bei spastischer Obstipation:

Schafgarbenkraut (Millefolii Hb.)	Aufguss nach Standardzubereitung (siehe Anhang S. 331) **3 x täglich** eine kleine Tasse vor dem Essen
Gänsefingerkraut (Anserinae Hb.)	Aufguss nach Standardzubereitung (siehe Anhang S. 331) **3 x täglich** eine kleine Tasse vor dem Essen

Melissenblätter (Melissae Fol.)	Aufguss nach Standardzubereitung (siehe Anhang S. 331) **3 x täglich** eine kleine Tasse vor dem Essen
Die genannten Pflanzen können auch als Teemischung zubereitet werden.	
Abrotanum D2 Globuli oder Tropfen	**3 x täglich 5 Kügelchen** oder **3 x täglich 10 Tropfen** in Tee
Magnesium phos. D6 Globuli oder *Schüßler-Salz Nr. 7*	**3 x täglich 5 Kügelchen** oder **3 x täglich 1 Tablette** lutschen oder in Tee auflösen
Kalium phos. D6 Globuli oder *Schüßler-Salz Nr. 5*	**3 x täglich 5 Kügelchen** oder **3 x täglich 1 Tablette** lutschen oder in Tee auflösen Zur allgemeinen nervlichen Stabilisierung bei ängstlichen, unruhigen Kindern
Colocynthis D4 Globuli oder Tabletten	**3 x täglich 5 Kügelchen** oder **3 x täglich 1 Tablette** lutschen oder in Tee auflösen Bei starken Krampfschmerzen Kind krümmt sich vor Schmerzen zusammen
Bewährte Fertigpräparate:	
Calamus Komplex (Nestmann)	**3 x täglich 5–15 Tropfen** (altersabhängig)
Metaharonga (Meta Fackler)	**3 x täglich 5–15 Tropfen** (altersabhängig)

Madenwürmer (Oxyuren)

Eine weitere mögliche Ursache für immer wieder auftretende diffuse Bauchschmerzen, Übelkeit und Appetitlosigkeit ist der Befall mit Madenwürmern. Oft besteht eine familiäre Neigung dazu und Eltern berichten, dass sie in ihrer Kindheit ebenfalls Madenwürmer hatten. Der konstitutionelle Aspekt ist hier gut zu sehen und sollte in die Behandlung mit einfließen. Meist wird ein Befall mit Madenwürmern erst festgestellt, wenn diese ihre Eier in den Analfalten ablegen und dadurch ein sehr unangenehmer Juckreiz entsteht. Dieser verleitet vor allem in der Nachtruhe zu unbewusstem Kratzen. Das kann einerseits zu lokalen Kratzekzemen führen, andererseits aber auch eine ständige Reinfektion in Gang halten, wenn die unter den Fingernägeln befindlichen Eier in den Mund gelangen.

Ausgeschiedene Würmer sind auf dem Stuhl gut sichtbar und bestätigen so einen Befall – allerdings ist die optische Stuhlkontrolle bei Benutzung der heute üblichen Tiefspül-WCs oft erschwert.

Bedingt durch den Lebenszyklus der Madenwürmer sollte eine Behandlung über 6–8 Wochen erfolgen.

▸ Behandlungsvorschläge

Hygienemaßnahmen:

- Fingernägel kurz halten und jeden Morgen als erstes mit einem Nagelbürstchen säubern.
- Dieses öfters in einem kleinen Topf auskochen.
- Den Po abends vor dem Zubettgehen, morgens nach dem Aufstehen sowie nach jedem Stuhlgang gründlich mit Seife waschen.
- Nachts auf enganliegende Unterhöschen achten.
- Unterwäsche, Bettbezüge, Handtücher und Waschlappen häufig wechseln und im Koch-Programm waschen.

Eine Wochenkur zu Beginn der Behandlung schafft schnell ein wurmfeindliches Milieu:

Karotten	**Mehrmals täglich**, als Rohkost
Heidelbeeren	**Mehrmals täglich**, frische Heidelbeeren – gefrorene Heidelbeeren können mit Hafermilch püriert als Mus gegessen oder als Smoothie getrunken werden

Ein bewährtes *homöopathisch-anthroposophisches Komplexmittel* mit echtem Wurmfarn, das mit seinen weiteren Inhaltsstoffen das gesamte Ökosystem Darm stärkt und über die gesamte Behandlungszeit genommen werden sollte:

Aquilinum comp. (Wala)	Kinder unter 6 Jahre: **3–5 x täglich 5 Kügelchen** Kinder über 6 Jahre: **3–5 x täglich 7 Kügelchen**

Bei bereits länger bestehenden Beschwerden sollte das Darmmilieu etwas umfassender gestützt werden (wie im Kapitel *Lymphatismus – Skrofulose* beschrieben):

- Bitterstoffpflanzen zur Anregung der Verdauungssäfte (z. B. Angelika, Kalmus, Schafgarbe)
- Lymphpflanzen mit Bezug zum Magen-Darm-Trakt (z. B. Eberraute)
- Probiotika zum Aufbau der Darmflora (z. B. Omni-Biotic 6, Arktibiotic select)
- Entlastung über eine entsprechende Ernährung (siehe Kapitel *Ernährung*)

Blasenerkrankungen

Blasenerkrankungen im Kindesalter können sowohl infektbedingt sein als auch konstitutionelle Ursachen haben. Bei den infektbedingten akuten Blasenentzündungen sind Mädchen deutlich häufiger betroffen. Bei den konstitutionellen Ausreifungsverzögerungen, wie dem Bettnässen, sind häufiger die Jungs betroffen.
Die im Kindesalter häufige konstitutionelle Neigung zu Schleimhautinfekten kann sich auch auf der Blasenschleimhaut abspielen. Mit zunehmender Ausreifung der Dreierkombination *Schleimhaut-Flora-Lymphsystem* sollte sich auch die Blase zunehmend abwehrstark zeigen. Da die Blasenschleimhaut ebenfalls den Gesetzen von Lymphatismus und Skrofulose unterliegt, kann eine übermäßige Lymphfracht auch an diesem Ort ersatzweise ausgeschieden werden. Der biologische Sinn besteht in diesem Fall darin, das wichtige Parenchymgewebe der Nieren zu schützen.
Aus naturheilkundlicher Sicht ist eine Erkrankung der Nieren im Kindesalter – außer bei Fehlbildungen – erst möglich, wenn der Schleimhautschutz der Blase von den krankheitsauslösenden Faktoren überwunden wurde. Dieser ist eng verbunden mit dem Ökosystem des Darms. Und so erklärt sich auch, warum in der traditionellen Naturheilkunde, eine Erkrankungsneigung der Blase – und bei Mädchen der Scheide – immer über die Dreierkombination *Schleimhaut-Flora-Lymphsystem* behandelt wird.

In der Schulmedizin unterscheidet man zwischen der Blasenentzündung (Zystitis), an deren Entstehung Bakterien beteiligt sind, und der sogenannten Reizblase, bei der sich keine Bakterien im Urin nachweisen lassen.
Die Krankheiten können in akuter, aber auch in chronischer Form auftreten, die jetzt im Einzelnen besprochen werden.

Akute Blasenentzündung (Zystitis)

Bei einer akuten Zystitis entwickeln sich sehr schnell die typischen Symptome: Heftiger Harndrang, der bereits wenige Minuten nach dem Wasserlassen schon wieder auftreten kann. Dabei bestehen Krampfschmerzen im Unterleib und heftiger Brennschmerz beim oder nach dem Wasserlassen. Durch den häufigen Harndrang werden meist nur kleine Mengen Urin abgegeben, vor allem wenn nicht ausreichend nachgetrunken wird. In schweren Fällen kann der Urin durch Blut rot gefärbt sein. Fieber tritt bei einer reinen Blasenentzündung üblicherweise nicht auf. Weil aber das Abwehrsystem von kleinen Kindern bekanntlich recht aktiv reagiert, kann es bei ihnen auch zu moderaten Temperaturerhöhungen kommen. Das Allgemeinbefinden ist durch Schmerzen und den dauernden Harndrang stark beeinträchtigt.

Sowohl die Erstdiagnose als auch die Verlaufskontrolle erfolgen über eine Urinuntersuchung. Schnell und unkompliziert geht das mit einem Teststreifen aus der Apotheke (z. B. Combur o. ä.), der gewisse Inhaltsstoffe im Urin nachweisen kann:

Nitrit (NIT)	zeigt das Vorhandensein von Bakterien an
Leukozyten (LEU)	zeigen das Vorhandensein von weißen Blutkörperchen an
Blut (ERY-Hb)	zeigt das Vorhandensein von roten Blutkörperchen an
Albumin (PRO)	zeigt das Vorhandensein von Eiweiß an

Interpretation:

Bakterien sind bei einer akuten Blasenentzündung immer vorhanden. Der Nachweis von *Leukozyten* und *Blut* zeigt die – mehr oder weniger heftige – entzündliche Abwehrreaktion. Eiweiße werden normalerweise von den Nieren zurückgehalten und nicht mit dem Urin ausgeschieden. Wird Eiweiß im Urin nachgewiesen, ist das immer ein Zeichen, dass die Nieren am Krankheitsgeschehen beteiligt sind. Dies geht nahezu immer mit Fieber und meist auch mit Nierenlagerschmerzen einher. Jeder Nachweis von Eiweiß muss unverzüglich ärztlich abgeklärt werden.

Für eine genaue Bestimmung der Bakterienart und deren Menge kann eine sogenannte Bakterienkultur angesetzt werden. Bedingt durch die Anzuchtdauer liegt deren Ergebnis erst nach 2–3 Tagen vor – dann allerdings auch gleich das in diesem Fall wirksame Antibiotikum.

Bei den an einer Blasenentzündung beteiligten Bakterien handelt es sich in den meisten Fällen um Keime der Darmflora. Sie können entweder über eine Schmierinfektion vom After durch die Harnröhre in die Blase aufsteigen oder auch durch innere Lymphgefäß-Verbindungen vom Darm zur Blase gelangen, sich dort auf der Schleimhaut vermehren und die entzündlichen Abwehrreaktionen auslösen.

Die schulmedizinische Behandlung von Blasenentzündungen erfolgt üblicherweise mit Antibiotika, obwohl auch in der Schulmedizin selbst schon längst gefordert wird, dass Antibiotika nur noch im Falle von Komplikationen eingesetzt werden sollten. Die Mehrzahl der Blasenentzündungen heilt, unterstützt durch pflanzlich-homöopathische Mittel und reichlichem Trinken (Nieren-Blasen-Tees u. a.), meist rasch und problemlos aus.

Bei einer geschwächten Abwehrkraft und einer aufsteigenden Infektion zu den Nieren ist es dann natürlich sinnvoll, antibiotisch zu behandeln. Um nicht in den nach Antibiotika-Einnahme häufigen Teufelskreis von chronischen Anfälligkeiten und ständig aufflackernden Blasenentzündungen zu geraten, sollte nach der Antibiose die Trias *Schleimhaut-Flora-Lymphsystem* behandelt und stabilisiert werden (wie im Kapitel *Lymphsystem* beschrieben).

▸ Behandlungsvorschläge

Es ist eine der wichtigsten Therapiemaßnahme bei Blasenentzündungen viel zu trinken. Die Angabe viel ist dabei allerdings relativ, denn sie hängt vom Alter des betroffenen Kindes ab. Es geht in erster Linie darum *regelmäßig* zu trinken, damit die Harnwege ständig durchspült werden – und die dort vorhanden Bakterien rasch ausgeschwemmt werden und sich nicht in der Blase weiter vermehren können. Zu diesem Zweck eignet sich am besten Tee – damit kann elegant die Flüssigkeitsmenge mit den notwendigen pflanzlichen Wirkstoffen kombiniert werden.

Folgende Heilpflanzen eignen sich zur Behandlung einer Blasenentzündung:

▸ Schachtelhalm (Equisetum arvense)

Schachtelhalm wirkt wassertreibend sowie reizlindernd und abwehrsteigernd auf die Blasenschleimhaut. Als Tee muss das Schachtelhalmkraut gekocht werden, was etwas umständlich ist und sich für Teemischungen auch nicht gut eignet. Deshalb wird meist die einfachere Handhabung der Schachtelhalmtinktur bevorzugt. Schachtelhalm ist auch in vielen bewährten Fertigpräparaten enthalten.

▸ Echte Goldrute (Solidago virgaurea)

Die Goldrute ist die wichtigste Heilpflanze bei fast allen Nieren- und Blasenkrankheiten. Sie stärkt die Funktions- und Abwehrkräfte der urologischen Organe. Die echte Goldrute sollte daher bei der Therapie akuter und chronischer Blasenerkrankungen auf keinen Fall fehlen.

Für Teezubereitungen wird das Goldrutenkraut (Virgaureae Hb.) verwendet. Die optimale Zubereitungsmethode ist der Kaltauszug über Nacht:

Abends 1 Teelöffel Goldrutenkraut pro ¼ l Wasser kalt ansetzen und über Nacht ziehen lassen. Morgens dann das Kraut abseihen und auf Trinktemperatur erwärmt trinken. Wenn die Zubereitung als Kaltauszug zu umständlich ist, kann alternativ auch ein Aufguss nach der Standardmethode gemacht werden. Das ist auch dann sinnvoll, wenn die Goldrute in einer Teemischung mit anderen pflanzlichen Drogen verwenden wird. Allerdings ist die Wirkung von Goldrutenkraut als Aufguss nicht ganz so intensiv wie als Kaltauszug.

Weitere Anwendungsformen:

Solidago Urtinktur	**5 x täglich 5–10 Tropfen** (altersabhängig)
Solidago D2 Globuli	**5 x täglich 5 Kügelchen** lutschen (günstig für Kleinkinder)

Außerdem gibt es eine große Zahl von Fertigpräparaten, in denen die Goldrute enthalten ist. Einige Beispiele dafür sind weiter unten aufgeführt.

▸ Preiselbeere (Vaccinium vitis-idaea)

Für einen Tee werden die Preiselbeerblätter (Vitis-idaeae Fol.) als Aufguss in der Standardzubereitung verwendet. Sie wirken keimwidrig und verbessern den Schleimhautschutz der Harnwege.
Eine andere Anwendung, die auch noch angenehm schmeckt, ist der aus den Beeren gewonnene Preiselbeersaft. Hochwertige *Muttersäfte* gibt es u. a. von Rabenhorst und Biotta.

▸ Gänsefingerkraut (Potentilla anserina)

Wirkt krampflösend und schmerzstillend.

Hier ein Beispiel für einen Heilpflanzentee bei Blasenentzündung:

Echtes Goldrutenkraut (Virgaureae Hb.) 40.0 *Preiselbeerblätter (Vitis-idaeae Fol.) 20.0* *Gänsefingerkraut (Anserinae Hb) 20.0* *Hagebuttenfrüchte (Cynosbati Fruct.) 20.0*	Mischen lassen
1 Teelöffel pro ¼ l Wasser als Aufguss über 10 Minuten ziehen lassen **Mehrere Tassen täglich**	

▸ Kapuzinerkresse (Tropaeolum majus)

Wegen ihrer deutlichen keimhemmenden Wirkung ist die Kapuzinerkresse sehr bewährt bei der Behandlung von bakteriellen Blasenentzündungen. Wegen ihrer zuverlässigen Wirkung wird die Kapuzinerkresse manchmal sogar als pflanzliches Antibiotikum bezeichnet.
Die Kapuzinerkresse eignet sich nicht als Teedroge. Da sie etwas schwer magenverträglich ist, am besten nicht auf leeren Magen einnehmen.

Tropaeolum Urtinktur	**3–5 x täglich 5–10 Tropfen** (altersabhängig), nach dem Essen

Für größere Kinder, die schon Tabletten schlucken können, gibt es ein sehr bewährtes Fertigpräparat, in dem Kapuzinerkresse – zusammen mit dem ebenfalls keimhemmenden Meerrettich – enthalten ist:

Angocin Antiinfect N (Repha)	**3 x täglich 3 Tabletten** (Kinder ab 6 Jahren) nach dem Essen **3 x täglich 4 Tabletten** (Jugendliche) nach dem Essen

Einige homöopathische Mittel:

▸ Cantharis D6 Globuli

Hauptsymptom ist der unerträgliche, brennende Harndrang, der für akute Blasenentzündungen typisch ist. Tropfenweiser Urinabgang, wobei der Harn auch blutig sein kann. Schneidende Schmerzen vor, während und nach dem Wasserlassen.

▸ Clematis D4 Globuli

Die homöopathische Zubereitung der Aufrechten Waldrebe (Clematis recta) gehört zu den wichtigsten spezifischen Lymphmitteln für das uro-genitale Organsystem mit Nieren, Blase und Geschlechtsorganen. In der Traditionellen Europäischen Naturheilkunde (TEN) wird sie deshalb als *Skrofulosemittel für den Uro-Genitaltrakt* bezeichnet.
Im Mittelbild finden sich die Symptome: Kribbeln in der Harnröhre. Harnfluss hört immer wieder auf. Blase kann nicht vollständig entleert werden.

▸ Berberis D4 Globuli

Die Früchte der Berberitze (= Sauerdorn) sind ein altbewährtes Mittel bei brennenden Schmerzen in Blase und Harnröhre – vor allem bei starken Schmerzen nach dem Wasserlassen.

▸ Coccus cacti D6 Globuli

Wenn Blasenentzündungen und Atemwegsinfekte gemeinsam oder wechselweise auftreten.

Einige Fertigpräparate:

Nephroselect Tropfen (Dreluso) [Kapuzinerkresse, Goldrute, Birke, Schachtelhalm, Liebstöckel]	**3–5 x täglich 10–15 Tropfen** auf Wasser oder Tee Rein pflanzliches Mittel bei bakteriellen Blasenentzündungen (akut und chronisch)

Solidagoren N Tropfen (Dr. Klein) [Goldrute, Gänsefingerkraut, Schachtelhalm]	**3–5 x täglich 10–15 Tropfen** auf Wasser oder Tee Rein pflanzliches Mittel bei allen entzündlichen Erkrankungen von Niere und Blase (akut und chronisch)

Alternativ kann die gesamte Tagesdosis von Tropfen in ein Glas Wasser oder Tee gegeben werden. Lässt man dieses über Nacht offen stehen, dann verflüchtigt sich zu einem großen Teil der in allen Tropfen enthaltene Alkohol.

▸ Cantharis Blasen Globuli (Wala)

Bei häufigem Harndrang und starken Schmerzen. Bei akuter und chronischer Blasenentzündung. Bei Reizblase. Das homöopathische Cantharis kann gut mit einem pflanzlichen Tee oder einem pflanzlichen Präparat ergänzt werden.

▸ Sanum-Präparat bei bakteriellen Infekten

Es kann sehr hilfreich sein, die obige pflanzlich-homöopathische Behandlung mit einem Präparat der Firma Sanum zu ergänzen. Diese stellt aus Bakterien und Pilzen Präparate her, die das Milieu verbessern. Bei der Behandlung der akuten bakteriellen Blasenentzündung hat sich folgendes alkoholfreie Präparat bewährt:

Notakehl D5 (Sanum)	**3 x täglich 5–8 Topfen** unverdünnt direkt in den Mund tropfen oder über einen Löffel einnehmen

Chronische/chronisch-rezidivierende Blasenentzündung

Eine chronische Blasenentzündung entsteht meist aus mehreren aufeinanderfolgenden akuten Blaseninfekten, die nicht naturgemäß ausheilen konnten. Dabei zeigt die praktische Erfahrung: Je häufiger die Akutphasen antibiotisch behandelt wurden, umso hartnäckiger wird die Krankheit und umso schwieriger wird es, sie wirklich auszuheilen. Gleiches gilt für eine Dauer-Therapie mit Antibiotika.

Das Hauptmerkmal einer chronischen Blasenentzündung ist, dass die Beschwerden, wie sie bei einer akuten Zystitis bestehen, in unregelmäßigen Abständen immer wieder aufflackern. Für die Aktivierung einer Akutphase reicht es manchmal, wenn das Kind auf einem kalten Stein gesessen ist, kalte Füße bekommen hat oder vielleicht im Sommer die nasse Badehose nicht sofort ausgezogen hat. Kälte und Nässe sind starke Reizfaktoren für Blase und Nieren. Deshalb treten Nieren- und Blasenerkrankungen auch in der feucht-kalten Jahreszeit vermehrt auf.
Neben den typischen Erscheinungsformen von akuten und chronischen Blasenerkrankungen kommt bei einigen Kindern auch die Situation vor, bei der wiederholt

oder auch dauerhaft Bakterien im Urin nachgewiesen werden, ohne die sonst typischen Symptome einer akuten Blasenentzündung.

Dafür kann es zu subakuten Symptomen kommen:

- Bettnässen bei Kindern, die bereits trocken waren
- Urin riecht plötzlich unangenehm
- ungewöhnlich häufiger Harndrang
- Nachträufeln nach dem Wasserlassen

Hier zeigt sich bereits eine tiefergehende Abwehrschwäche und ein Tonusmangel der Schließmuskulatur. Die im Folgenden dargestellte naturheilkundliche Sicht macht deutlich, warum in dieser Situation eine Antibiotika-Behandlung keine Ausheilung bringen kann.

Die naturheilkundliche Sicht:
Blasenentzündungen entstehen immer durch einen mehr oder weniger ausgeprägten Wärmemangel und einer damit verbundenen Abwehrschwäche – in diesem Fall der Blasenschleimhaut. Erst diese Abwehrschwäche ermöglicht das Hochwandern der – in diesem Bereich immer vorhandenen – Bakterien über die Harnröhre in die Blase. Dort muss der Organismus dann zu seiner Schutzstrategie der Entzündung greifen, um die lebenswichtigen Nieren zu schützen. Die oft sehr hitzigen akuten Entzündungssymptome können die zugrundeliegende Wärmemangelsituation verschleiern. Nichtsdestotrotz ist sie vorhanden – pathogene Hitze ist eben keine physiologische Wärme. Antibiotika kühlen meist sehr schnell den hitzigen Entzündungsprozess, vertiefen damit allerdings auch den zugrundeliegenden Mangel an Wärme. Dieser Mechanismus führt recht rasch zu einer tieferen Kältesituation mit einer anhaltenden Dauerbelastung der Blasenschleimhaut.
Auch der Tonusmangel (verminderte Grundspannung) der Schließmuskulatur mit Kontrolleinbußen ist ein deutliches Zeichen für den Mangel an physiologischer Wärme. Therapeutisch braucht es hier nun unbedingt Maßnahmen, die die Kälte vertreiben und eine natürliche dauerhafte Wärme etablieren können.

▸ Behandlungsvorschläge

Die Behandlung einer chronischen Blasenentzündung umfasst zwei Phasen:

- In der hitzigen Akutphase werden die oben genannten Akutmittel gegeben.
- In den symptomarmen Phasen dazwischen wird die konstitutionelle Schwächesituation behandelt. Dabei gilt es den Organismus zu erwärmen und die Dreierkombination von *Schleimhaut-Flora-Lymphsystem* – hier mit dem Schwerpunkt der Blasenschleimhaut – zu stabilisieren.

Kinder sprechen meist sehr schnell auf diese Behandlung an und eine Behandlungsdauer von 6–8 Wochen zeigt bei der Mehrzahl der Kinder guten Erfolg. Bei komplizierten Fällen braucht es etwas mehr Geduld und einen erfahrenen Therapeuten für ein individuell passendes Behandlungskonzept. Generell ist die therapeutische Erfahrung hilfreich, um aus dem chronischen Krankheitsprozess herauszukommen.
Sie erinnern sich:
Wie bei allen chronischen Erkrankungen ist auch die Ausheilung einer chronischen Blasenentzündung nur dadurch möglich, dass eine auftretende Akutphase vom Organismus selbst erfolgreich überwunden wird. Das heißt in erster Linie, dass jegliche den Abwehrprozess behindernde Maßnahmen (synthetische Schmerz-, Fieber- und Entzündungsmittel, Antibiotika) gemieden werden müssen. Den Abwehrprozess unterstützende und modulierende natürliche Mittel – wie bei der Behandlung der akuten Blasenentzündung genannt – können problemlos angewendet werden.
An dieser Stelle nochmals ganz deutlich:
Es ist kein Behandlungsversagen, wenn eine chronische Erkrankung in eine akute Erkrankungsphase übergeht, sondern ein notwendiger Teil der langfristigen Ausheilung.

Besonderer Wert ist auf den *Aufbau der Schleimhautflora* zu legen, die bei chronischer Blasenentzündung nahezu immer geschwächt ist:

Für Säuglinge und Kleinkinder	*Arktibiotic start* (Arktis Biopharm) *Omni-Biotik Panda* (Allergosan) *Lactobact Baby* (hlh-biopharma)
Ab 3 Jahren	*Arktibiotic select* (Arktis Biopharm) *Omni-Biotic 6* (Allergosan) *Lactobact Junior* (hlh-biopharma)

Rezeptvorschlag für eine Tropfenmischung zur kurmäßigen Therapie über 6–8 Wochen:

Clematis D4 *Scrophularia Urtinktur* *Solidago Urtinktur* *Geranium robertianum Urtinktur*	Jeweils 20 ml mischen lassen
3 x täglich 5–15 Tropfen (altersabhängig) in Tee oder Wasser	

Die folgenden äußerlichen Anwendungen sind alles erwärmende *Maßnahmen* und für den Behandlungserfolg entscheidend:

- Füße, Unterleib und unteren Rücken warm halten
- Ansteigendes Fußbad und Senfmehl-Fußbad (siehe Kapitel *Einlauf, Wickel und Co.*)
- Warmes Sitzbad mit Lavendel- oder Rosmarinzusätzen (z. B. Bademilch der Firma Weleda)
- Kupfersalbe rot (Firma Wala) abends auf die Fußsohlen und den Unterbauch über der Blase einreiben.

Hinweise für Therapeuten:

Weitere, sehr bewährte begleitende Therapiemöglichkeit bei chronischer Zystitis sind:

- Die Behandlung mit *potenziertem Eigenblut* (siehe Kapitel *Konstitutionstherapie*). Im Falle einer Blasen-Skrofulose kann auch *potenzierter Eigenurin* eine hilfreiche Anwendung sein (Herstellung gleich wie beim Eigenblut, nur mit Urin).
- Die Behandlung mit dem *Schröpfverfahren.* Bei Blasenentzündung werden einmal wöchentlich 1–2 Schröpfgläser über dem Kreuzbein gesetzt, die wichtigste Reflexzone der Blase. Zusätzlich können auch noch Schröpfköpfe beidseits der Wirbelsäule, in der Nierenzone gesetzt werden. Das Vakuum in den Gläsern bei Kindern moderat halten, dann ist der entstehende Druck gut auszuhalten. Es entstehen dabei üblicherweise kreisrunde rot-blaue Flecke in der Haut, die ein paar Tage sichtbar bleiben können.
- Alternativ zum klassischen Setzen von Schröpfgläsern kann auch eine mildere und trotzdem wirksame Schröpfkopf-Massage ihren Zweck erfüllen. Diese wird am einfachsten mit einem Schröpfkopf mit Saugball durchgeführt. Damit das Schröpfglas leichter über die Haut gleiten kann, sollte bei Kindern ein wärmendes Öl oder die oben genannte Kupfersalbe rot vor der Massage aufgetragen werden. Da es sinnvoll ist, diese Anwendung über eine gewisse Zeit täglich oder zumindest recht häufig durchzuführen, sollten Eltern in die Durchführung eingewiesen werden.
- Die Behandlung mit *Akupunktur* oder verwandten Therapieverfahren, die auf die energetisch-informativen Regelmechanismen des Körpers Einfluss nehmen (z. B. *Meridianmassage* oder *Akupressur/Akupunktmassage*). Bei Jugendlichen kann gut mit feinen Akupunkturnadeln gearbeitet werden. Bei unruhigen oder empfindlichen Kindern und Jugendlichen werden eher die genannten Massage-Techniken eingesetzt.

Reizblase

Von einer *Reizblase* spricht man, wenn zwar die typischen Beschwerden einer Blasenentzündung vorhanden, aber keine Bakterien im Urin nachweisbar sind.
Die Medizin zählt die Reizblase zu den seelisch ausgelösten (psychosomatischen) Krankheiten und behandelt sie bei Kindern in der Regel nicht.
In ganzheitlichen Medizinsystemen wird keine strikte Trennung von körperlichen und psychischen Krankheiten vorgenommen. Es besteht ein Bewusstsein dafür, dass alle körperlichen und psycho-emotionalen Reizfaktoren die Lebenskraft kurzfristig schwächen – und bei einer allgemeinen konstitutionellen Schwächesituation dies zu Krankheiten führen kann. Die dabei entstehenden Krankheitssymptome können sich auf der Körperebene zeigen – beispielsweise als Infektanfälligkeit –, aber auch auf der psycho-emotionalen oder seelischen Ebene – beispielsweise als Ängstlichkeit. Bei Kindern geht man aus meiner Sicht erstmal den Weg der körperlichen Stabilisierung über eine Konstitutionsbehandlung und wird damit als schönen Nebeneffekt eine bessere Belastbarkeit in allen Lebensbereichen – auch den psycho-emotionalen – feststellen dürfen.
Schauen wir uns nun die konstitutionellen Faktoren an, die bei der Reizblase eine Rolle spielen, und die sich daraus ergebenden Behandlungsmöglichkeiten.

Die Irisdiagnose gibt bei Kindern mit Reizblase regelmäßig Hinweise auf:

- eine Schwäche des Lymphsystems (Lymphatische Konstitution)
- eine Leistungs- und Abwehrschwäche im Organsystem Niere /Blase/Geschlechtsorgane (Nephrogene Konstitution)
- ein sensibles Nervensystem, das sehr früh Störreize meldet und diese auch sehr lebhaft beantwortet (Neurogene Konstitution).

Hinzu kommt, dass bei der Urinuntersuchung sehr oft sowohl weiße als auch rote Blutkörperchen in geringen Mengen nachweisbar sind. Das sind deutliche Entzündungszeichen – nur die Bakterien fehlen eben. Werden diese Informationen miteinander verknüpft, stellt sich die Reizblase als *nicht-bakterielle Blasenentzündung* auf der Basis einer Lymphschwäche dar. In der naturheilkundlichen Sichtweise handelt es sich bei der Reizblase um eine *katarrhalische Ersatzausscheidung*. In diesem Fall ist die Blasen- und Harnröhrenschleimhaut der Ort, auf dem die im Kapitel *Lymphatismus – Skrofulose* beschriebenen Ausscheidungsprozesse ablaufen und die dabei ausgeschiedenen Schärfen die Schleimhaut und deren Nervenzellen reizen.
Die Traditionelle Europäische Naturheilkunde (TEN) kennt hierfür den Begriff der *Blasenskrofulose*.

▸ Behandlungsvorschläge

Grundsätzlich sind die Rezeptvorschläge, die bei der chronischen Blasenentzündung aufgeführt sind, auch hier anwendbar. Um die überreizte nervliche Situation zu stabilisieren, sollte die Rezeptur allerdings noch entsprechend ergänzt werden.
Dazu eignet sich das *Johanniskraut (Hypericum perforatum)* oder die *Melisse (Melissa officinalis)*, die der Tee- oder Tropfenmischung beigegeben werden können:

Teemischung

Goldrutenkraut (Virgaureae Hb.) *Johanniskraut (Hyperici Hb.)* *Schafgarbenkraut (Millifolii Hb.)* *Melissenblätter (Melissae Fol.)*	Zu gleichen Teilen mischen lassen
Als Aufguss in der Standarddosierung, **2 Tassen täglich**	

Tropfenmischung

Clematis D4 *Thuja D4* *Solidago Urtinktur* *Hypericum Urtinktur*	Jeweils 20 ml mischen lassen
2 x täglich 10–15 Tropfen (altersabhängig) in Tee oder Wasser	

Alternativ kann von der Apotheke auch eine **Pulvermischung** hergestellt werden. Dazu werden dieselben Einzelmittel in der jeweils gleichen oder nächstmöglichen Potenz als Tabletten pulverisiert:
3 x täglich 1 Messerspitze

▸ Johanniskraut (Hypericum perforatum)

hat sich in Krankheitssituationen gut bewährt, bei denen die nervlichen Steuerungs- und Wahrnehmungsvorgänge gestört sind und die allgemeine Lebenskraft, und damit auch die Lebensfreude, beeinträchtigt ist.
Johanniskraut hilft dem Menschen, seine *Sonnenkräfte* wieder zu mobilisieren, um zu Lebensfreude und Aktivität zurück zu finden – und das gilt auch, wenn nur einzelne Organe – wie hier die Blase – von solchen Krankheitsprozessen betroffen sind.
Im folgenden Abschnitt *Bettnässen* werden noch einige weitere Wirkungsaspekte vom Johanniskraut beschrieben.

Als Einzelmittel verfügbar sind u. a.:

Hypericum Urtinktur (Ceres)	Sehr hochwertig hergestellte Tinktur, die niedrig dosiert werden kann.
Hypericum D3 Globuli (DHU)	Besonders für Kleinkinder geeignet

Bei Reizblase sind auch Heilpflanzen wirksam, die üblicherweise bei Prostatabeschwerden von Männern eingesetzt werden. Besonders zu nennen ist dabei:

Serenoa repens D4 (Sägepalme)	als Globuli oder Tropfen

Und auch die bekannten Kürbiskerne haben eine günstige Wirkung auf blasenschwache Kinder und dürfen gerne regelmäßig geknabbert werden.

Ein bewährtes Fertigpräparat:

Acidum benzoicum Komplex (Nestmann)	**2 x täglich 10–15 Tropfen** (altersabhängig)

Um den Alkoholgehalt zu reduzieren (Alkohol ist flüchtig), die Gesamttropfenmenge für einen Tag auf ein Glas warmes Wasser geben und über Nacht offen stehen lassen. Am nächsten Tag dann morgens und abends jeweils ein halbes Glas trinken. Dieses Verfahren eignet sich besonders, wenn eine Behandlung über einen längeren Zeitraum erfolgen sollte.

Bettnässen (Enuresis nocturna)

Die Kontrolle über die Ausscheidungsfunktionen von Blase und Darm entwickelt sich in den ersten Lebensjahren erst nach und nach.
Tagsüber wird die Kontrolle über Blase und Darm als erstes erlangt, die nächtliche Kontrolle braucht meist etwas länger.
Voraussetzungen für diese zeitgerechte Entwicklung sind die entsprechende Ausreifung des Nervensystems und der Dreierkombination *Schleimhaut-Flora-Lymphsystem*. Sowohl die nervliche Steuerung als auch der Funktionszustand der Blase selbst sind für ein kontrolliertes Wasserlassen Voraussetzung. Das Alter, in dem Kinder trocken werden, ist sehr unterschiedlich. Einige Kinder sind es bereits mit zweieinhalb Jahren, andere erst mit fünf. Dazwischen ist alles als normal zu bewerten. Es kann sogar bei Geschwistern große Unterschiede geben, also beispielsweise dass das erste Kind früh trocken wird, während das jüngere Geschwisterchen deutlich länger dazu braucht. Das ist zunächst kein Grund zur Beunruhigung.

Zur Sicherheit kann eine Urinkontrolle Auskunft darüber geben, ob versteckte Entzündungsprozesse oder Keimbelastungen vorliegen. Ist dies abgeklärt, dann kann erstmal zugewartet werden. Erst wenn ein Kind im Alter von fünf Jahren noch keine sichere Blasenkontrolle hat, sind therapeutische Maßnahmen nötig.

Zu den organischen Ursachen des Bettnässens:
Hier sind an erster Stelle Entzündungen von Blase und Harnröhre zu nennen. Gerade bei chronischen Entzündungen kann es vorkommen, dass Kinder, die bereits *trocken* waren, plötzlich wieder anfangen einzunässen. In diesen Fällen muss natürlich vor Allem die Blasenentzündung und ihr konstitutioneller Hintergrund behandelt werden, wie es weiter oben beschrieben wurde.
Weiter sollte der äußerst seltene Fall einer Fehlbildung der Unterleibsorgane kinderärztlich abgeklärt bzw. ausgeschlossen werden.

In den meisten Fällen liegen bei Bettnässer-Kindern *Ausreifungsstörungen des Nervensystems* zugrunde, die durch konstitutionelle Schwächen begünstigt werden. Im Kapitel *Vergrößerung des Mandelgewebes* wurden die Zusammenhänge ausführlich beschrieben, die sich aus dauerhaft vergrößerten Mandeln, Schwellungszuständen der Nasenschleimhaut und dadurch eingeschränkter Atmung durch die Nase ergeben. Diese typischen Erscheinungen von Lymphatismus und Skrofulose sind in vielen Fällen auch die Ursache für die Ausreifungsstörungen des Nervensystems, die zum Bettnässen führen.
In der Irisdiagnostik kennt man den Konstitutionstyp des *Nerven-Lymphatikers* (Fachausdruck: Neurolymphatismus), für den die genannten Ausreifungsstörungen typisch sind. Auch die frühen Mehrfachimpfungen können, bedingt durch die neurotoxischen Inhaltsstoffe, die Nervenausreifung belasten.

▸ Behandlungsvorschläge

Entlastung des Nervensystems

- Reizüberflutung meiden
- Elektronische Medien und TV-Zeiten einschränken, vor allem in der Zeit vor dem Schlafen
- Lebensmittel-Zusatzstoffe meiden
- Abendrituale einführen – alles was Ruhe und Entspannung bringt
- Viel Bewegung – möglichst in der Natur

Entlastung des Lymphsystems

- Kuhmilch meiden, Milchprodukte einschränken
- Weizen meiden, Weißmehlprodukte einschränken
- Zucker, Süßigkeiten und zuckerhaltige Getränke massiv einschränken

Die bei der Reizblase empfohlene pflanzlich-homöopathische Tropfenmischung (alternativ die Pulvermischung) ist auch bei dieser Situation eine gute Wahl.

Hat das Bettnässer-Kind bereits mehrfach Antibiotika eingenommen, dann leistet ein gezielter Flora-Aufbau mit probiotischen Bakterien einen wichtigen therapeutischen Beitrag. Siehe dazu die Empfehlungen bei der Behandlung der Reizblase.

▸ Äußere Anwendung

Kupfersalbe rot (Wala)	Abends etwas Salbe auf die Fußsohlen und den Unterbauch

Hinweise für Therapeuten:

Bei allen Reifungsverzögerungen sollte eine mögliche Impfbelastung ausgeschlossen werden. Abklärungs- und Behandlungsmöglichkeiten finden sich im Impfkapitel.

Eine bewährte therapeutische Methode bei allen Wärmemangel-Syndromen – z. B. mit Ausreifungsverzögerungen und lymphatisch-skrofulösen Krankheitssymptomen – stellt die Eigenblut-Behandlung dar. Sie hat eine modulierende Wirkung auf das Wärme-Prinzip und kann damit sowohl träge Lebensprozesse anregen (torpider Lymphatismus) als auch überstürzte Lebensprozesse beruhigen (erethischer Lymphatismus). Bei Kleinkindern wird man die Anwendung mit potenziertem Eigenblut wählen (siehe Kapitel *Konstitutionstherapie*).

Hautausschläge

Die grundsätzliche Bedeutung von Hautausschlägen und deren Hintergründe wurde in den Kapiteln *Lymphsystem* und *Lymphatismus – Skrofulose* bereits ausführlich beschrieben. Auch vieles von dem, was bei der *Neurodermitis* gesagt wurde, gilt im Wesentlichen auch für die meisten anderen Krankheiten mit Hautsymptomatik. An dieser Stelle werden deshalb nur nochmals die wichtigsten Krankheitsaspekte stichwortartig aufgeführt und der Schwerpunkt auf die praktischen Behandlungstipps gelegt.

Die in diesem Kapitel besprochenen Hautausschläge stellen klassische Ersatzausscheidungen im Rahmen einer lymphatisch-skrofulösen Belastung dar. Die Abgrenzung erfolgt üblicherweise anhand der Krankheitssymptome: Ein Hautausschlag ohne Juckreiz wird als Symptom einer *einfachen Lymphbelastung* gesehen, ein Hautausschlag mit Juckreiz steht bereits für eine schwerwiegendere Lymphüberlastung mit Schärfen. Sobald ein mehr oder weniger ausgeprägter Juckreiz vorhanden ist, kann davon ausgegangen werden, dass die Körpersäfte mit Reizstoffen belastet sind, die bei der Ausscheidung die Hautnerven reizen.

▸ Behandlungsvorschläge

Die wichtigsten Faktoren für ein ganzheitliches Behandlungskonzept:

- Die Verdauungskraft anregen (z. B. mit Kalmus, Angelika)
- Die Leber- und Nierenfunktion stützen (z. B. mit Löwenzahn, Schöllkraut, Goldrute)
- Die Schleimhautflora aufbauen (mit probiotischen Bakterienpräparaten)
- Die Lymphfunktionen stützen (z. B. mit Eberraute, Farnen, Knotiger Braunwurz)
- Das Lymphsystem entlasten – über die Ernährung (siehe Kapitel *Ernährung*)
- Das Lymphsystem entlasten – über die Reduzierung sonstiger Belastungsfaktoren (siehe Kapitel *Lymphatismus – Skrofulose*)

Ein bewährtes homöopathisches Komplexmittel für Säuglinge und Kleinkinder:

Aquilinum comp. (Wala) [Schöllkraut, Löwenzahn, Goldrute, Farne]	**3 x täglich 3–5 Kügelchen** für Säuglinge und Kleinkinder

Eine Tropfenmischung – bei Ekzemen ohne Juckreiz:

Calamus Urtinktur (Kalmus) *Abrotanum Urtinktur (Eberraute)* *Taraxacum Urtinktur (Löwenzahn)* *Solidago Urtinktur (Goldrute)*	Jeweils 20 ml mischen lassen
2 x täglich 10–15 Tropfen (altersabhängig) in etwas Wasser oder Tee	

Eine Tropfenmischung – bei Ekzemen mit Juckreiz:

Angelica Urtinktur (Angelika) *Scrophularia Urtinktur (Braunwurz)* *Hypericum Urtinktur (Johanniskraut)* *Taraxacum Urtinktur (Löwenzahn)* *Solidago Urtinktur (Goldrute)*	Jeweils 20 ml mischen lassen
2 x täglich 10–15 Tropfen (altersabhängig) in etwas Wasser oder Tee	

Alternativ sind auch Kombinationen von Firmenpräparaten möglich:

Aquilinum comp. (Wala) + *Pekana Nr. 53* (Pekana)
Gastritol (Dr.Klein) + *Lymphdiaral Basistropfen* (Pascoe)
Metaharonga (Meta Fackler) + *Itires spag.* (Pekana)

Oder jede andere Kombination, welche die oben aufgeführten Anforderungen erfüllt.

Bei Hautausschlägen, die mit starkem Juckreiz einhergehen, kann mit den Empfehlungen aus dem Kapitel *Allergische Krankheiten/Neurodermitis* ergänzt werden.
Ein in den ersten beiden Lebensjahren auftretendes *einfaches Ausscheidungsekzem* (kann auch mit einem *milden Juckreiz* verbunden sein) heilt unter der genannten Behandlung meist in wenigen Wochen aus. Sind mehrere Belastungsfaktoren vorhanden oder tritt keine deutliche Besserung ein, dann sollte ein naturheilkundlich arbeitender Therapeut hinzugezogen werden.
Bei vielen ekzematischen Erkrankungen auf der Haut besteht ein enger Zusammenhang mit der Ernährung. Ausführliche Tipps dazu sind im Kapitel *Allergische Krankheiten/Neurodermitis* und im Kapitel *Ernährung* nachzulesen.
Grundsätzlich besteht eine ausgesprochen enge Verbindung zwischen der Haut und den Verdauungsorganen. Das bedeutet, dass bei allen Erkrankungen, die sich auf der Haut manifestieren, immer auch der Darm und die Dreierkombination *Schleimhaut-Flora-Lymphsystem* mitbetroffen sind und mögliche Belastungen und Fehlregulationen behandelt werden sollten (siehe Kapitel *Lymphsystem*).

Kopfschmerzen

Wie fast alle Krankheiten und Symptome, entstehen auch Kopfschmerzen nicht nur durch *einen* Faktor, sondern sind Folge einer Kombination zwischen den konstitutionellen Veranlagungen des Kindes (oft Lymphatismus) und aktuell auslösenden Faktoren. Aus naturheilkundlicher Sicht kann ein Kopfschmerz nur dann entstehen, wenn es einen Reiz zu viel gibt, also der kopfschmerzauslösende Reiz vom Organismus nicht mehr ausgeglichen werden konnte. Wie wir inzwischen wissen, ist die Fähigkeit, innere und äußere Reize angemessen zu verarbeiten, der sichtbare Ausdruck für die konstitutionelle Stabilität eines Menschen. Aus dieser Sichtweise ergibt sich dann auch die recht elegante therapeutische Herangehensweise, die eine allgemeine Konstitutionsstärkung als Ziel hat.
Der Erfolg wird dann schnell sichtbar werden:

- Die Kopfschmerzzustände verlaufen milder
- Die Kopfschmerzzeiten werden kürzer
- Die Kopfschmerzen treten seltener oder gar nicht mehr auf

Hilfreich ist zusätzlich auch eine möglichst genaue Abklärung der kopfschmerzauslösenden Faktoren. Hier ein paar Beispiele:

Tageszeit

Wird angegeben, dass der Kopfschmerz zu ganz verschiedenen Tageszeiten auftritt, dann kann über diesen Faktor keine Zusatzinformation erhalten werden.
Lässt sich jedoch ein tageszeitliches Muster erkennen, ist dies ein wichtiger Hinweis auf die zugrundeliegende Problematik und liefert damit auch einen möglichen Behandlungsansatz.

Trinkverhalten

Wie auch der Appetit entspringt das Durstgefühl zwar einem lebenserhaltenden Grundbedürfnis, unterliegt aber sehr stark auch Gewohnheiten. So kann es vorkommen, dass ein Kind aus verschiedenen Gründen das Durstgefühl nicht wahrnimmt und deshalb das Trinken einfach vergisst, wenn es nicht dazu animiert wird. Fehlt das wässrige Medium, dann werden die Ausscheidungsstoffe nicht mehr ausreichend verdünnt und ihr Reizcharakter nimmt zu. Über die vegetativen Endfasern im Bindegewebe erfolgt die Wahrnehmung und Weiterleitung des unguten Trockenheitszustands. Der Rückstau von ausscheidungspflichtigen Stoffen und die damit verbundene Reizung des vegetativen Nervensystems kann sich dann als Kopfschmerz zeigen. Es ist deshalb wichtig auf regelmäßiges Trinken und eine ausreichende Trinkmenge zu achten. Wieviel das ist, hängt vom Alter des Kindes, den klimatischen Bedingungen und von der körperlichen Bewegung und Anstrengung Ihres Kindes ab. Das wird bei den meisten Kindern zwischen einem halben und eineinhalb Liter Wasser liegen.

Bewegung

Wie es in den Ausführungen zum Lymphsystem detailliert beschrieben wurde, ist die körperliche Bewegung eine wichtige Voraussetzung dafür, dass die Gewebsflüssigkeit mit den darin enthaltenen Stoffwechselprodukten über das Lymph- und Venensystem abtransportiert werden kann. Da bei lymphatischen Kindern diese Gewebsreinigungsfunktionen ohnehin konstitutionsbedingt reduziert ablaufen, ist ausreichende Bewegung für Kinder ganz besonders wichtig. Eine Neigung zu Kopfschmerzen kann darauf beruhen, dass das Gehirn, seine Blutgefäße und die Hirnhäute durch Lymph- und Blutstauungen und die damit verbundene mangelnde Entsorgung von Stoffwechselendprodukten gereizt werden. Diese Situation kann durch regelmäßige Bewegung an der frischen Luft maßgeblich verbessert werden. Hinzu kommt ein weitere Aspekt, der auch im Zusammenhang mit ADHS und ADS genannt ist: Die Bewegungsarmut durch lange Schultage und anschließende Lernzeiten sind ein Problem, an dem wir nicht viel ändern können. Wird allerdings die Freizeit auch noch mit Unterhaltungselektronik aller Art verbracht – Spiele und Abenteuer nur noch virtuell erlebt –, dann kann die so aufgebaute Spannung nicht mehr körperlich ausgelebt und abgebaut werden, was zu Spannungskopfschmerzen führen kann.

Nahrungsmittel und Nahrungsmittel-Unverträglichkeiten

Das Thema Ernährung spielt im Zusammenhang mit Kopfschmerzen eine ausgesprochen wichtige Rolle, und zwar über unterschiedliche Mechanismen:

- Bildung übermäßiger Gärungs- und Fäulnisprozesse durch unvollständige Verdauungsprozesse
- Stark wechselnde Energieversorgung durch eine Ernährung mit viel Zucker und anderen einfachen Kohlenhydraten
- Nervenreizungen aufgrund von Lebensmittel-Zusatzstoffen
- Nahrungsmittel-Unverträglichkeiten und Nahrungsmittel-Allergien

Treten Kopfschmerzen in zeitlichem Zusammenhang mit den Mahlzeiten oder nach bestimmten Nahrungsmitteln auf, kann erstmal in Eigenregie weitergeforscht werden.

Es werden mindestens 14 Tage lang die verdächtigen Nahrungsmittel, Getränke, Zusatzstoffe usw. gemieden und das Befinden protokolliert. Sind in dieser Entlastungsphase keine Kopfschmerzen mehr aufgetreten, dann übernimmt man die wichtigsten Entlastungsfaktoren in die tägliche Ernährungsroutine. Bei Nahrungsmitteln, die sich nicht so leicht meiden lassen, können diese – schrittweise und in kleiner Menge – wieder dazu genommen werden. Der Organismus wird dann melden wo die Toleranzschwelle liegt.
Da der Darm mit seinen Verdauungsaufgaben doch ein recht komplexes System ist, empfiehlt sich bei Bedarf die Beratung und Begleitung durch einen erfahrenen Therapeuten.

Essverhalten

Das Entstehen von Kopfschmerz wird nicht nur durch ungeeignete Nahrungsmittel begünstigt, sondern auch durch unregelmäßiges Essen. Das Gehirn braucht für seine Tätigkeit reichlich Energie und diese sollte möglichst zuverlässig bereitgestellt werden. Sowohl was ihre Qualität als auch, was ihre Quantität betrifft.
Ein Zeichen für die Unterversorgung des Gehirns mit Energie ist der Schulkopfschmerz nach einigen Stunden ohne Essensnachschub.
Mehr dazu im Kapitel *Ernährung*.

Eingeschränkte Nasenatmung

Kinder, bei denen die Nasenatmung durch Schwellung der Nasenschleimhaut und der Rachenmandel eingeschränkt ist, leiden häufig unter wiederkehrenden Kopfschmerzen. Die Hintergründe dieser Probleme sind ausführlich in den Ausführungen zu *Lymphatismus* und *Skrofulose* und den *vergrößerten Mandeln* erklärt.
Die zugrundeliegenden Lymphstauungen können zusätzlich die *Hirnhäute* betreffen und dort zu *Schwellungen* führen, die heftige Kopfschmerzen verursachen. Dies ist der wichtigste Krankheitsmechanismus bei Migräneanfällen.

Halswirbelsäule

Die Halswirbelsäule (HWS) mit ihrer Muskulatur, dem Nervensystem sowie den dort verlaufenden Blutgefäßen stellt eine sehr komplexe Funktionseinheit dar, die nicht nur die große Beweglichkeit des Kopfes in fast alle Richtungen ermöglicht, sondern auch maßgeblich für die Regulation der Herzaktionen, der Blutverteilung und wichtige selbständige Steuerungsfunktionen (Vegetatives Nervensystem) im gesamten Körper verantwortlich ist. Alle krankhaften Veränderungen in diesem Gebiet können daher weitreichende Folgen in ganz anderen Bereichen des Gesamtorganismus haben. Kommt es hier durch mechanische Einwirkungen zu Verletzungen oder

Verlagerungen der Wirbel zueinander, führt das nicht nur zu lokalen Schmerzen und Bewegungsblockaden des Halses und des Kopfes, sondern kann so unterschiedliche Symptome wie z. B. Kopfschmerzen, Schwindel, Ohrensausen (Tinnitus), Kreislauflabilität, Herzjagen, Lähmungserscheinungen, Sehstörungen und Konzentrationsschwäche verursachen. Wirbelverlagerungen und -blockaden, besonders in den Gelenken zwischen dem Hinterkopf und obersten beiden Halswirbeln (Atlas und Axis) sind bei Kindern nicht selten. Sie können bereits bei der Geburt entstehen, besonders bei Zangen- und Saugglockenentbindungen, wenn kräftiger Zug am Kopf ausgeübt werden muss. Aber auch später kann es bei den kleineren und größeren Unfällen der Kinder zu Verlagerungen in der Halswirbelsäule oder anderen Wirbelsäulenabschnitten kommen. Aus diesem Grund sollte bei jedem Kind mit wiederkehrenden Kopfschmerzen die gesamte Wirbelsäule untersucht und gegebenenfalls therapiert werden.
Für Kinder eignen sich hierfür besonders die Osteopathie, die Craniosacral-Therapie und die Dorn-Methode.

Anämie (Blutarmut)
Da das Gehirn ein Organ mit großer Dynamik und sehr hohem Energiebedarf ist, kann eine Blutarmut zu Versorgungsstörungen führen, die sich als Kopfschmerzen manifestieren. Sie treten häufig dann auf, wenn der Körper auch in anderen Bereichen große Leistungen bringen muss (Sport, lange Schulzeiten, Rumtoben ...). Typisch für eine Anämie sind folgende Symptome:

- Sehr blasse Gesichtsfarbe
- Blasse Augenbindehäute
- Tagesmüdigkeit
- Kalte Hände und Füße, Frieren
- Kreislaufschwäche, die sich durch Schwarzwerden vor den Augen beim Aufstehen oder Aufrichten nach dem Bücken zeigt
- Häufige Kopfschmerzen

Aus Sicht der alten Heilkunde ist Blut Träger der Lebenskraft und ein Blutmangel hat damit weitreichende Folgen für den Organismus. In den traditionellen Medizinsystemen sind umfangreiche Erkenntnisse über die möglichen Ursachen von Blutmangel sowie deren Behandlung gesammelt worden – die allerdings hier nicht weiter vertieft werden können.
Eine Blutarmut wird in der heutigen Medizin durch eine Blutuntersuchung festgestellt und meist mit handelsüblichen Eisenpräparaten behandelt. In der naturheilkundlichen Kinderpraxis zeigt sich allerdings, dass das Auffüllen der Eisenspeicher

alleine oft nicht zu befriedigenden Ergebnissen führt. Kinder, die Mischköstler sind, haben selten einen primären Eisenmangel – wesentlich häufiger ist hier die Verstoffwechselung ein Problem. Das heißt, der Baustoff Eisen ist im Prinzip vorhanden, aber er kann nicht *in den roten Blutkörperchen* verbaut werden. Aber auch bei einem nachgewiesenen Eisenmangel ist es sinnvoll, die Eisenpräparate mit einem homöopathischen Eisenstoffwechselpräparat zu kombinieren.

Anregung des Eisenstoffwechsels

Meteoreisen Globuli (Wala)	**2 x täglich 10 Kügelchen** lutschen
Ferrum phos. D3	**2 x täglich 1 Tablette** lutschen

Allgemeiner Blut- und Kraftaufbau

Bicomplex 2 (DHU) [Calcium phos., Ferrum phos., Kalium phos., Natrium chlor., Silicea]	**2 x täglich 2 Tablette** lutschen

Bei Kindern mit einer sogenannten anämischen Konstitution bringen die routinemäßig verordneten Eisenpräparate meist keinen oder keinen anhaltenden Erfolg. Einen Hinweis auf diese Konstitution gibt es, wenn von Seiten eines Elternteils eine familiäre Veranlagung zu Blutmangelzuständen bekannt ist. In diesen Fällen sollte eine gezielte Konstitutionstherapie durch einen naturheilkundlich arbeitenden Behandler erfolgen (siehe folgenden Therapeuten-Hinweis).

Hinweise für Therapeuten:

Die *anämische Konstitution* zeigt sich im Auge mit einer deutlichen Abdunkelung in der Magen-Darm-Zone (Ringförmige Zone direkt um die Pupille) und am Ziliarrand (der äußersten Randzone der Iris). Bei Kindern sind diese Zonen in den ersten Lebensjahren häufig noch physiologisch abgedunkelt – dies ist als Zeichen des noch bestehenden Wärmemangels zu sehen. Mit zunehmender Ausreifung und der dann aufgebauten Wärmekraft hellen sich diese Zonen bei den meisten Kindern dann nach und nach auf. Tun sie dies nicht, dann sind diese abgedunkelten Zonen ein Ausdruck reduzierter Wärmeprozesse – im Rahmen einer (nicht so häufigen) anämischen Konstitution oder einer (häufigen) frühkindlichen Ausreifungsschwäche.

Konstitutionelle Blutarmut – aus Sicht der Traditionellen Europäischen Naturheilkunde (TEN)

Zwei Organe haben in der alten Heilkunde eine zentrale Bedeutung bei der Blutbildung und der Erhaltung der Blutqualität – der *Magen* und die *Milz*: Ein „schlaffer, kalter **Magen**“ ist nicht in der Lage, die notwendige Wärme für die Coctio zur Verfügung zu stellen, um aus der Nahrung Sanguis zu bilden. Daher hat die Stimulation des Magens – vor allem durch Bittermittel – zentrale Bedeutung bei der Anämie-Therapie.

Wichtige Heilpflanzen hierzu:

- China, z. B. als China D2
- Abrotanum, z. B. als Urtinktur oder als Abrotanum D2

Die **Milz** hat mehrere Aufgaben. Zum einen ist sie das physiologische Ausscheidungsorgan für die Melancholera (Schwarzgalle) und trägt damit einen sehr wichtigen Teil zum Erhalt der Blutqualität bei. Ist die Milzfunktion träge, dann wird sich im Organismus mehr Schwarzgalle/Melancholera ansammeln. Das kalt-trockene Wirkprinzip dieses Kardinalsaftes lässt sich am ehesten mit dem Bild des „Bremsklotzes“ beschreiben: Die Melancholera bremst und blockiert alle dynamischen Lebensprozesse. Daneben ist die Milz für die Regeneration des Blutes bzw. der Blutverjüngung (Blutmauserung) verantwortlich, wie ja auch in der heutigen Physiologie bekannt ist. Die Stimulation der Milzprozesse ist bei der Behandlung chronischer/konstitutioneller Anämien unumgänglich.

Wichtige Heilpflanzen hierzu:

- Ceanothus, z. B. als Ceanothus D2
- Scolopendrium vulgare, z. B. als Scolopendrium Urtinktur oder D2
- Grindelia robusta, z. B. als Grindelia D4

▸ Therapieempfehlungen bei konstitutioneller Anämie

Chininum arsenicosum D6	**3 x täglich 3 Kügelchen** oder **3 x täglich 1 Tablette** lutschen
Ceanothus D2	**3 x täglich 5 Tropfen** oder **3 x täglich 1 Tablette** lutschen

Ceanothus (Amerikanische Seckelblume) regt die Milz an, alte Erythrozyten auszusortieren, und das Knochenmark zur Neubildung von roten Blutkörperchen.

Ein Fertigpräparat zur Anregung der Blutbildung über Magen und Milz:

Ailgeno spag. (Pekana) [China, Grindelia, Ceanothus u. a.]	**2 x täglich 10–20 Tropfen** (altersabhängig) in etwas Wasser oder Brennnesseltee

Sehr günstig ist die *Brennnessel* bei allen Formen von Blutmangel – beispielsweise in Form von Tee oder als frische Blättchen im Salat oder am Gemüse.

Weitere Faktoren

Ein weiterer Faktor bei Kopfschmerzen kann darin liegen, dass ein Kind sich den Anforderungen seines täglichen Lebens nicht gewachsen fühlt. Es ist weniger entscheidend, wie hoch die Anforderungen tatsächlich sind, wichtiger ist der Druck, den das Kind subjektiv für sich wahrnimmt. Dabei ist es ganz unerheblich, ob dieser von außen kommt oder das Kind selbst einen hohen Leistungsanspruch an sich selbst hat. Jede Überforderung löst eine Stressreaktion aus und kann – bei entsprechender Veranlagung – eine Kopfschmerzattacke auslösen.

Gerade bei sehr sensiblen Kindern wird der konstitutionelle Aspekt im Wahrnehmen, Verarbeiten und Reagieren auf Reize aller Art gut nachvollziehbar. Daraus ergibt sich dann auch, dass eine konstitutionell stabilisierende Behandlung eine sinnvolle Basistherapie ist – hoffentlich ergänzt durch ein zugewandtes familiäres und schulisches Umfeld.

▸ Allgemeine Therapieempfehlungen und häufige Mittel bei Kopfschmerzen

Calcium phosphoricum D6 (Schüßler-Salz Nr. 2)	Kopfschmerzen, die durch geistige Anstrengung ausgelöst werden (Schulkopfschmerz)
Kalium phosphoricum D6 (Schüßler-Salz Nr. 5)	Kinder mit schwachen Nerven, die oft an Kopfschmerzen leiden
Magnesium phosphoricum D6 (Schüßler-Salz Nr .7)	Hauptmittel bei allen krampfartigen Schmerzen. Spannungskopfschmerz, auch bei Verspannung Schulter-, Nacken- und Halsmuskulatur.
Iris versicolor D4	Kopfschmerzen mit Übelkeit und Erbrechen. Schmerzen auf der rechten Kopfseite und über dem Auge, dabei vorübergehende Sehstörungen. Kopfschmerzen treten häufig am Wochenende oder zu anderen Entspannungszeiten auf. Oft leiden die Kopfschmerz-Patienten auch an chronischen Verdauungsstörungen.
Cyclamen D4	Einseitige Kopfschmerzen mit farbigem Flackern vor den Augen, besonders morgens. Kopfschmerzen bei Blutarmut.

Gelsemium D4	Hinterkopfschmerzen mit Schwindel und Benommenheit. Gefühl, als ob ein Band fest um den Kopf gespannt sei. Gerötetes Gesicht. Druck auf den Augen: Augenlider wirken schwer. Kopfschmerzen bei Erkältungen.
Primula veris D2	Dumpfe, drückende Kopfschmerzen mit Druck über und hinter den Augen. Dabei Vermehrung des Nasenschleims. Auch bei Kopfschmerzen bei Erkältungsinfekten.
Euphrasia rostkoviana (Augentrost) Tee oder Urtinktur oder *D2* Globuli	Augentrost hilft nicht nur bei skrofulösen Entzündungen der Augen, sondern bei allen Schwellungszuständen der Kopfschleimhäute und auch der Hirnhäute! Die Pflanze hilft, wenn Kopfschmerzen dumpf drückend sind und das Denken schwerfällt. Die Augen tränen und fühlen sich an, wie wenn sie aus den Höhlen gedrückt werden.
Dosierung bei allen genannten homöopathischen Mitteln: **3 x täglich 5 Kügelchen** oder **3 x täglich 1 Tablette** oder **3 x täglich 5–10 Tropfen** auf etwas Wasser oder Tee	

Akupunktur und verwandte Methoden sind bei häufigen Kopfschmerzen und Migräne sehr wirkungsvoll.

Hinweise für Therapeuten:
Humoralmedizinisch gesehen, beruhen Kopfschmerzen bei Kindern meist auf einer Stagnation von übermäßigem Phlegma im Kopfbereich. Zusätzlich ist das Phlegma in vielen Fällen mit gelbgalligen (cholerischen) Schärfen verunreinigt. Je nach Grad der Verunreinigung dominieren entweder die kalt-feuchten Qualitäten des Schleims oder die hitzigen Qualitäten der Cholera die Pathophysiologie und die Symptomatik.

Symptomatik bei Phlegma-Dominanz:
Dumpfer, drückender Schmerz mit ödematösen Schwellungen im Gesicht, besonders um die Augen. Stauungsgefühl im gesamten Kopf und Nacken. Zusätzlich entstehen häufig exsudative Prozesse der Kopfschleimhäute: Nasenschleim und Tränenfluss. Die Sekretionen sind mild und nicht reizend. Die betroffenen Patienten sind verlangsamt in ihrer Wahrnehmung, haben das Gefühl des zähen Gedankenflusses. Mäßige Bewegung bessert die Beschwerden.

Hierzu notwendige Aspekte des Therapiekonzeptes:

- Ernährung anpassen
- Regelmäßige Bewegung, bevorzugt draußen bei jedem Wetter
- Verbesserung der Säftebildung mit Bitterstoffdrogen
- Anregung des Säfteflusses mit Bitterstoffdrogen
- Anregung des Lymphflusses und der Lymphreinigung mit pflanzlichen und potenzierten Lymphmitteln sowie naturheilkundlichen Aus- und Ableitungsverfahren.

Symptomatik bei Dominanz cholerischer Schärfen:

Heftiger, pulsierender Kopfschmerz, evtl. auch neuralgisch. Verspannungen im Nacken, die in den Hinterkopf, evtl. auch bis zu den Augen ziehen. Auch Krampfschmerzen sind möglich. Gesicht kann gerötet oder sehr blass sein. Sekrete der Schleimhäute sind scharf und reizend. Patienten suchen die Ruhe, meiden Sinneseindrücke, sind gereizt.

Bewegung und Anstrengungen verstärken den Kopfschmerz, besonders das Pulsieren und Klopfen.

Hierzu notwendige Aspekte des Therapiekonzeptes:

- Alle oben genannten Maßnahmen
- Anregung der Ausscheidung gelbgalliger Schärfen über das Leber-Galle-System, z. B. mit Galium verum/aparine, Chelidonium, Fumaria, Agrimonia

Zahnungsbeschwerden

Der Durchbruch der ersten Zähnchen (Dentition) ist für das Baby oft mit Schmerzen verbunden, denn die Zähne dehnen den Kieferknochen und müssen sich schließlich durch die bisher geschlossene Schleimhaut des Kiefers hindurchschieben. Das bedeutet oft auch für die Eltern so manche schlafgestörte Nacht, bis schließlich alle 20 Milchzähne ihren Platz eingenommen haben.

Beim Zahnen werden die individuellen Unterschiede von Kind zu Kind gut sichtbar. So variieren selbst bei Geschwistern die zeitliche Abfolge und die Beschwerden beim Zahnen erheblich. Das häufigste Zeichen dafür, dass das Kind gerade wieder zahnt, ist der vermehrte Speichelfluss, das sogenannte Sabbern, und das Bedürfnis auf etwas Festem herumzukauen. Das Kauen hat einen schmerzlindernden, beruhigenden Effekt und fördert nebenbei auch noch den Durchtritt der Zähne.

Es sind allerdings nicht nur lokale Schmerzen beim Zahnen, die für die auftretenden Beschwerden sorgen. Beim Zahnen entsteht vorübergehend auch eine vermehrte Lymphaktivität im Kopfbereich. Diese Fülle im Kopfbereich ist die Ursache für die häufig mit dem Zahnen verbundene Unruhe und die Schlafstörungen. Viele der unten aufgeführten Mittel haben deshalb den Ansatz, diese Überreizung im Kopfbereich zu mildern und den Lymphabfluss anzuregen. Reagieren beim Zahnen auch das Bauchlymphsystem und die Bauchnerven mit, dann kann es zu Appetitstörungen, Blähungen, Durchfall oder auch Verstopfung kommen.

Als Zeichen einer allgemein erhöhten immunologischen Aktivität kann sich die Körpertemperatur erhöhen. Die Termperaturerhöhung bzw. Fieber ist beim Zahnen selten höher als 38,5 °C.

Einige bewährte homöopathische Einzelmittel:

Chamomilla D6	Akutmittel bei Zahnungsbeschwerden. Es wird also nur bei Bedarf gegeben – dann allerdings mit **jeweils 3–5 Globuli** auch mehrmals nacheinander, wenn die Chamomilla-Symptome passen: Das Kind ist unruhig, zornig und ungehalten. Wehrt alles ab, ist untröstlich. Eine Backe ist hochrot, die andere normal gefärbt.
Pulsatilla D6	**3 x täglich 5 Globuli** (bei Bedarf auch häufiger) Das Kind ist sehr weinerlich und möchte dauernd getröstet und herumgetragen werden. Dabei mildes (die Haut nicht reizendes), reichliches Sekret aus der Nase.
Magnesium phos. D6	Globuli oder Tabletten (Schüßler-Salz Nr. 7) bei Bedarf. Es bestehen Bauchkrämpfe, Verstopfung, aber auch Durchfälle mit Bauchschmerzen. Unruhezustände, Ein- und Durchschlafstörungen.

Kalium chlor. D6 (Schüßler-Salz Nr. 4)	**2-stündlich 5 Kügelchen** oder **1 Tablette** lutschen Zahnung mit zäher Verschleimung

Nicht wenige Kinder haben während der Zahnung auch Husten („Zahnungshusten"), der nicht infektbedingt ist und meist auch nicht auf die üblichen Infekthustenmittel anspricht.

Es besteht ein harter Reizhusten mit wenig Auswurf. Zur Behandlung dieses Zahnungshustens eignet sich:

Drosera D4	**3 x täglich 5 Kügelchen** oder **3 x täglich 1 Tablette** lutschen
Spongia D6	**3 x täglich 5 Kügelchen** oder **3 x täglich 1 Tablette** lutschen

Einige bewährte Fertigpräparate bei Zahnungsbeschwerden:

Escatitona Zahnungstropfen (Schuck)	Homöopathisches Komplexmittel Dosierung siehe Herstellerempfehlung
Osanit Globuli (Hermes)	Homöopathisches Komplexmittel Dosierung siehe Herstellerempfehlung
Osa Pflanzen Zahngel (Hermes)	Pflanzliches Mittel
Fieber- und Zahnungszäpfchen (Weleda)	Homöopathisches Komplexmittel

Der Zappelphilipp und das Träumerchen – ADHS und ADS

In den westlichen Industriestaaten zählen ADS und ADHS zu den häufigsten diagnostizierten psychischen Störungen bei Kindern und Jugendlichen. Dies ist einerseits den zunehmenden Belastungsfaktoren geschuldet, denen die Heranwachsenden ausgesetzt sind – teilweise aber auch der Betrachtungsweise durch die Gesellschaft. Als Menschen des Industriezeitalters haben wir (unbewusst) verinnerlicht, dass das Erfüllen einer „Norm" oder eines „Standards" ein Garant für Qualität, Passgenauigkeit, Reproduzierbarkeit und Kompatibilität ist. Im technischen Bereich hat dies durchaus seine Berechtigung, aber auf Menschen – als Teil der Natur – sollte dies nicht übertragen werden. Hier gilt es Diversität als Stärke zu begreifen: Die natürliche Vielfalt unserer Kinder – und damit letztendlich die Vielfalt von uns allen – ist ein Schatz, den es zu würdigen gilt. Aus naturheilkundlicher Sicht geht es immer um die Stärkung der eigenen „Mitte". Oder etwas moderner ausgedrückt: Kinder brauchen ein Milieu, das ihnen die Entfaltung ihres individuellen Potenzials ermöglicht. Es liegt in unserer gesellschaftlichen Verantwortung, die Lebensbedingungen der Kinder so zu gestalten, dass sie sich in ihre individuelle Stärke hinein (auf allen Ebenen) entwickeln können.

Diese Betrachtungsweise soll den häufig immensen Leidensdruck der betroffenen Kinder und ihrer Familien keinesfalls verharmlosen und selbstverständlich wird man alles tun, um die Situation für alle Betroffenen zu verbessern. Mehr dazu noch später, jetzt erstmal zur Begriffsbestimmung und den typischen Symptomen.

Bei AD(H)S handelt es sich nicht um eine klar definierte Krankheit, sondern um einen Sammelbegriff für sehr unterschiedliche Formen und Ausprägungen von Verhaltensabweichungen:

ADS	**A**ufmerksamkeits-**D**efizit-**S**yndrom. Hierbei steht die Unfähigkeit, sich auf spezielle Aufgaben zu konzentrieren, im Vordergrund.
ADHS	**A**ufmerksamkeits-**D**efizit-**H**yperaktivitäts-**S**yndrom. Hierbei ist die Symptomatik zusätzlich von einer unkontrollierten körperlichen Überaktivität geprägt.

Typische Merkmale und Symptome

Aufmerksamkeitsschwäche

- Das Kind hat Schwierigkeiten, eine Aufgabe, die Aufmerksamkeit verlangt, überhaupt zu beginnen. Es sucht sich manchmal die abstrusesten Ausreden oder Ablenkungen, um ja nicht mit der zu erledigenden Aufgabe anfangen zu müssen.

- Mangelnde Aufmerksamkeitsspanne: Die Zeit, in der das Kind sich konzentrieren kann, ist zu kurz, um die zu lernenden Inhalte zu verstehen. Die Gedanken driften immer wieder ab. So muss es z. B. auch einfache Texte mehrmals lesen, um sie zu verstehen.
- Das Kind kann die Aufmerksamkeit bei „uninteressanten" Dingen nicht aufrecht halten. Es driftet immer wieder ab in „Tagträume" und macht angefangene Aufgaben nicht fertig.
- Das Kind kann mit seinen eigenen Stimmungsschwankungen und denen seiner Mitmenschen schlecht umgehen. Es ist sehr empfindlich gegenüber Kritik, reagiert genervt oder „flippt" sogar völlig aus und wird aggressiv. Dabei ist es oft und dauerhaft entmutigt, weil es sich selbst nicht zutraut, die gestellten Aufgaben zu bewältigen.
- Häufig besteht eine Lese- oder Schreibschwäche oder eine deutlich verringerte Leistungsfähigkeit in bestimmten Einzelgebieten oder -fächern („Teilleistungsschwäche").
- Die Folge aus diesen Punkten ist eine ausgeprägte Lernstörung, obwohl die Intelligenz vorhanden ist – bei vielen ADHS-Kindern sogar überdurchschnittlich. Durch die häufigen Misserfolge entwickelt das Kind eine „Ich-kann-es-ja-doch-nicht-Haltung", die zunehmend jegliche Motivation dämpft und sein gesamtes Selbstbewusstsein verändert und schwächt.

Gesteigerte Impulsivität

- Das Kind kann sein Verhalten nicht – oder nur schwer – kontrollieren. Es reagiert gereizt, oder sogar aggressiv, und hält sich nicht an Regeln des Zusammenlebens.
- Das Kind ist schnell frustriert, wenn etwas nicht sofort so klappt, wie es sich das vorstellt. Die niedrige Frustrationstoleranz kann zu heftigen Wutausbrüchen führen.
- Das Kind neigt dazu, schneller zu reden und zu handeln als nachzudenken.
- Das Kind ist ungeduldig – alles muss sofort sein. Handlungen erfolgen nicht planmäßig, sondern nach dem „Lustprinzip". Angefangene Beschäftigungen werden nicht zu Ende geführt, sondern sehr schnell gewechselt. Bei kleinen Kindern äußert sich das oft dadurch, dass es ein Spielzeug bereits nach sehr kurzer Zeit wegwirft und sich etwas anderes sucht, mit dem dann rasch das Gleiche passiert. Es wirkt dadurch ständig unzufrieden, quengelt und möchte von Eltern, Geschwistern oder sonstigen Mitmenschen „bespaßt" werden.

Überaktivität

- Das Kind hat einen übertriebenen Bewegungsdrang. Es ist ständig in hektischer Betriebsamkeit, kann nicht sitzen bleiben und schon gar nicht still sitzen („Zappelphilipp-Syndrom“).
- Die Bewegungen sind oft zu heftig und erfolgen mit unangemessen großem Kraftaufwand. Dadurch wirken diese Kinder ungeschickt, machen viel kaputt und tun sich schwer bei Dingen, die Geschicklichkeit und Feinmotorik verlangen.
- Auch die Sprache ist oft „heftig“: Die Kinder reden sehr viel und dann auch noch sehr laut. Jede Tätigkeit ist mit einer unüberhörbaren Geräuschkulisse verbunden.

Weitere typische Merkmale

- Die Schrift wird bei schnellem Schreiben deutlich schlechter, manchmal bis zur Unleserlichkeit. Dasselbe tritt auf, wenn das Kind unter Druck steht oder müde ist.
- Es besteht ein enger Zusammenhang mit der Ernährung. Nach dem Essen treten häufig sehr rasch Auffälligkeiten auf.
- Bei Aufgaben, die das Kind selbst als „schwierig“ einstuft, tritt eine rasche und starke Ermüdung ein.
- Kinder mit ADHS haben meist einen ausgeprägten Gerechtigkeitssinn und setzen sich ohne Rücksicht auf eigene Nachteile oder Konsequenzen für den Benachteiligten ein.
- Ähnlich reagiert es, wenn es erkennt, dass ein anderer Mensch Hilfe benötigt. Das Kind wird sich spontan und kompromisslos für diesen Menschen einsetzen.
- Kinder mit ADHS neigen zu stark gesteigerter Sensibilität bei der Wahrnehmung ihrer Umwelt und reagieren übermäßig heftig.
- Ein Kind mit ADHS kann sich selbst und seine eigenen Leistungen nicht real einschätzen.
- Ein Kind mit ADHS kann über Erlebnisse und Sachverhalte nicht oder nicht korrekt berichten. Entweder kann es sich wichtige Details nicht merken oder sie fallen ihm nicht ein oder es kann sie nicht in einer für „Unbeteiligte“ nachvollziehbaren Weise formulieren.
- Kinder mit ADHS sind durch andere leicht beeinflussbar, sowohl in Tätigkeiten als auch in Meinungen.

Diese Aufzählung dient ausschließlich der Orientierung bzw. dem Verständnis der vielfältigen möglichen Erscheinungsformen.
Zusammenfassend handelt es sich bei ADHS und ADS um unterschiedliche Manifestationen des gleichen Grundproblems: Auf dem Boden einer konstitutionellen Veranlagung kommt es in der Folge zu einer Ausreifungsstörung, die sowohl über-

stürzt, als auch verlangsamt stattfinden kann. Sie betrifft in erster Linie die Wahrnehmung und Verarbeitung von inneren und äußeren Reizen sowie die Reaktion auf diese. Betroffen von dieser überschießenden oder verlangsamten Funktionsweise sind damit die wichtigen Bereiche des seelisch-emotionalen Befindens, die Willkürmotorik der Skelettmuskulatur, aber auch die nervliche Steuerung unbewusst ablaufender Körperfunktionen, wie z. B. die Kontrolle der Blasenfunktion.

Die konstitutionellen Hintergründe

Die „modernen" Bezeichnungen ADHS und ADS lassen den Eindruck aufkommen, es handele sich hierbei um „neue", erst in den letzten Jahrzehnten entstandene Erscheinungen im Kindesalter. Das ist aber nicht der Fall, denn seit Jahrhunderten sind die typischen Merkmale dieser Syndrome bei Kindern aufgetreten, in der Literatur beschrieben und von den Heilkundigen als *Skrofulose* behandelt worden. ADS entsteht bei einer sogenannten *torpiden Skrofulose*, ADHS bei einer *erethischen Skrofulose*. Beide Formen sind aus dem Kapitel *Skrofulose* bereits bekannt. Hier nochmals eine Betrachtung der erethischen Skrofulose, da sie die häufigere Form ist:
Erethisch bedeutet vereinfacht ausgedrückt: Über das normale Maß hinaus gesteigerte Aktivität. Somit ist die erethische Skrofulose eine Sonderform der Skrofulose, bei der die Funktionen der betroffenen Organsysteme stark beschleunigt und überstürzt ablaufen. Jedes überhastete Tun birgt die Gefahr, dass die Qualität leidet.

Betroffen davon sind auf körperlicher Ebene:

- Die Verdauungsprozesse,
  also die Umwandlung von Nahrung in hochwertige Nährsäfte.
- Die Ausscheidungsprozesse,
  also die Entsorgung von Abfallstoffen des Stoffwechsels.

In der Folge kommt es dadurch zu einem Mangel an hochwertigen Nährsäften und einer nicht optimalen Energieversorgung, darunter leidet das Gehirn mit seinem hohen Energiebedarf besonders. Die sichtbare Folge sind dann Konzentrationsprobleme und ein unbewusster Sparmodus – nur für Dinge, die das Interesse wecken, wird Energie eingesetzt. Durch die unvollständige Bildung von hochwertigen Nährsäften entstehen dann auch noch vermehrt aggressive Substanzen (heiße und trockene Schärfen), die das Nervensystem reizen. Diese Dauerirritation des Nervensystems führt zu einer erhöhten Sensibilität auf alle Umweltreize und eine Tendenz zu überschießenden Nerven- und Gehirnfunktionen.

Durch die mangelnde Dynamik des Klärstroms bleiben die ausscheidungspflichtigen Reizstoffe länger im Gewebe liegen und setzen die Nerven zusätzlich unter Dauerstrom. Kommt es im Rahmen eines Entlastungsversuchs des Organismus zur Ausscheidung dieser Belastungsstoffe an den Schleimhäuten (als Katarrhe) oder der Haut (als Ekzeme), dann sind die Nerven dadurch gleich merklich entlastet. Häufig wird dieser Entlastungsversuch des kindlichen Organismus jedoch nicht als solcher verstanden und unterdrückend behandelt, dann verschließt sich dieses Entlastungsventil und die Problemstoffe werden wieder auf eine tiefere Körperebene gedrückt.

AD(H)S entsteht immer auf einem entsprechenden konstitutionellen Boden, es ist also eine gewisse genetische Veranlagung vorhanden. Meist gibt es einen Elternteil mit einer ähnlichen Thematik in der eigenen Kindheit/Schulzeit oder ist immer noch davon betroffen.
Aus naturheilkundlicher Sicht sind die Kinderkrankheiten mit Hautausschlag und hohem Fieber ein bewährtes Ventil, um *innere gestaute Hitze* – auch den ererbten Teil – dauerhaft abzubauen. Diese alte Erkenntnis beruht auf genauem Beobachten und wird nun spannenderweise durch die wissenschaftlichen Erkenntnisse der Epigenetik bestätigt.

Dass heutzutage wesentlich mehr Kinder von AD(H)S betroffen und die Ausprägung der Symptome deutlich zugenommen hat, ist den vielen zusätzlichen Belastungsfaktoren unserer modernen westlichen Lebensweise geschuldet. Sie stören und belasten die Ausreifung des kindlichen Nervensystems in die individuelle Stabilität hinein und prägen die Symptomatik. Die vererbte Grundveranlagung kann mit einer individuellen Konstitutionstherapie behandelt werden. Frühzeitig eingesetzt, stützt und stabilisiert sie die Ausreifungszeit in den ersten 2–3 Lebensjahren. Frühzeitige naturheilkundliche Beratung und Begleitung kann auf die typischen zusätzlichen Belastungsfaktoren hinweisen, sodass diese vermieden werden können. Prophylaktische Maßnahmen vermeiden späteres Leid.
Aber auch für bereits ältere Kinder und Jugendliche ist eine stärkende Konstitutionstherapie und eine Reduzierung von möglichen Belastungsfaktoren sinnvoll.

Im Folgenden werden einige der häufigsten Faktoren beschrieben, die bei Kindern mit AD(H)S von Bedeutung sind:

Ernährungsbedingte Belastungen

Lebensmittel-Zusatzstoffe

Viele der in Lebensmitteln enthaltenen Zusatzstoffe zur Haltbarkeitsmachung, Geschmacksverbesserung (Aromen aller Art, Geschmacksverstärker) und Farbzusätze zur optischen Aufpeppung sind störende Faktoren, die vor allem für den kindlichen Organismus ernsthafte Belastungen darstellen. Entstehen Verhaltensauffälligkeiten oder körperliche chronische Fehlregulationen (Allergien, chronische Infektanfälligkeit, …), dann ist die erste sinnvolle Maßnahme, alle problemlos zu meidenden Belastungsfaktoren zu streichen und dazu gehören die Zusatzstoffe der Lebensmittel-Industrie.

Nahrungsmittelunverträglichkeit

Abhängig von der Verdauungskraft und dem Zustand des Darms (siehe auch das Kapitel *Schleimhaut-Flora-Lymphsystem*) kann es vorübergehend oder auch dauerhaft zu Nahrungsmittel-Unverträglichkeiten kommen. Eine Unverträglichkeit bestimmter Nahrungsmittel, aber auch eine Nahrungsmittelallergie, ist bei ADHS Kindern meist sehr schnell erkennbar. Innerhalb von Minuten nach dem Genuss eines unverträglichen Nahrungsmittels kann es zu völlig unmotivierten Wutausbrüchen und grundlos aggressivem Verhalten kommen. Älteren Kindern wird diese Verhaltensänderung zwar bewusst, sie bekommen sich aber willentlich nicht in den Griff und berichten häufig vom Gefühl, wie fremdgesteuert zu sein.
Sind die Lebensmittelzusatzstoffe bereits aus den Mahlzeiten gestrichen, dann sind die häufigsten Problemstoffe:

- *Zucker* – Süßigkeiten, gesüßte Getränke, versteckter Zucker in Knabberzeug, Wurstwaren, Toast/Brot, Müslimischungen usw.
- *Salz* – vor allem Nitritpökelsalz in vielen Wurstwaren
- *glutenhaltiges Getreide* – vor allem problematisch sind Weizenprodukte und minderwertige Brotwaren
- *caseinhaltige Milchprodukte* – vor allem problematisch ist die Kuhmilch
- *Nüsse* – vor allem problematisch sind Erd- und Haselnüsse

Mehr dazu im Kapitel *Ernährung*.

Alltagsbedingte Belastungsfaktoren

Bewegungsmangel/Naturdefizit

Für die Gesundheit von uns Menschen ist regelmäßige körperliche Bewegung eine der wichtigsten Grundbedingungen. Dabei geht es nicht nur um Muskelaufbau, Koordinationsfähigkeit und Ausdauertraining. Aktive körperliche Betätigung hat eine komplexe Wirkung auf sämtliche Aspekte des menschlichen Befindens. Bewegt man sich dann noch in der Natur, gibt es neben reichlich Sauerstoff auch noch harmonisierende Natureindrücke und anregende Klimareize gratis dazu. Kinder mit einer AD(H)S Symptomatik **müssen** sich viel in der Natur aufhalten dürfen – das ist eine der wichtigsten therapeutischen Maßnahmen und kann vieles ausgleichen. Von der harmonisierenden Wirkung profitieren sowohl die „Zappelphilippe" als auch die „Träumerchen" – die einen bauen Spannungen ab und beruhigen sich, die anderen werden angeregt und in Schwung gebracht.

Reizüberflutung

Unsere Zeit ist geprägt durch eine Fülle an Reizen und einem Mangel an reizarmer Erholungszeit. Dabei stellt sowohl die direkte *Reizüberflutung* des kindlichen Organismus durch zu viele Sinneseindrücke ein Problem dar als auch die indirekte durch gestresste, überreizte Eltern, Geschwister und sonstige Bezugspersonen. Die durch eine gestresste Umgebung bedingte Alltagsbelastung kann für heranwachsende Kinder zum krankmachenden Faktor werden. Also unbedingt für ein möglichst entspanntes Milieu sorgen und die Menge der Reize dem Bedürfnis des Kindes anpassen – dann bleibt nur noch das innere Problem der Reizverarbeitung, das bei Kindern mit einer AD(H)S Symptomatik ein zentrales ursächliches Problem darstellt.

Was versteht man unter Reizverarbeitung und warum ist das so häufig ein Problem? Unser Gehirn wäre hoffnungslos damit überfordert, alle Reize, die auf uns einwirken, gleichzeitig und mit gleicher Priorität zu verarbeiten. Daher werden sie nach den Kriterien gefiltert, wie wichtig sie für uns in der aktuellen Situation sind. In diesem Filter bleiben 90–95 % aller Reize hängen, das heißt, wir nehmen sie gar nicht bewusst wahr. Nur die aktuell wichtigsten 5–10 % erreichen unser Bewusstsein. Dies ist die Situation bei einem gesunden Erwachsenen. Bei Kindern kommen einige Aspekte hinzu:

- Ein kindlicher Organismus muss erst lernen, was wichtig und was unwichtig ist.
- Ein kindlicher Organismus muss erst lernen, welche Reaktionen sinnvoll und welche unsinnig sind. Für viele Bereiche existieren zwar angeborene Reaktionsmuster. Diese sind aber meist recht undifferenziert und müssen im eigenen Leben erst noch erprobt und individualisiert werden.

- Ein Kind *muss* in manchen Bereichen anders regieren als ein Erwachsener. So verlangt beispielsweise die geringere Körpergröße eine andere Kreislauf- und Temperaturregulation, und auch andere Organfunktionen, wie die des Hormonsystems, der Verdauung und des Nervensystems unterscheiden sich von einem Erwachsenen und verändern sich zudem ständig, weil sie sich in einer Entwicklung befinden.

Man kann sich leicht vorstellen, dass bei dieser Komplexität Fehlregulationen auftreten können, und genau dies ist beim AD(H)S der Fall. Insbesondere die Filterfunktionen des Gehirns für Umweltreize sind hierbei übermäßig durchlässig, das heißt, das Gehirn muss sich mit sehr vielen Informationen gleichzeitig auseinandersetzen, womit es häufig überfordert ist. Man könnte diese Situation als innere Reizüberflutung bezeichnen. Wenn zusätzlich übermäßig viele Reize von außen auf das Kind einwirken, ist dies einfach nicht mehr sinnvoll zu verarbeiten und löst eine Überforderungsreaktion aus. Aus diesen Gründen sind bei Kindern mit AD(H)S Fernsehen, Computerspiele und andere elektronische Unterhaltungsgeräte und Spielzeug, das eine ständige Licht- und Geräuschkulisse erzeugt, mit Vorsicht zu genießen und gegebenenfalls zu meiden.

Stressbelastung

In den obigen Abschnitten wurde bereits auf einige stresserzeugende Aspekte eingegangen. Hier jetzt noch ein Punkt, der bei nahezu jedem betroffenen Kind eine Verstärkerrolle spielt. Durch ihr nicht normgerechtes Verhalten und den häufig recht chaotischen Entwicklungsweg sind Kinder mit einer AD(H)S-Symptomatik oft dem Unverständnis, der Überforderung und Ablehnung ihres sozialen Umfeldes ausgesetzt. Kinder interpretieren dies schnell als „ich bin nicht richtig“ und „ich passe nicht dazu“. Typischerweise reagieren Menschen, die sich nicht gut mit sich fühlen, entweder cholerisch-aggressiv oder melancholisch-sich-zurückziehend. Die wiederum unbewusst-negative Reaktion der Umgebung – die nicht in der Lage ist durch diese Schutzreaktion hindurchzuschauen – bestätigt und vertieft dann dieses destruktive Selbstbild weiter. Ein klassischer Teufelskreis, der Dauerstress erzeugt. Dieser belastet die kindliche Seele und führt langfristig in eine tiefe körperliche Erschöpfung.

Hier noch die Erwähnung einer etwas heiklen Thematik: Für die Kinder stellt es auch eine Art Stress dar, wenn die Eltern sehr unterschiedliche Ansichten über ihre elterliche Rolle haben oder sich Regeln ständig ändern. Dies kann dazu führen, dass die Kinder die Regeln vorgeben oder dass die Regeln jeden Tag neu ausgetestet werden. Kindern gibt es Sicherheit, wenn es einen klaren Rahmen mit ein paar grundlegenden, verlässlichen Regeln gibt. Weder autoritäre Strenge noch laxe Hilflosigkeit und schon gar nicht die ungute Kombination von beidem lässt ein Kind in eine gesunde Persönlichkeit hinein gedeihen. Eine klare Kommunikation und liebevolle Konsequenz entziehen manipulativem Verhalten den Boden und bringen die dringend benötigte Struktur.

Belastungsfaktoren des modernen Gesundheitswesen

Impfungen

Wie bereits ausgeführt, bestehen beim AD(H)S Fehlregulationen des Nervensystems. Die in Impfungen enthaltenen Reizverstärker wirken u. a. neurotoxisch und können die Ausreifung und die angemessene Funktion des kindlichen Nervensystems belasten. Dabei scheinen die Impfungen gegen Krankheiten, die besonderen Bezug zum zentralen Nervensystem haben, besonders problematisch zu sein: Kinderlähmung (Poliomyelitis), Keuchhusten (Pertussis), FSME, aber auch Masern (Morbilli). Bei einer familiären Vorbelastung mit AD(H)S-Symptomen ist es empfehlenswert, die wichtige Hauptausreifungszeit des Nervensystems nicht mit Impfungen zu belasten. Generell sollte bei Kindern, die Verhaltensauffälligkeiten entwickeln, das übliche Impfprogramm unterbrochen und eine mögliche Impfbelastung abgeklärt und gegebenenfalls behandelt werden.
Mehr dazu im Kapitel *Impfungen*.

Behandlungshinweise

Für das Verständnis und als Basis für die Behandlung ist es wichtig, folgende Punkte nochmals festzuhalten:

- Die Entstehung von ADHS und ADS setzt eine entsprechende konstitutionelle Veranlagung voraus.
- Es sind niemals einzelne Faktoren, die die Symptomatik auslösen, sondern immer *Kombinationen* von Umweltreizen mit *hohem Störpotential.*

Prophylaxe

Werdende Eltern mit einer eigenen AD(H)S-Symptomatik sollten sich frühzeitig um eine naturheilkundliche Begleitung bemühen. So kann eine weitervererbte konstitutionelle Belastung beizeiten erkannt und therapeutisch begleitet werden. Mit dem Wissen über die häufigsten Störfaktoren der kindlichen Ausreifung und deren möglichst konsequenter Meidung wird der Weg in die tiefere Skrofulose-Pathologie vermieden werden können.

Konstitutionstherapie

Die in jedem Fall sinnvolle Konstitutionstherapie – durch einen erfahrenen Heilpraktiker oder naturheilkundlich arbeitenden Arzt – wird genau auf die individuelle Situation des Kindes abgestimmt sein. Ziel einer Konstitutionstherapie ist es, den kindlichen Organismus in seine individuelle, konstitutionelle Stärke hinein zu begleiten. Die hierfür angewandte Methode ist zweitrangig.

Eine mögliche Herangehensweise mit pflanzlich-homöopathischen Mitteln ist im Kapitel *Lymphatismus – Skrofulose* ausführlich beschrieben.

Hinweis für TEN-Therapeuten:

Konstitutionelle Augendiagnose

Folgende augendiagnostische Konstitutionen und Merkmale findet man häufig bei einer AD(H)S-Symptomatik:

- *Neurogene Konstitution* mit einer erhöhten Sensibilität und Irritabilität des Nervensystems.
- *Oxygenoide Konstitution* mit einem unökonomischen Stoffwechsel – erhöhter Energieverbrauch und vermehrter Anfall an Ausscheidungsstoffen (Metaboliten) – und der damit verbundenen Neigung zu Energiemangelzuständen.
- *Katarrhalisch-rheumatische Konstitution* mit dem angelegten Lymphatismus und der Neigung zu skrofulösen Erkrankungen.
- Häufig braun-gelbe Pigmente, die auf eine Belastung mit gelbgalligen Schärfen hinweisen.

Entwicklungsprobleme in der Pubertät

Die Phase des verstärkten Längenwachstums, der hormonellen Umstellung und der Persönlichkeitsreifung zieht sich über einige Jahre hinweg. Die allgemeine Tendenz geht zu vermehrt frühreifer Entwicklung, die oft schon zum Ende der Grundschulzeit beginnt. Es gibt jedoch auch Spätentwickler, die erst mit 16 Jahren oder später in die Pubertät kommen. In gewissem Rahmen ist dies weder krankhaft noch behandlungsbedürftig. Kommt es in dieser jugendlichen Reifungsphase zu gesundheitlichen Problemen, so entstehen sie – ähnlich der frühkindlichen Ausreifungsphase – meist auf dem Boden eines Lymphatismus oder gehören sogar in den Formenkreis der Skrofulose. Im Kapitel *Lymphatismus – Skrofulose* gibt es hierzu ausführliche Informationen und Behandlungsempfehlungen.

Darüber hinaus noch einige Behandlungstipps für in dieser Zeit häufig vorkommende Krankheitsbilder:

Pubertätsakne

Wie andere Hauterscheinungen auch, entstehen Hautunreinheiten im Körperinneren und müssen deshalb auch dort behandelt werden. Die naturheilkundliche Behandlung zielt daher auf eine Verbesserung der inneren Verhältnisse und betrachtet jede äußerliche therapeutische Anwendung höchstens als unterstützende Begleitmaßnahme.

Die in der Pubertät vermehrt auftretenden Pickel sind als Zeichen einer Ersatzausscheidung zu sehen. Hier nochmals eine kurze Zusammenfassung der Zusammenhänge:

Die für diese Lebensphase typischen instabilen hormonellen und emotionalen Verhältnisse führen zu einer vorübergehenden konstitutionellen Schwächephase. In konstitutionellen Schwächephasen neigt der jugendliche Organismus zu Symptomen des lymphatisch-skrofulösen Formenkreises:

- Verdauungsschwäche
- Abwehrschwäche
- Ausscheidungsschwäche
- Ersatzausscheidungen über die Schleimhäute und/oder über die Haut

Hinzu kommt, dass bei vielen Jugendlichen weitere belastende Faktoren wie ungeeignete Nahrungsmittel und Bewegungsmangel die zuständigen Ausscheidungsorgane überlasten. Bei entsprechender konstitutioneller Veranlagung wird ein Teil der Lymphfracht dann ersatzweise über die Haut entsorgt.

Die Ausprägung der Akne korreliert direkt mit dem Maß der Schärfenbelastung und wird mit einer entlastenden Behandlung eine rasche Besserung des Hautbilds zeigen.

▸ Entlastungs- und Behandlungsempfehlungen

Ernährung

Es hat sich bewährt, das Lymphsystem und den Darm mindestens vier Wochen konsequent zu entlasten. Gemieden werden sollten:

- Stark Fetthaltiges, v. a. minderwertige Öle und Fette (Frittiertes, Paniertes, Chips, …)
- Stark Gewürztes (Wurstwaren wie z. B. Salami, Chips u. a. salzige, gewürzte Knabbereien)
- Zusatzstoffe der Lebensmittelindustrie (Farbstoffe, Aromastoffe, Geschmacksverstärker, …)
- Zucker und zuckerhaltige Getränke (Eistee, „Energydrinks" usw.)
- Milch und Milchmixgetränke

Die zeitliche Begrenzung auf zunächst vier Wochen ist für die betroffenen Jugendlichen überschaubar und meist ohne Probleme durchhaltbar. Die in dieser Zeit gemachten Erfahrungen führen oft zu einem besseren Verständnis für den Zusammenhang zwischen Ernährung und eigenem Befinden.
Weitere Informationen im Ernährungskapitel.

Pflanzliche Hauptmittel

Agnus castus (Mönchspfeffer) Urtinktur	**2 x täglich 15 Tropfen** Wirkt stabilisierend auf das Hormonsystem und anregend auf den Lymphfluss
Abrotanum (Eberraute) Urtinktur	**2 x täglich 15 Tropfen** Verbessert über Bitterstoffe die Verdauungsleistung und wirkt anregend auf das Darmlymphsystem
Juglans (Walnuss) Urtinktur	**2–3 x täglich 10 Tropfen** Verbessert das Hautbild durch eine Anregung der Lymphreinigung
Equisetum (Schachtelhalm) Urtinktur	**2–3 x täglich 10 Tropfen** Günstig bei allen eitrigen Hautprozessen
Taraxacum (Löwenzahn) Urtinktur	**2–3 x täglich 10 Tropfen** Wirkt blut- und lymphreinigend; besonders günstig für temperamentvolle, *hitzige* Kinder

Bewährte Firmenpräparate

Akne Kapseln (Wala)	**Morgens 1 Kapsel** **Abends 2 Kapseln**
Activomin Kapseln (Allergosan)	**Abends 2 Kapseln vor dem Schlafen** Gut zu kombinieren mit pflanzlichen Mitteln. Bindet Problemstoffe im Darm und entlastet dadurch das Lymphsystem.

Äußerliche Anwendungen

Salzwasser-Abwaschungen	**Morgens und abends** anwenden (siehe Kapitel *Einlauf, Wickel und Co.*)
Akne-Wasser (Wala)	**Morgens und abends** unverdünnt auf Hautunreinheiten auftupfen

Stark alkoholhaltige, hautentfettende Mittel meiden, sie führen zu einer Gegenregulation mit vermehrter Talgbildung. Diese verstopfen dann häufig die Talgdrüsen („Mitesser").

Juveniles Übergewicht

Hier geht es nicht um übergewichtige Kinder allgemein, sondern ausdrücklich um die Gewichtszunahme – von zuvor normalgewichtigen Jugendlichen – in der Pubertät. Das heißt auch, dass hier nicht die üblichen Ursachen für Übergewicht wie Fehlernährung und Bewegungsmangel im Vordergrund stehen, sondern höchstens als Begleitfaktoren die Situation noch weiter verschlechtern. Das Hauptproblem ist in diesem Fall ein zugrundeliegender Lymphatismus mit einer hormonellen Ausreifungsschwäche (Hypophysenschwäche, evtl. auch Schilddrüsenschwäche) bzw. einer allgemeinen Drüsenschwäche. Wie schon bei den vergrößerten Mandeln erwähnt, wird die Hypophyse als übergeordnete Hormonzentrale bei jeder Einatmung durch die Nase stimuliert. Tiefe Atemzüge kalter Luft wirken dabei besonders anregend auf das ganze Hormonsystem.

▸ Entlastungs- und Behandlungsempfehlungen

Ernährung

Frisch zubereitete, regelmäßige Mahlzeiten entlasten den Organismus und sind Grundvoraussetzung für hochwertige Nährsäfte. Die bei der Akne-Behandlung aufgeführten problematischen Nahrungsmittel sind alle auch klassische Dickmacher und sollten weitgehendst gemieden werden.
Weitere Informationen finden sich im Kapitel *Ernährung*.

Homöopathische und pflanzliche Hauptmittel

Agnus castus (Mönchspfeffer) Urtinktur	**Morgens 20 Tropfen** Regt die träge Hypophyse an und stimuliert damit den gesamten Stoffwechsel.
Artemisia vulgaris (Beifuß)	**3 x täglich 15 Tropfen** oder als Tee (Beifußkraut) in der Standardzubereitung (siehe Anhang S. 331) **3 Tassen täglich** Regt den gesamten Stoffwechsel – vor allem den Fettstoffwechsel – an.
Graphites D6	**3 x täglich 10 Tropfen** oder **3 x täglich 1 Tablette** Allgemeines Mittel bei Übergewicht durch Bewegungsfaulheit und übermäßigem Appetit

Diese Mittel können problemlos mit anderen Lymphmitteln und Bitterstoffpflanzen kombiniert werden – siehe dazu besonders die Behandlungstipps *torpide Skrofulose* im Kapitel *Lymphatismus – Skrofulose.*

Knochenskrofulose

Dieses Krankheitsbild der traditionellen Heilkunde ist heute leider völlig in Vergessenheit geraten, obwohl seine Erscheinungsformen nach wie vor häufig auftreten. Dazu zählen die harmloseren Wachstumsschmerzen ebenso wie schwerwiegendere Wirbelsäulen- und Gelenkveränderungen (Skoliose, M. Scheuermann, M. Perthes, M. Schlatter, Chondropathien, …). Je ausgeprägter und tiefgehender die Beschwerden sind, umso konsequenter und längerfristiger sollte die Behandlung sein.

▸ Entlastungs- und Behandlungsempfehlungen

Bei Wachstumsschmerzen und immer wieder auftretenden Überlastungsreizungen (z. B. die Knieschmerzen fußballspielender Jugendlicher) reicht meist ein gutes Calciumpräparat wie

Aufbaukalk 1 (Weleda)	**Morgens 1 Messerspitze**
Aufbaukalk 2 (Weleda)	**Abends 1 Messerspitze**
oder das nur noch über Internetapotheken erhältliche:	
Urticalcin (A.Vogel)	**3 x täglich 2 Tabletten** lutschen Kombination aus dem Baustoff Muschelkalk und der stoffwechselanregenden Brennnessel, die für den Einbau des Calciums in die Knochen sorgt.

Ist es bereits zu Veränderungen am Bewegungsapparat gekommen, sollte unbedingt eine konstitutionelle Skrofulosebehandlung durchgeführt werden, um bleibende Schädigungen möglichst zu vermeiden bzw. gering zu halten.

Ernährung

Im Labor gemessen, enthält Kuhmilch zwar viel Calcium, sie führt jedoch wegen der schweren Verdaubarkeit der Milcheiweiße zu einer starken Belastung des Lymphsystems und sollte deshalb hier strikt gemieden werden. Auch der Konsum der übrigen Milchprodukte sollte mengenmäßig eingeschränkt werden. Bei einer ausgewogenen Ernährung entsteht auch ohne Milch kein Mangel an Calcium. Allenfalls sollten die Calcium-Räuber Industriezucker, zuckerhaltige Getränke und sonstige Süßigkeiten stark eingeschränkt werden.

Homöopathische und pflanzliche Hauptmittel

Wirbelsäulenverkrümmungen, Mineralisationsstörungen, Gelenkschmerzen bei Belastung:

Calcium fluoratum D12 (Schüßler-Salz Nr. 1) Silicea D12 (Schüßler-Salz Nr. 11)	**Jeweils 6 Tabletten** in Wasser aufgelöst trinken
Ein bewährtes Fertigpräparat:	
Bicomplex 28 (DHU) [Calcium fluoratum, Calcium phos., Kalium jodat., Natrium chlor., Silicea]	**2 x täglich 4 Tabletten** im Mund zergehen lassen oder in Wasser aufgelöst trinken

Es ist sinnvoll den Knochenstoffwechsel insgesamt anzuregen und damit den „Einbau" der Mineralien zu fördern:

Urticae urens/dioica (Brennnessel)	Als Tee (Brennnesselkraut) in der Standardzubereitung, immer frisch aufgebrüht trinken, **2 Tassen täglich** oder **2 x täglich 10 Tropfen** Urtinktur
Oder das oben genannte Urticalcin (A.Vogel)	

Die Bedeutung von Bewegung und Sport

Für den gesamten Bewegungsapparat gilt, dass eine regelmäßige aktive Nutzung den Stoffwechsel anregt und alle Strukturen – Knochen, Knorpel, Muskeln, Sehnen, Bänder – kräftigt. Einseitige Belastungen und Überlastungen können jedoch zu lokalen Reizungen, Schmerzzuständen und Entzündungen führen. Langanhaltende Entzündungen durch Reizzustände können zu Gewebsveränderungen führen – dies sollte unbedingt vermieden werden. Aus diesem Grund wird häufig die Stilllegung des betroffenen Körperteils empfohlen, bis sich das Gewebe wieder beruhigt hat. Mit dem Wissen über die zugrundeliegenden Ursachen, ist dies allerdings kritisch zu sehen und sollte auf keinen Fall die alleinige Maßnahme sein. Mit einer frühzeitigen und breit angelegten Konstitutionsbehandlung beruhigen sich die Reizzustände meist schnell und zuverlässig – vor allem wenn sie mit lokalen Ausleitverfahren kombiniert werden (siehe Therapeuten-Hinweis).

Hinweis für Therapeuten:

Baunscheidt-Verfahren

Die lokale Anwendung des Baunscheidt-Verfahrens ist ein ausgesprochen hilfreiches und einfaches Mittel, um reizende Schärfen aus einem Schmerzgebiet des Bewegungsapparates abzuleiten. Dafür wird die Haut mit einem Baunscheidt-Schnepper o. ä. zuerst oberflächlich gestichelt und anschließend wird ein sogenanntes Baunscheidt-Öl auf das so behandelte Hautareal aufgetragen – das Öl kann nun durch die Hautstichelungen ins Unterhautgewebe eindringen und provoziert dort, durch seine Inhaltsstoffe, eine kräftige Lymphreaktion.

Es entstehen – als Sofortreaktion auf das im Öl enthaltene Histaminhydrochlorid – kleine Quaddeln und eine allgemeine Rötung. Die ebenfalls enthaltenen Pflanzenöle sorgen dann für eine kräftige und länger anhaltende Anregung des lymphatischen Klärstroms aus dem behandelten Gebiet. Dies führt zu einer schnellen lokalen Reizminderung und verbesserten Durchblutungsverhältnissen und ist damit eine bewährte therapeutische Maßnahme bei allen Schmerzzuständen des Bewegungsapparates.

Spezifische Mädchenthemen

Verklebte Schamlippen (Labiensynechie)

In den ersten Lebensjahren kommt es bei einigen Mädchen zur Bildung einer dünnen häutchenähnlichen Verklebung der Schamlippen. Da die Harnröhrenöffnung davon nicht betroffen ist, entsteht daraus auch kein unmittelbarer Handlungsbedarf. Die Verklebung entsteht durch Reizzustände der zarten Schleimhaut und wird begünstigt durch die Anwendung von austrocknenden Feuchttüchern, Seifen und zinkhaltigen Salben. Es ist deshalb günstiger den Windelbereich mit Warmwasser und Waschlappen zu reinigen, gut trockenzutupfen und mit etwas Kokosöl einzufetten – dies ist schonender für das empfindliche System von Schleimhaut und Bakterienflora dieses Bereiches. Mit der zunehmenden Bewegungsaktivität des Kindes, löst sich das dünne Häutchen dann meist von selbst.
Zeigen sich auch sonst noch Symptome eines torpiden Lymphatismus, dann hat sich folgendes homöopathische Mittel bewährt:

Calcium carbonicum D12	**2 x täglich 5 Kügelchen** oder **2 x täglich 1 Tablette** lutschen
Zusätzlich kann folgende Salbe angewendet werden:	
Silicea D4 Salbe/Schüßler-Salz Nr. 11 Salbe	

Hormonelle Ausreifungsschwäche

Es dauert unterschiedlich lange, bis sich ein regelmäßiger Menstruationszyklus einpendelt. Die erste Periode (Menarche) tritt meist zwischen dem 11. und 16. Lebensjahr ein, doch kann diese große „normale" Altersspanne auch noch unter- oder überschritten werden, ohne dass dies besorgniserregend wäre. Es dauert meist eine gewisse Zeit, bis sich nach der ersten Blutung ein regelmäßiger Zyklus einpendelt. Gerade bei einer allgemeinen Drüsenschwäche kann jahrelang ein unregelmäßiger Zyklus bestehen. Es ist nicht sinnvoll, ja sogar kontraproduktiv für die hormonelle Stabilisierung, in dieser Situation die Pille einzunehmen. Das Hormonsystem wird dadurch keinesfalls aktiver – im Gegenteil wirkt die Hormonsubstitution auf die Ausreifung doch eher hemmend. Gerade im Hinblick auf einen späteren Kinderwunsch sollte eine hormonelle Kontrazeption bei noch nicht stabilen hormonellen Verhältnissen vermieden werden. Solange der Hormonzyklus noch nicht gut eingependelt ist oder wenn eine zusätzliche Stressbelastung besteht, kann es zu krampfartigen Schmerzen bei der Periodenblutung kommen. Diese entstehen meist durch ein hormonelles Ungleichgewicht zwischen Östrogen und Progesteron (Gelbkörperhormon) in der zweiten Zyklushälfte. Auch hier wird man nicht zu synthetischen Hormonen greifen müssen, sondern bedient sich erstmal bei Mutter Natur.

▸ Behandlungsempfehlungen

Lymphatisch-hormonelle Schwäche/Spätentwickler

Calcium carbonicum D12	**2 x täglich 1 Tablette** im Mund zergehen lassen
Agnus castus	**Morgens 15 Tropfen** (Urtinktur) oder **2 x täglich 10 Kügelchen** (D4 Globuli)
Fertigpräparate mit Mönchspfeffer (Agnus castus):	
Cefanorm (Cefak)	**Morgens 1 Tablette**
Agnolyt (Madaus)	**Morgens 30 Tropfen**

Lange, unregelmäßige Zyklen

Pulsatilla D6	**2 x täglich 1 Tabletten** im Mund zergehen lassen

Ergänzendes Teerezept:	
Frauenmantelkraut (Alchemillae Hb.) *Beifußkraut (Artemisiae Hb.)* *Schafgarbenkraut (Millifolii Hb.)* *Rosmarinblätter (Rosmarini Fol.)* *Melissenblätter (Melissae Fol.)*	Zu gleichen Teilen mischen lassen
Zubereitung in der Standardzubereitung (siehe Anhang S. 331), **2 Tassen täglich**	

Periodenschmerzen

Alchemilla Urtinktur (Ceres)	**Morgens 10 Tropfen** Sollte über 2 Zyklen täglich eingenommen werden. Danach reicht es meist aus, die Tropfen oder den oben genannten Tee um die Periode herum einzunehmen.
Magnesium phos. D6 (Schüßler-Salz Nr. 7)	**10 Tabletten in einem Glas** heißem Wasser auflösen und schluckweise trinken. Bei akuten Krampfschmerzen
Gänsefingerkraut (Anserinae Hb.)	Anwendung als **Menstruationskissen** (siehe Kapitel *Einlauf, Wickel und Co.*)

Spezifische Jungsthemen

Dieses Kapitel beschäftigt sich mit gesundheitlichen Problemen, die speziell bei kleinen Jungen vorkommen.

Vorhautverengung (Phimose)

Bei den meisten kleinen Jungen ist die Vorhaut zunächst so eng, dass sie nicht über die Eichel des Penis zurückgezogen werden kann. Es kann davon ausgegangen werden, dass dies kein Versehen der Natur ist, sondern vielmehr der empfindlichen Eichel als Schutz dient. Das Wasserlassen ist – ähnlich wie bei den Schamlippen-Verklebungen der Mädchen – meist kein Problem. Die ersten Lebensjahre muss die Vorhaut zum Reinigen der Eichel auch nicht zurückgezogen werden. Ein warmes Wannenbad (nicht täglich) reinigt ausreichend und erweicht die Vorhaut, sodass ein **vorsichtiges** Zurückschieben die Vorhaut dehnt, ohne sie zu verletzen. Einrisse durch zu heftige Manipulationen sind zu vermeiden, da es dadurch zu Verklebungen und Vernarbungen kommen kann. Spätestens mit dem Anstieg der Geschlechtshormone sieht es dann mit dem Hygienebedarf ganz anders aus. Die vermehrten Haut- und Schleimhautabsonderungen zeigen schon geruchlich an, dass ein häufigeres Waschen nötig ist. Mit den Hormonen kommt auch die Genitalentwicklung in Gang, die unter anderem auch zu einer Erweiterung der Vorhaut führt, sodass eine sorgfältige Reinigung problemlos möglich sein sollte. In den seltenen Fällen einer anhaltenden Vorhautverengung bis in die Pubertät hinein wird eine operative Vorhautentfernung vorgenommen werden müssen.

▸ Behandlungsvorschläge

Bei entzündlichen Reizungen rund um die Harnröhrenmündung

Sitzbäder mit Ringelblumenextrakt	Danach an der Luft gut abtrocknen lassen und etwas Ringelblumensalbe auftragen
Clematis D2	**2 x täglich 1 Tablette** lutschen
Zur Förderung der Hautelastizität:	
Calcium fluoratum Salbe (Schüßler-Salbe Nr. 1)	
Calcium fluoratum D12 (Schüßler-Salz Nr. 1)/ Calcium phos. D6 (Schüßler-Salz Nr. 2)	Im täglichen Wechsel **2 x täglich 1 Tablette** lutschen

Hodenhochstand (Maldeszensus testis oder Kryptorchismus)

Während der fetalen Entwicklung im Mutterleib werden die Hoden eines Jungen zunächst in seiner Bauchhöhle angelegt und *wandern* ab dem siebten Schwangerschaftsmonat durch den Leistenkanal in ihre endgültige Position im Hodensack (Skrotum). Diese Verlagerung ist bei den meisten Jungen bei ihrer Geburt abgeschlossen. Ist dies nicht der Fall, verlagern sich die Hoden bei Dreiviertel der betroffenen Kinder im ersten Lebensjahr ohne Therapie in den Hodensack. Nur wenn dies nicht geschieht, wird eine Behandlung notwendig – was aber zunächst nicht zwingend mit Hormonpräparaten geschehen muss! Die Verlagerung der Hoden in den Hodensack ist notwendig, weil bei der Körpertemperatur im Bauchraum die Spermienzellen nicht ausreifen können und unbeweglich bleiben. Außerdem ist unter diesen Bedingungen die Produktion des wichtigsten männlichen Geschlechtshormons Testosteron reduziert. Die Folgen wären Entwicklungs-, Fruchtbarkeits- und Potenzstörungen. Die Natur hat daher die Hoden an einem kühleren Ort außerhalb des Bauchraums platziert, an dem optimale Bedingungen für die Spermien- und Testosteronproduktion herrschen. Die Bildung von Spermien beginnt zwar erst mit der Pubertät, aber das Testosteron spielt bereits in der vorpubertären Zeit eine wichtige Rolle als Impulsgeber bei der Entwicklung des männlichen Organismus. Daher sollte innerhalb der ersten 4–5 Lebensjahre zumindest ein Hoden im Hodensack angekommen sein, um keine Enwicklungsverzögerungen zu riskieren.

Es werden vier verschiedene Formen von Hodenhochstand unterschieden:

- *Bauchhoden:* Die Hoden liegen noch vollständig im Bauchraum. Sie sind nicht zu tasten und nur durch Ultraschalluntersuchung oder Kernspintomographie darzustellen.
- *Leistenhoden:* Der Hoden ist im Leistenkanal tastbar, kann aber auch manuell nicht in den Hodensack geschoben werden.
- *Gleithoden:* Der Hoden sitzt am Ausgang des Leistenkanals und lässt sich nur unter Spannung in den Hodensack verlagern, gleitet aber sofort wieder zurück.
- *Pendelhoden:* Die Hoden sind im Hodensack tastbar, werden aber durch die Spannung der Muskulatur des Hodensacks (die sich v. a. bei Kälte zusammenzieht), in den Ausgang des Leistenkanals gedrückt und sind dann vorübergehend nicht mehr tastbar. Diese Situation ist normal und hat keine Krankheitsbedeutung.

Festgestellt wird ein Hodenhochstand in den meisten Fällen durch Abtasten des Hodensacks und des Leistenbereichs bei angezogenen Beinchen. Dabei sollte das Kind nicht frieren, denn sonst zieht sich die Muskulatur des Hodensacks zusammen und es kann die Situation eines Pendelhodens entstehen. Die Lage der Hoden wird üblicherweise bei den kinderärztlichen Untersuchungen kontrolliert. Diese Untersuchung können die Eltern jedoch auch leicht selbst durchführen, am besten beim Baden des Kindes. Im warmen Wasser und in vertrauter Umgebung ist der Hodensack entspannt und ein normal abgesenkter Hoden wird so leicht tastbar.
Wenn Sie auf diese Weise nicht beide Hoden ertasten können, sollte nicht zu lange gewartet, sondern möglichst frühzeitig mit einer Konstitutionsbehandlung das Tieferwandern der Hoden unterstützt werden.

Die Situationen, wie sie beim Leisten-, Gleit- und Pendelhoden beschrieben sind, stellen normale *Stationen* auf dem Weg des Hodens in seine endgültige Position dar, wie sie in den meisten Fällen bereits während der Entwicklung im Mutterleib ablaufen. Wiederholungsuntersuchungen in dreimonatigen Abständen klären, ob eine natürliche Weiterentwicklung stattfindet oder eine Behandlung notwendig wird, die über eine naturheilkundliche Konstitutionstherapie hinausgeht. Wenn sich dieser Erfolg nicht bis zum 2. Lebensjahr eingestellt hat, werden *massivere* Maßnahmen – Hormontherapie und/oder Operation – notwendig. Sollte bereits ein Hoden im Hodensack tastbar sein, ist damit die Situation entspannter und es könnte auch noch bis zum Erreichen des 3. Lebensjahrs gewartet bzw. konstitutionell behandelt werden.

Naturheilkundliche Behandlung

Da ein Hodenhochstand keine Erkrankung eines einzelnen Organs ist, sondern Teil einer Entwicklungsverzögerung ist, sollte die Behandlung auch die natürliche Entwicklung des *ganzen* Kindes unterstützen und fördern.
Eine Osteopathie-Behandlung stellt in diesem Fall eine hilfreiche Basistherapie dar und sollte frühzeitig erfolgen.
Ansonsten liefert das Kapitel *Lymphatismus – Skrofulose* – vor allem das bei der torpiden Form des Lymphatismus Genannte – wertvolle Behandlungsansätze.

Übertragbare Kinderkrankheiten

In diesem Kapitel wird den klassischen, ehemals endemischen Kinderkrankheiten ein Platz gegeben, auch wenn die meisten davon in den momentanen Zeiten kaum noch auftreten. Das hat weniger nostalgische, sondern mehr dokumentative Gründe. Zusätzlich werden in diesem Kapitel auch aktuelle übertragbare Krankheiten besprochen, mit denen nahezu jedes Kind früher oder später Kontakt hat. So gesehen sind diese unsere neuen endemischen Krankheiten.

Von einer Endemie spricht man, wenn eine Krankheit in einer Gegend heimisch ist und ein größerer Teil der Bevölkerung regelmäßig daran erkrankt. Die endemischen Kinderkrankheiten nehmen insofern eine Sonderstellung ein, als dass ihr Verlauf durch eine bestimmte Mikrobe („Erreger") geprägt wird. Man nennt sie deshalb auch *spezifische* Kinderkrankheiten. Mit den im Krankheitsverlauf gebildeten spezifischen Antikörpern wird meist eine lebenslange Immunität erworben. Mütter können ihre so erworbenen spezifischen Antikörper an ihre Säuglinge weitergeben. Diese überbrücken dann die Zeit – als sogenannter Nestschutz –, bis das kindliche Abwehrsystem selbst diese Aufgabe übernehmen kann. Näheres zum Nestschutz durch Impf-Antikörper im Kapitel *Impfungen*. Obwohl es bei den hier besprochenen Krankheiten einen definierten Krankheitserreger in Form eines Virus oder eines Bakteriums gibt, unterliegen dennoch alle Aspekte dieser Krankheit (Empfänglichkeit, Widerstandskraft, Verlaufsform, Symptomatik, aber auch eventuelle Komplikationen) den körpereigenen Reaktions- und Heilungsmechanismen – und die sind bekanntlich stark durch die konstitutionelle Gesamtsituation geprägt. In diesem Sinne schauen wir uns nun die wichtigsten Kinderkrankheiten aus verschiedenen Perspektiven an.

Am Beispiel der Masernerkrankung wird ausführlich auf die naturheilkundlichen Möglichkeiten der Vermeidung von Krankheitskomplikationen eingegangen, die dann bei den folgenden Krankheiten nur noch stichwortartig erwähnt werden.

[59] Alexander/Raettig: Infektionskrankheiten, Thieme-Verlag, 1981, Seite 62.

Masern (Morbilli)

Als Auslöser der Masernerkrankung gilt das Masernvirus mit einer sehr hohen Ansteckungsrate von über 90 %. Die Übertragung erfolgt mittels Tröpfcheninfektion – meist über die Bindehäute der Augen.

8 bis 12 Tage nach dem Kontakt mit dem Virus treten bei empfänglichen Kindern die ersten, zunächst noch unspezifischen, Symptome auf: Fieber mit 38 °C–39 °C, Schnupfen mit starker Schleimabsonderung, Husten mit reichlichem Auswurf; Bindehautentzündung mit großer Lichtscheu. Typisches Merkmal bei Masern: *Alles fließt:* Nase, Atemwege, Augen. Zwei Tage nach Fieberbeginn entstehen als erstes maserntypisches Symptom weiße („kalkspritzerartige") Flecken auf der Mundschleimhaut der Wangen im Bereich der unteren Backenzähne (Koplikscher Flecken). Häufig sinkt daraufhin das Fieber für einige Tage, bevor es – begleitet von einem starken allgemeinen Krankheitsgefühl – wieder ansteigt, nicht selten auf über 40 °C. Jetzt entsteht auch der typische Masernausschlag: Hinter den Ohren bilden sich kleine rote Flecken, die sich abwärts über den ganzen Körper ausbreiten. Nach kurzer Zeit fließen die kleinen Flecken zu unregelmäßigen, flächigen Flecken zusammen, die zunächst hellrot sind und dann blau-rot, manchmal sogar blutig unterlaufen sein können. Der Ausschlag bleibt für 3–4 Tage bestehen, dann geht er zurück, wobei auch das Fieber fällt.

Die Halslymphknoten sind vergrößert und in manchen Fällen auch die Milz (als Zeichen der gesteigerten Aktivität des Bauchlymphsystems). Manchmal treten auch Durchfälle auf, v. a. bei kleinen Kindern.

Ein Masern-Kind ist vom Erscheinen der ersten Symptome bis zum Verschwinden des Ausschlags infektiös – in dieser Zeit kann eine Übertragung auf andere, nichtimmune Menschen erfolgen.

Im Verlauf der Masern-Erkrankung können folgende Komplikationen auftreten:

- Lungenentzündung (Pneumonie)
- Mittelohrentzündung (Otitis media)
- Kehlkopfentzündung mit Heiserkeit, bei der es durch Schwellung der Schleimhaut zu Atemnot kommen kann (Stenosierende Laryngitis)
- Entzündungen des Gehirns (Enzephalitis) und der Hirnhäute (Meningitis) sind besonders gefürchtet und treten – statistisch – in 1 von 1000 Fällen auf

Die Masern verlaufen tatsächlich von allen spezifischen Kinderkrankheiten am schwersten. Es wäre daher falsch, so zu tun, als sei das Durchmachen dieser Krankheit ein Sonntagsspaziergang. Und doch waren die Masern noch in den 1980er Jahren eine Krankheit, die die meisten Kinder selbstverständlich durchmachten. In einem Fachbuch über Infektionskrankheiten[59] von 1981 liest man: „Unter natürlichen Bedingungen kommt fast jeder Mensch innerhalb der ersten 10 Lebensjahre mit dem Masernvirus in Berührung; die Durchseuchungsimmunität ist entsprechend hoch. Die endemischen Masern sind deshalb bei uns eine Kinderkrankheit mit relativer Harmlosigkeit; besonders gefährdet sind Säuglinge und Kleinstkinder (1978 = 3 Todesfälle in der Bundesrepublik Deutschland)."

Konstitutionelle Aspekte

Wir haben bei der konstitutionellen Betrachtung von akut fieberhaften Krankheiten, und speziell beim Thema Lymphatismus, einige Aspekte kennen gelernt, die auch bei den Masern (und den noch folgenden Kinderkrankheiten) ihre Gültigkeit haben. Und in diesem Sinne hat die Masernerkrankung nicht nur negative Aspekte, sondern sie kann für die Entwicklung des Kindes sowohl auf der körperlichen als auch auf der geistig-seelischen Ebene ein kräftiger, geradezu katalytischer Impulsgeber für die Weiterentwicklung sein. Was darunter zu verstehen ist, hängt stark von dem weltanschaulichen Hintergrund des Betrachters ab, der die verschiedenen Blickwinkel prägt. Dazu drei Beispiele:

- In der *Homöopathie* wird davon ausgegangen, dass jeder Mensch familiäre Krankheitsbelastungen vergangener Generationen mitbringt (z. B. Miasmatische Belastung mit Tuberkulose). Die eigentlich sinnvolle Weitergabe von Krankheitserfahrungen würde allerdings langfristig zu einer Überforderung und Schwächung der menschlichen Abwehrsysteme führen. Und so muss es ein Regulativ geben, um *Altlasten* auch mal wieder loszuwerden. Die aktive Überwindung, speziell der Masern, kann dazu beitragen, diesen ererbten Ballast aktiv zu verarbeiten und abzulegen – das führt zu effizienteren Reaktionsmustern des Abwehrsystems und damit zu einer stabileren Gesundheit.
- In der *Traditionellen Chinesischen Medizin* (TCM) ist diese sogenannte Erbbelastung ebenfalls bekannt. Dort wird sie als Hitze interpretiert, die im Inneren des Körpers gestaut ist und durch fieberhafte Infekte und durch Hautausschläge an die Oberfläche und so zur Ausscheidung gebracht wird. Die Erkenntnis, dass innere hitzige Krankheitsbelastungen nur durch eine Ausscheidungsreaktion geheilt werden können, deckt sich vollkommen mit der Säftelehre der Europäischen Naturheilkunde.
- In der *anthroposophischen Medizin* werden die Masern als unterstützendes *Werkzeug* des Kindes betrachtet, um aus den von Mutter und Vater ererbten Eigenschaften seine individuellen Merkmale, Wesenszüge und Fähigkeiten in einem aktiven Prozess zu entwickeln.

Diese teilweise sehr alten Erkenntnisse wurden ausschließlich durch aufmerksame Beobachtung gewonnen und werden auch heute noch durch die Erfahrungen von Eltern immer wieder bestätigt. Da diese Beobachtungserkenntnisse mit den heute wissenschaftlich anerkannten Kriterien nicht zu erfassen und zu erklären sind, wird der positive Sinn einer Krankheit häufig als *unwissenschaftliche Behauptungen* diskreditiert.
Mit dieser Sichtweise geht leider wichtiges Erfahrungswissen verloren.

Praxiserfahrungen und Elternberichte

- Deutliche Entwicklungsschübe in verschiedenen Bereichen – wie der sprachlichen Entwicklung, der schulischen Leistung, dem sozialen Umgang.
- Gesundheitliche Stabilisierung – vorherige Belastungen mit Krankheiten des lymphatisch/skrofulösen Formenkreises werden schwächer oder werden überwunden.

Diese *Immunschulung* erklärt sich durch die in Teil 1 des Buches bereits ausführlich beschriebenen grundsätzlichen Mechanismen (Fieber, Entzündung) und den Besonderheiten des kindlichen Organismus (Lymphatismus). Aus dem Verständnis für die körpereigenen Krankheitsüberwindungsstrategien heraus erklären sich dann auch die sinnvollen komplikationsverhütenden Maßnahmen.
Deshalb hier nochmals das Wichtigste:

- *Fieber* trägt nicht nur maßgeblich zur raschen Überwindung der Krankheit bei, sondern auch zur *Verbrennung der Krankheitsgifte* oder – modern ausgedrückt – zur Aufarbeitung der Krankheitsinformationen. Wird die Entwicklung von Fieber unterdrückt, wird damit ein wichtiger körpereigener Überwindungsmechanismus unterdrückt. Daraus ergibt sich die Gefahr von Krankheitskomplikationen und einer nicht vollständigen Überwindung von Krankheiten.
- Bei der Symptomatik der Masern prägen die *Entzündungen verschiedener Schleimhautbereiche* (Katarrhe) das Krankheitsbild: Nasenschleimhautentzündung, Bindehautentzündung, Bronchitis. Diese Erscheinungen mit ihrer ausgeprägten Schleimproduktion und -ausscheidung zeigen deutlich, welche Rolle die für den Lymphatiker typischen Ersatzausscheidungen über die Schleimhäute bei dieser Krankheit spielen.
- Im typischen Masern-*Hautausschlag* (Exanthem) wird erkennbar, dass sich zusätzlich auch noch die Haut an diesen Ausscheidungsprozessen beteiligt.

Der Organismus eines Masern-Kindes zieht also alle Register der Ausscheidungsmechanismen, die überhaupt möglich sind. Deutlicher kann sich ein Reinigungsprozess nicht zeigen.
Jede Unterdrückung dieser Ausscheidungsprozesse ist belastend für den Krankheitsprozess und kann den Verlauf der Krankheit verkomplizieren und die konstitutionelle Situation destabilisieren.

Komplikationsverhütende Maßnahmen

- *Keine Antibiotika in der frühen Krankheitsphase!* Die ersten Symptome der Masern sind so unspezifisch, dass eine Masernerkrankung in den ersten Krankheitstagen nicht sofort zu erkennen ist. Die Regel – keine Antibiotika-Verordnung bei unklaren fieberhaften Infekten – wird in der Praxis leider nicht immer beherzigt. Gerade bei Viren, die zu schwereren Krankheitsverläufen führen können, ist der frühe Einsatz von Antibiotika strikt zu meiden. Die massive Schwächung der bakteriellen Schutzflora (innerhalb von 1–2 Tagen sterben, je nach Antibiotikum bis zu 80 % der Schleimhautbakterien ab) öffnet *Tür und Tor* für das massenhafte Eindringen der Viren. In der Folge kommt es zu schwereren und längeren Krankheitsverläufen sowie vermehrt zu Krankheitskomplikationen. Kommt es im weiteren Krankheitsverlauf zu Mischinfektionen mit Bakterien, dann kann – zur Abwehr schwerer Komplikationen – eine antibiotische Behandlung notwendig werden – aber eben *nur* in diesen Fällen.
- *Keine Fiebersenkung mit chemischen Mitteln* (Paracetamol, Ibuprofen, ASS)! Gefördert werden sollte die Ableitung der Hitze mit Einläufen, Wadenwickeln und Abwaschungen (siehe Kapitel *Einlauf, Wickel und Co.*) sowie die Fieberverarbeitung mit den im Buch bereits genannten homöopathischen Fiebermitteln.
- *Förderung des Ausschlags!* Für einen komplikationslosen Verlauf der Masern ist es sehr wichtig, dass der Ausschlag kräftig zum Blühen kommt. Damit wird die Krankheit über die Körperoberfläche abgeleitet und ein Nach-Innen-Schlagen der Krankheit verhindert. Wenn er nicht von selbst entsteht, gibt es ein sehr probates Mittel, den Ausschlag kräftig zu fördern:

Abwaschungen mit Salzwasser

1 Esslöffel Salz in zwei Liter körperwarmem Wasser auflösen.
Einen Waschlappen mit dem Salzwasser tränken und **gut** auswringen.
Das Kind zügig damit abwaschen – nicht abtrocknen, sondern sofort gut zudecken und warm halten. Ist die Haut dann vollständig abgetrocknet, kann das Kind wieder seinen Schlafanzug anziehen. Es sollte eine Nachruhe erfolgen, deshalb am besten vor dem Mittagsschlaf oder abends vor der Nachtruhe anwenden.

Die Salzabwaschung kann bei Bedarf 2 x täglich erfolgen, bis das Exanthem kräftig herausgekommen ist.

Werden auf diese Weise die aktiven Überwindungsprozesse unterstützt und die Krankheitsableitung über die Haut gewährleistet, dann wird eine Krankheitskomplikation wie Lungen- oder Hirnhautentzündung äußerst unwahrscheinlich werden. Die Anthroposophische Medizin hat hier wertvolle Anwendungserfahrungen und es gibt zahlreiche Publikationen dazu.

▸ Allgemeine Behandlungshinweise

- Strenge Bettruhe bis drei Tage nach Abklingen des Fiebers.
- Das Zimmer abdunkeln, solange eine Lichtempfindlichkeit besteht.
- Ärztliche Betreuung als Hausbesuch (anthroposophisch arbeitende Haus- und Kinderärzte haben noch praktische Erfahrungen mit Masern und naturgemäße Heilmittel zu deren Behandlung).
- Es sollte reichlich getrunken werden. Hierzu eignet sich Tee aus Linden- und Holunderblüten, was zusätzlich die Ausscheidung auf Haut und Schleimhäuten fördert. Bei heftigem Husten können einige Wollblumen- oder Malvenblüten dazu gemischt werden. Evtl. mit etwas Honig süßen.
- Begleitend können die im Buch genannten Fiebermittel sowie die Mittel zur Stärkung der Abwehrkraft und des Lymphsystems gegeben werden.

Die spezifische Behandlung der Masern muss durch einen naturheilkundlich arbeitenden Arzt erfolgen. Für Heilpraktiker besteht in Deutschland ein Behandlungsverbot nach §24 des Infektionsschutzgesetzes.

Mumps (Parotitis epidemica)

Der Verlauf der Krankheit wird geprägt durch ein Virus, das mit kleinen Speicheltröpfchen von einem kranken auf ein dafür empfängliches gesundes Kind übertragen wird und durch die Schleimhäute von Nase, Mund und Augen in dessen Körper gelangt.

Nach einer Inkubationszeit von zwei bis drei Wochen (oft 18 Tage) entstehen die ersten, zunächst noch sehr unspezifischen, Symptome: Abgeschlagenheit, Müdigkeit, Appetitlosigkeit, Kopfschmerzen und leichte Temperaturerhöhung bis ca. 38 °C. Kurz darauf bildet sich durch die Entzündung der Ohrspeicheldrüse auf einer Seite die mumpstypische Schwellung der Backe vor der unteren Hälfte des Ohres. Dabei steht das Ohrläppchen ab. Die Schwellung selbst ist nicht sehr schmerzhaft, aber das Kauen tut weh.

Im Mund sieht man den rot geschwollenen Ausführungsgang der Ohrspeicheldrüse in der Wangenschleimhaut neben den oberen vorderen Backenzähnen.
Zusätzlich können sich auch die Speicheldrüsen im Mundboden entzünden, was man an einer geröteten Schwellung unter der Zunge erkennt.
Nach ein bis zwei Tagen treten die gleichen Schwellungen auch auf der anderen Seite auf und nach 8 bis 10 Tagen klingen alle Krankheitssymptome wieder ab.
Mumps ist vom 6. Tag vor Entstehung der ersten Symptome bis 9 Tage danach infektiös, das heißt, in diesem Zeitraum können sich andere Kinder daran anstecken. Bei relativ vielen Kindern hat der Mumps einen so leichten Verlauf, dass er gar nicht erkannt wird. Die Auseinandersetzung mit dem Virus kann sogar völlig symptomfrei ablaufen und trotzdem werden Antikörper dagegen gebildet, die in einem späteren Bluttest zufällig – oder bei einer gezielten Suche danach – entdeckt werden. Man nennt dies dann eine *stille Feiung*.

Mögliche Komplikationen

- Ausbreitung des Krankheitsgeschehens auf weitere Körperdrüsen, wie die Bauchspeicheldrüse. Dies kann sich mit einer milden Reizung (Anstieg der Amylase im Blut, sonst symptomlos) zeigen, aber auch alle Schweregrade einer Bauchspeicheldrüsenentzündung (Pankreatitis) entwickeln.
- Bei Jungen kann es zu einer Hoden- und Nebenhodenentzündung kommen. Tritt diese in oder nach der Pubertät (nach dem Einsetzen der Geschlechtsreife) beidseitig auf, dann kann dies zu Unfruchtbarkeit führen.
- In sehr seltenen Fällen kann bei konstitutionell instabilen Kindern auch eine Hirnhautentzündung als Komplikation auftreten, die in den meisten Fällen folgenlos ausheilt.

▸ Behandlungshinweise

- Bettruhe, auch ein bis zwei Tage über die akute Fieberphase hinaus
- Fiebersenkende Medikamente meiden. Bei hohem Fieber mit Unruhe sind Einläufe, Wadenwickel und homöopathische Fiebermittel eine sinnvolle Alternative.
- Auf eine ausreichende Trinkmenge von 1–1,5 Liter pro Tag achten. Günstig ist ein Tee aus Gundelrebenkraut (Glechoma Hb.), der mit etwas Honig gesüßt werden kann.
- Das Abschwellen der Ohrspeicheldrüse fördern:
  Feuchtkompresse aus mehrlagigem Baumwolltuch, die mit Tee aus Ringelblumenblüten (Calendulae Flor.) getränkt wird. Diese Auflage hält sich das Kind für 10–15 Minuten auf die geschwollene Backe – das kann mehrmals täglich wiederholt werden. Danach gut trocknen und das ganze betroffene Gebiet (Schwellung,

Kieferwinkel und Halsseite bis zum Schlüsselbein) mit einer Lymphsalbe (z. B. Itiresal-Salbe oder Lymphdiaral Salbe) mehrmals täglich sanft einreiben.

Apis D6 Globuli	**3 x täglich 5 Kügelchen** lutschen
Alle im Buch aufgeführten Lymph- und abwehrsteigernden Mittel	

Röteln (Rubeola)

Die Röteln sind eine sehr harmlos verlaufende Krankheit, die nahezu alle Kinder durchmachten, bevor begonnen wurde, dagegen zu impfen. Der Verlauf der Röteln wird geprägt durch ein Virus, das durch Speicheltröpfchen übertragen wird.
Die Inkubationszeit beträgt 2–3 Wochen. Danach treten leichte *Erkältungssymptome* auf und es kommt zur Schwellung vieler Lymphknoten, die besonders deutlich am Hinterkopf, im Nacken und hinter den Ohren getastet werden können. Am nächsten Tag zeigt sich dann meist ein Ausschlag (Exanthem), der im Gesicht beginnt und sich nach unten über den Körper ausbreitet. Typisch sind flache, blass-rote, *nicht* zusammenfließende kleine Flecken mit 3–5 mm Durchmesser (zur Unterscheidung: Bei Masern fließen die Flecken großflächig zusammen.)
Im Mund ist die Schleimhaut des weichen Gaumens (vor dem Gaumenzäpfchen) fleckig gerötet. Die Körpertemperatur ist meist nicht über 38 °C erhöht.
Die Auseinandersetzung mit dem Rötelnvirus kann auch völlig symptomfrei ablaufen und erzeugt eine Immunität ohne erkennbar durchgemachte Erkrankung *(Stille Feiung)*.

Die größte Gefahr der Röteln besteht für Frauen, die in den ersten drei Monaten einer Schwangerschaft an Röteln erkranken. In diesem Fall besteht ein großes Risiko für eine Fehlgeburt oder für schwere Missbildungen beim Kind: Herzfehler, Gehirn-, Ohren- und Augenmissbildungen (Blindheit), Zahndefekte und weiteres können die Folge für das sich entwickelnde Kind sein *(Rötelnembryopathie)*.
Ein bei Kinderwunsch durchgeführter Bluttest zur Bestimmung des Röteln-Titers gibt Auskunft über die Immunität.

▸ Behandlungshinweise

Unterstützend können Lymphmittel und abwehrsteigernde Mittel bei der Krankheitsüberwindung nützlich sein.
Wie bei allen Kinderkrankheiten mit einem Hautausschlag ist dieser ein Garant für einen komplikationsfreien Verlauf. Falls also der Ausschlag nicht schön *blüht*, sollte dies mit Salzabwaschungen gefördert werden – wie bei den Masern beschrieben.

Windpocken (Varizellen)

Auch die Windpocken sind eine harmlose endemische Krankheit, die die meisten Kinder in den ersten Lebensjahren durchmachen bzw. bis zu deren Aufnahme in den Impfkalender, durchgemacht haben. Ihr Verlauf wird geprägt durch ein Virus der Herpes-Familie, das Varizella-Zoster-Virus. Dabei besteht eine Besonderheit: Die erste Erkrankung läuft mit der Symptomatik der Windpocken ab. Danach wird dieser Mensch zwar die Windpocken nicht nochmals bekommen, es kann aber in späteren Lebensjahren eine Zweiterkrankung in Form der Gürtelrose (Herpes Zoster) auftreten, die sich unter Umständen auch mehrfach wiederholen kann.[60]

Das Virus kann mit der Luft über mehrere Meter übertragen werden und gelangt über Mund, Nase und Augen in den Körper. Wenn ein Kind die Bereitschaft für die Windpocken-Erkrankung hat, treten nach der Inkubationszeit von 2–3 Wochen die ersten Allgemeinsymptome mit leichtem Fieber und evtl. Gliederschmerzen auf. Nach 1–2 Tagen entsteht dann der typische Ausschlag, der am Rumpf und Kopf beginnt und sich dann auf Arme und Beine ausdehnt: Rote Flecken, die zu flüssigkeitsgefüllten Bläschen werden, deren Inhalt zuerst klar ist und dann trüb und gelb wird. Nach 1–2 Tagen trocknen die Bläschen ab und bilden einen rot-schwarzen Schorf. Dabei besteht starker Juckreiz. Die Hauterscheinungen können auch auf der behaarten Kopfhaut und den Schleimhäuten von Mund, Augen und Geschlechtsteilen auftreten. Dabei sind verschiedene Stadien der Bläschen gleichzeitig vorhanden – frisch entstehende und bereits abheilende. Die Phase, in der die Hauterscheinungen aufblühen, dauert im Allgemeinen 3–4 Tage, bis alle Bläschen wieder abgeheilt sind, ein paar Tage mehr. Dabei fällt auf, dass die Stärke des Ausschlags sehr unterschiedlich ist. Manche Kinder sind von Bläschen übersät, während andere nur wenige davon bekommen. Daran wird sichtbar, dass die individuelle konstitutionelle Veranlagung eines Kindes den Verlauf der Krankheit maßgeblich prägt.

Die Krankheit ist von einem Tag vor Beginn der ersten Symptome bis zum Abfallen der letzten Schorfe für nicht-immune Personen ansteckend.

Für die meisten Kinder sind die Windpocken eine harmlose Krankheit, bei der der Juckreiz das unangenehmste Symptom darstellt. Darüber hinaus kann es durch Aufkratzen der Bläschen zu einer Verunreinigung mit Bakterien kommen, was zu eitrigen Entzündungen führt. Für immunsupprimierte Kinder (meist durch Medikamente wie Cortison) und Menschen, die eine Windpockenerkrankung erst im Erwachsenenalter durchmachen, besteht die größte Gefahr für schwerere Krankheitsverläufe und Komplikationen.

[60] Da die Gürtelrose keine typische Erkrankung im Kindesalter ist, wird sie hier nicht näher beschrieben. Sie geht mit einer Abwehrschwäche des Immunsystems einher und betrifft daher abwehrgeschwächte, meist ältere Menschen.

▸ Behandlungshinweise

Eine Behandlung der eigentlichen Krankheit ist meist nicht notwendig. Sinnvoll sind aber juckreizlindernde Maßnahmen. Dabei sollte wieder beachtet werden, dass der Hautausschlag ein biologisch sinnvoller Vorgang ist, bei dem der Körper belastende Stoffe über die Haut ausscheidet und somit schneller gesundet. Somit alle unterdrückenden Hautanwendungen meiden: Zink- und Cortison-Salben, aber auch die häufig verordnete Zink-Schüttelmixtur.

Juckreizlinderung ohne Unterdrückung des Hautausschlags:

Echtes Labkraut (Galium verum)/ Klettenlabkraut (Galium aparine)	Abwaschungen mit einer Teezubereitung Dafür 2 Esslöffel des Krauts mit 1 Liter kochenden Wassers übergießen, 10 Minuten ziehen lassen
Feldstiefmütterchenkraut (Viola tricolor)	Unterstützend wirkt ein Tee aus Feldstiefmütterchen, der auch noch gut schmeckt. Wird in der Standardzubereitung (siehe Anhang S. 331) hergestellt. **2–3 Tassen täglich**
Wecesin-Puder (Weleda) [Arnica, Calendula, Echinacea]	Auf die Hautbläschen gestreut – lindert den Juckreiz und fördert das Abheilen

Drei-Tage-Fieber (Exanthema subitum, Roseola infantum)

Hohes Fieber (>40 °C), das sich rasch entwickelt und etwa 3 Tage anhält, hat der Krankheit ihren Namen gegeben. Mit dem Fieberrückgang entsteht ein Ausschlag an Bauch und Rücken, der bis zum Nacken hochsteigt. Er besteht aus kleinen roten Flecken, die auch zu größeren Flecken zusammenfließen können und etwas geschwollen *(erhaben)* sein können. Dabei sind die Lymphknoten am Hals vergrößert und es können rote Flecken am Gaumen und am Zäpfchen entstehen.

Der Ausschlag verschwindet nach wenigen Tagen wieder. Als *sehr* seltene Komplikationen können bei dieser Krankheit Durchfall und Erbrechen, Hirnhautreizungen und Fieberkrämpfe auftreten.

Das Drei-Tage-Fieber bekommen fast ausschließlich Säuglinge und Kleinkinder bis zum 2. Lebensjahr.

Die Symptomatik der Krankheit wird durch ein Herpesvirus geprägt. Die Inkubationszeit beträgt 6–7 Tage.

Es gibt relativ viele Kinder, die nach fast jedem fieberhaften Infekt für einige Tage einen Ausschlag bekommen, der auch jucken kann. Da ein Kind das Drei-Tage-Fieber in der Regel nur einmal bekommt, stellt sich in solchen Fällen natürlich die Frage, welche dieser Krankheitsepisoden denn jetzt das Drei-Tage-Fieber war oder ist.

Da es ohne therapeutische Konsequenz ist, wird von einer klärenden Blutuntersuchung meist abgesehen.

In jedem Fall zeigt das Auftreten eines Ausschlags nach einem Infekt, dass der Körper verbliebene *Krankheitsgifte aktiv* über die Haut ausscheidet – ein sinnvoller Vorgang, der nicht unterdrückt werden sollte.

▸ Behandlungshinweise

Da die Krankheit in der Regel sehr harmlos verläuft, beschränkt sich die Behandlung auf eine Unterstützung der körpereigenen Abwehrstrategien:

Maßnahmen in Fieberphasen

Einläufe, Wadenwickel und Abwaschungen	Anwendungshinweise und Wirkzusätze im Kapitel *Einlauf, Wickel und Co.*
Infludoron (Weleda)	**Jeweils 3–5 Kügelchen** (bei Bedarf in kürzeren Abständen) Bei Unruhe und wenn das kranke Kind nicht schlafen kann – verbessert die Fieberverarbeitung
Viburcol-Zäpfchen (Heel)	Abends vor dem Schlafen, verbessert die Fieberverarbeitung
Fieber- und Zahnungszäpfchen (Weleda)	Abends vor dem Schlafen, verbessert die Fieberverarbeitung

Förderung des Hautausschlags

Salzwasser-Abwaschungen	1 Esslöffel Salz in zwei Liter körperwarmem Wasser auflösen, den getränkten Waschlappen gut auswringen und das Kind damit zügig abwaschen. Nicht abtrocknen, sondern gut zudecken und warm halten.

Bei schwerem bzw. unklarem Krankheitsverlauf sollte ein erfahrener naturheilkundlich arbeitender Therapeut zu Rate gezogen werden.

Hand-Mund-Fuß-Erkrankung

Viral bedingte, hochansteckende Erkrankung mit meist harmlosen Symptomen. Da verschiedene Erreger wie Entero- und Coxsackie-Viren die Infektion auslösen, besteht nach der durchgemachten Krankheit nur eine Immunität gegen den durchgemachten Erreger und man kann durch ein anderes Hand-Mund-Fuß-Virus nochmals erkranken. Die Durchseuchungsrate ist hoch, die Infektionsrate ohne sichtbare Krankheitssymptome ebenfalls. Es erkranken meist Kinder unter 10 Jahren, selten auch Erwachsene.

Die Krankheitsübertragung erfolgt über Speichel, Stuhl und Bläschensekret.

Nach einer durchschnittlichen Inkubationszeit von 3–10 Tagen kommt es zunächst zu unspezifischen Symptomen wie Fieber, Halsschmerzen und Appetitlosigkeit. Nach 1–2 Tagen entwickeln sich dann schmerzhafte Bläschenausschläge im Mundraum, an den Handinnenflächen und den Fußsohlen. Die Bläschen auf der Mundschleimhaut können aphthenähnliche, schmerzhafte Erosionen bilden und die Nahrungsaufnahme erschweren. In einigen Fällen kann es ca. 4 Wochen nach der Erkrankung zum Ausfallen der Finger- und Zehennägel kommen. Dies ist Versorgungslücken in der Infektphase geschuldet und ist auch nach anderen viralen und bakteriellen Infekten möglich.

▸ Behandlungshinweise

Zur Unterstützung bei akuten Krankheitssymptomen

Infludoron (Weleda)	**3 x täglich 5–10 Kügelchen** lutschen (altersabhängig) Bei Fieber und Unruhe
Viburcol Zäpfchen (Heel)	**1–2 x täglich 1 Zäpfchen** rektal Bei Fieber und Unruhe
Bicomplex 28 (DHU)	**3–5 x täglich 1 Tablette** lutschen Lymph-Komplex der Schüßler-Salze, bei lymphbedingten Halsschmerzen und allgemeiner Unterstützung des Lymphsystems
Salviathymol Mundspülung (Madaus)	Verdünnt als Mundspülung oder unverdünnt direkt auf die schmerzenden Bläschen oder Aphthen. Unverdünnt mit einem Wattestäbchen aufgetragen, wirkt die Tinktur leicht betäubend und erleichtert die anschließende Nahrungsaufnahme.

Keuchhusten (Pertussis)

Nach einer Inkubationszeit von 10–14 Tagen beginnt der Keuchhusten mit unspezifischen Infektsymptomen: allgemeines Krankheitsgefühl, die Kinder sind „knatschig" und haben einen uncharakteristischen Husten. Dabei kann auch leichtes Fieber um 38 °C auftreten. Weil sich die Symptome im ersten *katarrhalischen Stadium* noch nicht von denen eines *grippalen Infektes* unterscheiden, ist die Diagnose in der Frühphase der Erkrankung nur über eine Laboruntersuchung des Nasen-Rachen-Sekrets möglich. Nach 1–2 Wochen entwickeln sich nach und nach die typischen Keuchhustensymptome: In unregelmäßigen Abständen treten heftige Hustenanfälle auf, bei denen die Hustenstöße so dicht aufeinander folgen, dass man von einem *Stakkatohusten* spricht. Dabei kommt das Kind kaum zum Luftholen und bekommt durch die Atemnot eine rot-blaue Gesichtsfarbe. Die Zunge ist beim Husten vorgestreckt. Ein solcher Anfall endet meist mit einer erlösenden, geräuschvoll ziehenden heftigen Einatmung und dem Herauswürgen von zähem, glasigen Schleim und manchmal auch Erbrechen. Solche Anfälle können in Extremfällen bis zu 30 Mal am Tag auftreten, vorwiegend in den Schlafphasen. Die Häufigkeit und die Stärke dieser Anfälle ist von Kind zu Kind sehr verschieden. Ein schwerer Keuchhustenverlauf schwächt ein Kind sehr, nicht nur durch den Husten selbst, sondern auch durch das Erbrechen und den immer wieder unterbrochenen Schlaf.

Die Hustenanfälle lassen nach 3–4 Wochen langsam nach, können aber noch einige Monate lang gelegentlich auftreten.

Mögliche Keuchhusten-Komplikationen:

- Bronchitis und Lungenentzündung
- Bei Säuglingen in den ersten 6 Monaten kann es zu einem Atemstillstand kommen. Deshalb erfolgt bei erkrankten Säuglinge eine prophylaktische Atemkontrolle im Krankenhaus.

Keuchhusten ist für Neugeborene und Säuglinge in den ersten 6 Lebensmonaten die gefährlichste Kinderkrankheit. Für Kinder ab einem halben Jahr und deren Eltern ist vor allem die verhältnismäßig lange Krankheitsdauer eine Belastung.

Die Keuchhustenerkrankung wird geprägt durch ein Bakterium namens *Bordetella pertussis*, das durch kleine Tröpfchen beim Sprechen, Husten und Niesen von einem Kind auf ein anderes übertragen werden kann. Dabei ist die Ansteckungsgefahr in der ersten, unspezifischen Phase am größten.

Das Bakterium selbst ist jedoch nicht für die typischen Hustenanfälle verantwortlich, sondern ein von ihm gebildeter Giftstoff (Entoxin), der zur Überreizung des Hustenzentrums im verlängerten Mark führt, was die keuchhustentypischen An-

fälle auslöst. Keuchhusten ist so gesehen keine Krankheit der Atemwege, sondern des Nervensystems. Deshalb bleiben übliche Hustenmittel meist auch wirkungslos. Von ärztlicher Seite wird meist ein Antibiotikum verordnet, das in erster Linie die Ansteckungsgefahr reduzieren soll. Eine frühe Antibiotika-Behandlung wird die Bakterienmenge schnell reduzieren und damit die Hustenanfälle durch die Entoxine ebenfalls verringern. Dafür wird sich dann allerdings häufig auch keine stabile Immunität aufbauen können. Wird erst zu einem späteren Krankheitszeitpunkt antibiotisch behandelt, dann steigt die Wahrscheinlichkeit der stabilen Immunität, aber die Hustenanfälle werden nicht mehr entscheidend beeinflusst.
Bei einem Kind, das sich in kompetenter naturheilkundlicher Betreuung befindet, ist ein Antibiotikum in den meisten Fällen nicht notwendig. Allerdings darf das Kind in diesem Fall bis zum deutlichen Abklingen der Hustenanfälle keinen Kontakt mit nicht-immunen Personen haben.
Ein durchgemachter Keuchhusten hinterlässt lebenslange Immunität.

▸ Behandlungshinweise

Gleich zu Beginn der Erkrankung sollte ein immunstimulierendes Mittel gegeben werden, beispielsweise Zubereitungen und Fertigpräparate aus *Sonnenhut* (Echinacea purpurea u. a.), *Propolis* oder *Umckaloabo* (Dr. Schwabe).

Ein naturheilkundliches Mittel, das die Vermehrung der Bakterien hemmt und die nervenreizenden Entoxine bindet:

Notakehl D5 (Sanum)	**3 x täglich 3–8 Tropfen** (altersabhängig) unverdünnt einnehmen

Die Keuchhustenanfälle sprechen gut auf die folgenden homöopathischen Mittel an:

Drosera D4 Globuli	Hauptmittel
Tartarus emeticus D6 Globuli	Husten mit Erbrechen
Cuprum metallicum D6 Globuli	Krampfhusten
Ipecacuanha D4 Globuli	Husten bis zum Erbrechen
Von diesen Mitteln können in der akuten Hustenphase **stündlich 5 Kügelchen** gegeben werden. Wenn die Anfälle nachlassen: **3 x täglich 5 Kügelchen**.	

Sehr bewährt haben sich auch folgende homöopathischen Komplexmittel:

Viropect (DHU) [Drosera, Cuprum acet., Ipecacuanha]	Bis zu **2-stündlich 1 Tablette** lutschen, kann auch zu Pulver verrieben oder in Tee aufgelöst werden.
Bronchobini (Heel) [Drosera, Ipecacuanha, Bryonia, Belladonna, Cetraria islandica]	In der akuten Hustenphase bis zu stündliche Einnahme von **jeweils 3–5 Kügelchen** (altersabhängig).

Diese Mittel unterdrücken den Hustenreiz nicht, sondern wirken beruhigend auf das Bronchialsystem samt überreiztem Hustenzentrum. Dadurch reduzieren sich die Hustenattacken in ihrer Häufigkeit und Heftigkeit deutlich und auch die insgesamte krankheitsbedingte Hustenphase wird schneller überwunden.
Bei Kindern mit einem sehr sensiblen und irritierten Nervensystem kann die zusätzliche Gabe eines weiteren homöopathischen Mittels hilfreich sein:

Hypericum D6 Globuli	**3 x täglich 5 Kügelchen** lutschen Wirkt stabilisierend und regenerierend auf das Hustenzentrum

Hier noch ein Vorschlag für eine begleitende Teemischung:	
Wollblumenblüten 20.0 *Walnussblätter 20.0* *Gänsefingerkraut 30.0* *Melissenblätter 30.0*	Mischen lassen
Davon **2–3 kleine Tassen täglich** als Aufguss (siehe Anhang S. 331), mit etwas Honig gesüßt	

Bei Keuchhusten braucht es keine Bettruhe, eine vernünftige körperliche Schonung ist meist ausreichend. Günstig ist eine moderate Bewegung an der frischen Luft, sie unterstützt den Heilungsprozess. Im weiteren Krankheitsverlauf sind auch Klimawechsel hilfreich.
Wird der Keuchhusten in der Zeit der Sprachentwicklung durchgemacht, kann meist ein deutlicher Entwicklungsschub in diesem Bereich beobachtet werden. Zur Verblüffung der Familie sprechen die Kinder – innerhalb kürzester Zeit – in ganzen Sätzen und können ihre Wünsche und Bedürfnisse nun auch sprachlich formulieren. In diesem Sinne scheint die Keuchhustenerkrankung ein sprachlicher Entwicklungshelfer zu sein.

Hinweis für Therapeuten:

Keuchhusten-Nosode

Ein aus dem Sekret eines keuchhustenkranken Kindes hergestelltes homöopathisches Mittel in einer Hochpotenz kann sehr hilfreich sein, wenn die Keuchhustenanfälle auch nach einigen Wochen nicht endgültig aufhören wollen:

Pertussinum D200/C200	3 Globuli als Einmalgabe Kann mehrmals im jeweils 14-tägigen Abstand wiederholt werden, bis zum Abklingen der Symptome.

Bei anhaltender Hustensymptomatik hat sich auch folgendes Mittel bewährt:

Spenglersan Kolloid T	2 x wöchentlich ein Sprühhub auf die Bauch- oder Unterarmhaut des Kindes und einreiben.

Scharlach (Scarlatina)

Der Krankheitsverlauf des Scharlachs wird geprägt durch eine bestimmte Art von eiterbildenden Bakterien (Beta-haemolysierende Streptokokken der Gruppe A), die überwiegend durch Tröpfchen beim Sprechen, Husten und Niesen, seltener auch über verunreinigte Flächen, übertragen wird. Besonders ansteckungsgefährdet sind Kinder im Kindergarten- und Grundschulalter.

Nach einer Inkubationszeit von 3–7 Tagen beginnt der Scharlach mit einer hochfieberhaften Mandelentzündung, mit Kopfschmerzen, starkem allgemeinem Krankheitsgefühl und häufig Erbrechen. Die Mandeln sind stark vergrößert und gerötet und haben eitrige Beläge. Sie sind so schmerzhaft, dass die Kinder oft nichts schlucken können, manchmal nicht einmal Wasser oder Tee. Dabei sind die Lymphknoten im Kieferwinkel stark vergrößert und berührungsempfindlich. Die Zunge ist zu Beginn der Krankheit weiß belegt und wird dann vom Rand her zunehmend *scharlachrot*, es entwickelt sich die sogenannte *Himbeer- oder Erdbeerzunge*.

Noch während die Mandelentzündung besteht, entwickelt sich ein Ausschlag, der aus kleinen roten Flecken besteht, die so dicht stehen können, dass die ganze Haut rötlich erscheint. Die Fleckchen sind etwas erhaben und fühlen sich rau an. Der Ausschlag beginnt am Brustkorb, breitet sich dann über den ganzen Rumpf und anschließend über Arme, Beine und das Gesicht aus. Charakteristisch für den Scharlach ist, dass die Haut um den Mund und das Kinn frei vom Ausschlag bleibt und, verglichen mit der Umgebung, blass wirkt. Der Ausschlag kann jucken. Wenn er abklingt, schält sich in vielen Fällen die Haut der Hand- und Fußflächen, manchmal in großen Fetzen.

Mögliche Komplikationen

- häufig Mittelohrentzündung
- selten Lymphknotenentzündung
- sehr selten schwere Krankheitsverläufe, bei denen die Streptokokken sich im Körper ausbreiten und zu eitrigen Entzündungen in verschiedenen Körperregionen führen können
- sehr selten Rheumatisches Fieber. 2–4 Wochen nach einer Scharlacherkrankung können die Streptokokken-Toxine zu einer gefürchteten Immunreaktion führen. Dabei können rheumatische Gelenkentzündungen, aber auch Nierenentzündungen oder Entzündungen der Herzinnenhaut (Endokarditis) bzw. des Herzmuskels (Myokarditis) entstehen.

In den letzten 20 Jahren ist zu beobachten, dass der Scharlach in relativ milder Verlaufsform auftritt. Die Gründe dafür sind nicht bekannt.

Beim Scharlach wird deutlich, dass für die Entstehung der Krankheit nicht die Streptokokken allein verantwortlich sind, sondern die konstitutionelle Situation des Kindes, und insbesondere die Funktionsfähigkeit seines Lymphsystems entscheidend dafür ist, ob die Krankheit überhaupt entsteht, und wenn, in welcher Weise sie abläuft. So werden Kinder mit ausgeprägtem Lymphatismus eine stärkere Anfälligkeit für Scharlach und andere Streptokokken-Infekte haben. Andererseits kann das Durchmachen der Krankheit gerade diesen Kindern helfen, ihren Lymphatismus zu überwinden. Es gibt verschiedene Stämme von Streptokokken, von denen einige sogar zu den Symbionten der Schleimhaut des Nasen-Rachen-Raumes gehören und daher wichtig für die Leistungsfähigkeit der Dreierkombination *Schleimhaut-Flora-Lymphsystem* sind. Die Scharlach-Streptokokken gehören zwar nicht zu den obligatorischen Stämmen der Schleimhautflora, aber sie sind bei vielen Menschen im Mund, Rachen und auf den Mandeln vorhanden, ohne krank zu machen. Und wenn eine Krankheit entsteht, an der sie beteiligt sind, muss das nicht zwangsläufig mit der kompletten Symptomatik des Scharlachs ablaufen.
Also: Nicht jeder Streptokokken-positive Schnelltest ist ein Scharlach!

Die schulmedizinische Behandlung eines Streptokokken-Infektes erfolgt mit dem Antibiotikum Penicillin oder einer ähnlichen Substanz. Das ist bei einem schweren Scharlach sinnvoll, bei leichten Verläufen aber nicht unbedingt notwendig. Bei Kindern, deren Streptokokken-Erkrankung antibiotisch behandelt wurde, beobachtet man häufig, dass die Krankheit nach einigen Wochen wieder aufflackert, das Kind also wieder Scharlach hat. Dieses Pingpong-Spiel kann einige Male hin und her gehen, bevor es dann in andere Krankheitsmuster übergeht. Die Gesetzmäßigkeiten, die zu diesem Phänomen führen, sind im Kapitel *Entzündung* ausführlich beschrieben und besitzen auch in diesem Fall Gültigkeit. Bezogen auf den Scharlach bedeutet das: Um ihn endgültig auszuheilen, muss früher oder später ein therapeutischer Weg gefunden werden, der ohne Antibiotika auskommt.

Immunität

Ein durchgemachter Scharlach verhindert im Allgemeinen, dass die Krankheit in ihrer vollen Ausprägung nochmals auftritt. Er verhindert aber nicht, dass andere Streptokokken-Erkrankungen (z. B. Mandelentzündungen) entstehen können.

▸ Behandlungshinweise

Maßnahmen zur unterstützenden Begleitung der akuten Krankheitsphase, die das Komplikationsrisiko verringern:

- Auf medikamentöse Fiebersenkung verzichten. Bei Bedarf äußerliche Anwendungen zur Ableitung des hohen Fiebers anwenden (siehe Kapitel *Einlauf, Wickel und Co.*).
- Flüssigkeitsversorgung durch reichliches Trinken gewährleisten (Teerezept siehe unten).
- Den Hautausschlag mit Salzwasser-Abwaschungen fördern, wenn er nicht kräftig blüht.
- Bei Juckreiz Abwaschungen mit Essigwasser oder Labkrauttee.

Fiebermittel

Infludoron (Weleda)	**3–5 x täglich 5–10 Kügelchen** (altersabhängig) Bei Fieber und Unruhe
Viburcol Zäpfchen (Heel)	**1–2 x täglich 1 Zäpfchen** rektal Bei Fieber und Unruhe
Fieber- und Zahnungszäpfchen (Weleda)	**1–2 x täglich 1 Zäpfchen** rektal

Teemischung mit unterstützender Wirkung des Lymphsystems:	
Ringelblumenblüten 30.0 *Holunderblüten 30.0* *Walnussblätter 10.0* *Goldrutenkraut 30.0*	Mischen lassen
Davon **3 kleine Tassen täglich** als Aufguss (siehe Anhang S. 331), mit etwas Honig gesüßt	

Bakterientoxine binden, komplikationslose Ausheilung fördern

Notakehl D5 (Sanum)	**3 x täglich 2–8 Tropfen** (altersabhängig) unverdünnt einnehmen

Pfeiffer'sches Drüsenfieber (Infektiöse Mononukleose)

Ca. 95 % aller Menschen machen diese Krankheit im Laufe ihres Lebens durch, wobei der jeweilige Krankheitsverlauf sehr unterschiedlich sein kann. Vor allem bei Kleinkindern kommt es häufig zu asymptomatischen oder sehr symptomarmen Verläufen. Auf der anderen Seite gibt es, vor allem im Erwachsenenalter, sowohl heftige akute als auch chronische Verlaufsformen, an denen die Betroffenen monate-, in seltenen Fällen sogar jahrelang zu leiden haben.

Das Pfeiffer'sche Drüsenfieber gehört nicht zu den klassischen Kinderkrankheiten. Es tritt schwerpunktmäßig im Pubertätsalter auf, das krankheitsprägende Virus (Epstein-Barr-Virus [EBV]) wird durch Speichel übertragen und diese Kombination hat wohl dazu geführt, dass sie im englischen Sprachbereich als *„kissing disease"* benannt wird. Eine Person, die das Pfeiffer'sche Drüsenfieber hatte, scheidet noch Wochen nach der Krankheit die Viren im Speichel aus, woran sich nicht-immune Menschen infizieren können.

Nach dem Durchmachen der Krankheit bleibt das EBV im Körper vorhanden, wird aber vom Immunsystem so weit in Schach gehalten, dass eine zweite Erkrankung nur sehr selten vorkommt.

Der Name der Krankheit leitet sich vom Kinderarzt Emil Pfeiffer (1846–1921) ab, der sie als Erster beschrieben hat.

Die akute Form des Pfeiffer'schen Drüsenfiebers

Bei Kindern beträgt die Inkubationszeit 7 bis 30 Tage, bei Jugendlichen und Erwachsenen treten die ersten Symptome erst nach 4 bis 7 Wochen auf.

Die Krankheit beginnt mit extremer Müdigkeit, Schwächegefühl und manchmal auch depressiven Verstimmungen. Jede kleine Anstrengung erfordert viel Kraft und Überwindung und provoziert Schweißausbrüche. Dieser Zustand ist typisch für die Krankheit und bleibt während ihrer gesamten Verlaufszeit bestehen. In den meisten Fällen steigt das Fieber nicht über 39 °C, es gibt aber auch hochakute Fälle, bei denen eine Körpertemperatur von über 40 °C über mehrere Tage bestehen bleibt. Dabei entwickelt sich eine Mandelentzündung (Tonsillitis) mit grauen Belägen und heftigen Halsschmerzen, die jedes Schlucken zur Qual machen. Dabei entsteht fauliger Mundgeruch.

Da das gesamte Lymphsystem aktiv an der Überwindung der Infektion beteiligt ist, sind Lymphknoten im gesamten Körper schmerzhaft vergrößert. Gut sicht- und tastbar sind sie im Kieferwinkel und am Hinterkopf. Bei manchen Kranken sind auch die Lymphknoten in den Achselhöhlen und der Leiste geschwollen. Bauchschmerzen weisen darauf hin, dass auch die Lymphknoten des Darmes am Abwehrprozess beteiligt sind, und nicht selten ist auch die Milz vergrößert, was sich durch

Schmerzen und Seitenstechen im linken Oberbauch bemerkbar macht.
In den meisten Fällen klingen die Symptome nach 7 bis 10 Tagen wieder ab, können sich bei abwehrschwachen Personen aber deutlich länger hinziehen.

Komplikationen

Es kann zu einer zusätzlichen Infektion („Superinfektion") mit Streptokokken auf den Mandeln kommen. In seltenen Fällen können Entzündungen von Gehirn, Lunge, Nieren, Leber (Schwellung und Gelbsucht) und des Herzens sowie verschiedene Veränderungen im Blut (erhöhte Leberwerte, ...) auftreten. Im Kindesalter sind chronische Verläufe selten.
Das Epstein-Barr-Virus ist ein Virus, das viel Kraft benötigt, um vollständig *überwunden* zu werden. Wie bei vielen Influenza- und anderen Grippeviren auch, ist es überwiegend eine Frage, wie kraftvoll und strategisch sinnvoll der Organismus sein Immunsystem aktivieren kann, um diese viralen Erkrankungen gut zu überstehen. So sollten Kinder und Jugendliche über genügend Immunkompetenz verfügen und damit keinerlei Probleme bei der Krankheitsüberwindung haben. Auch wenn dies in den meisten Fällen problemlos gelingt, sieht man für mein Empfinden in der Praxis zunehmend mehr Jugendliche, die sich lange nicht, manchmal auch gar nicht mehr, vollständig von einem „Pfeiffer" erholen.
Hier ein paar Faktoren, die bei diesen Fällen auffallen:

- Erschöpfung/Stress vor Beginn der Krankheit
- Antibiotika in der Frühphase der Krankheit (die Halsschmerzen werden leider häufig als bakterielle Mandelentzündung fehlinterpretiert)
- Fiebersenkende Mittel in der Akutphase der Krankheit
- Rekonvaleszenz zu kurz – es geht noch nicht vollständig erholt zurück in den Alltag

Allgemeingültig kann es folgendermaßen ausgedrückt werden:

- Der Zustand der Lebenskraft vor Krankheitsbeginn = die verfügbare Kraft zur Krankheitsüberwindung
- Der Krankheitsverlauf zeigt, wie kraftvoll und koordiniert die Immunabwehr arbeitet
- Solange keine vollständige Erholung stattgefunden hat, ist die Krankheit nicht vollständig überwunden und es besteht die Gefahr des Übergangs in eine chronische Krankheitsphase

Obwohl das Pfeiffer'sche Drüsenfieber eine sehr eindrucksvolle Akutphase mit starken Symptomen hat und auch in belastende chronische Verlaufsformen übergehen kann, ist es im Kindes- und Jugendalter gut naturheilkundlich zu behandeln.

▸ Behandlungshinweise

Alle Symptome des Pfeiffer'schen Drüsenfiebers sind Ausdruck sehr effizienter, *hitziger* Abwehrprozesse, die nicht mit fiebersenkenden Mitteln behindert werden sollten. Alternativ können folgende Anwendungen und Medikamente die Fieberverarbeitung verbessern, die Krankheitssymptome abmildern und die Krankheitsüberwindung fördern:

Akute Fieberphase

- Bettruhe
- Einläufe und Wadenwickel (Anwendung siehe Kapitel *Einlauf, Wickel und Co.*)
- Reichliche Flüssigkeitszufuhr mit Wasser oder Tee. Geeignet ist auch hier die unter *Scharlach* aufgeführte Teemischung

Infludoron (Weleda)	**3 x täglich 5–10 Kügelchen** lutschen (altersabhängig) Bei Fieber und Unruhe
Nisylen (DHU)	**3 x täglich 1 Tablette** lutschen Bei Fieber, Kopf- und Gliederschmerzen
Metavirulent (Meta Fackler)	**3 x täglich 10–15 Tropfen** (altersabhängig) Basismittel bei allen viralen Infekten mit starken Krankheitssymptomen

Bei Schluckbeschwerden/Halsschmerzen/Mandelentzündung

- Gurgeln mit Salbeitee
- Sanftes Einreiben der Haut über vergrößerten Lymphknoten mit *Itiresal Salbe* (Pekana) oder *Lymphdiaral Salbe* (Pascoe)
- Kühlender Halswickel mit Apfelessig oder Zitrone (Anwendung siehe Kapitel *Einlauf, Wickel und Co.*)

Meditonsin (Medice)	**3 x täglich 15–25 Tropfen** (altersabhängig)
Tonsiotren (DHU)	**2-stündlich 1 Tabletten** lutschen Im Akutzustand, danach kann die Einnahmehäufigkeit schrittweise reduziert werden
Agnus castus Komplex (Nestmann)	**3 x täglich 10–15 Tropfen** (altersabhängig) Besonders günstig bei stark vergrößerten Mandeln und schmerzhaften Lymphknoten
Itires spag. (Pekana)	**3 x täglich 10–15 Tropfen** (altersabhängig) Lymphmittel bei trägen Krankheitsverläufen

Hinweis für Therapeuten:

Wenn das Pfeiffer'sche Drüsenfieber nicht gut überwunden wird und Abgeschlagenheit, Konzentrationsschwäche, Müdigkeit und/oder Verdauungsbeschwerden (evtl. auch erhöhte Leberwerte!) bestehen bleiben, dann haben sich folgende Anwendungen bewährt:

- **Nosodentherapie** – Pfeiffer'sches Drüsenfieber D200 oder C200, 3 Globuli als Einmalgabe. Dies kann noch zweimal im jeweils 4-wöchigen Abstand wiederholt werden.
- **Eigenbluttherapie** – bei jüngeren Kindern als homöopathisch potenziertes Eigenblut C6, morgens 5 Tropfen (siehe Kapitel *Konstitutionstherapie*).
- **Eigenbluttherapie** – bei Jugendlichen auch als Injektionskur. Bewährte Zusätze sind Infi-Myosotis Amp. (InfirmariusRovit), Engystol Amp. (Heel); bei Erschöpfungssymptomen auch im Wechsel mit B12/Folsäure Amp. (Hevert), siehe Kapitel *Allergie*.
- **Konstitutionstherapie** – eine individuelle Stärkung über eine konstitutionelle Mischung bringt den Organismus meist wieder recht schnell in die Kraft (siehe Kapitel *Lymphatismus – Skrofulose*). In diesem Fall kann eine vorübergehende Ergänzung mit Vitamin D, Eisen, B12 und Folsäure hilfreich sein.

Borreliose

Das Thema „Zecken-Krankheiten“ war in den letzten Jahrzehnten in der Öffentlichkeit sehr präsent. Vor allem die, für Kinder neu eingeführte, FSME-Impfung wurde stark beworben (Informationen dazu im Kapitel *Impfungen*).

Wesentlich häufiger als die Frühsommer-Meningo-Encephalitis (FSME) ist die **Lyme-Borreliose**, gegen die es (noch) keine Impfung gibt. Krankheitsprägender Keim und Namensgeber ist das Bakterium *Borrelia burgdorferi*. Eine Infektion mit diesem Bakterium führt einige Tage nach dem Zeckenbiss zu einer kreisrunden Rötung um die Bissstelle, die sich immer weiter ausbreitet (Erythema migrans). Wenn Sie eine solche Erscheinung bei Ihrem Kind (oder sich selbst) entdecken, sollten Sie dies durch einen Arzt oder Heilpraktiker mittels einer Blutuntersuchung abklären lassen. Die frühzeitige Behandlung einer nachgewiesenen Borreliose ist notwendig, weil die Krankheit in Phasen verläuft, die noch Monate, manchmal auch Jahre nach der Infektion zu schweren und äußerst schmerzhaften Erkrankungen der Gelenke und des Nervensystems führen können, die dann meist schwer zu behandeln sind. Wenn sich der Verdacht auf eine akute Borreliose bestätigt, wird in den meisten Fällen eine antibiotische Behandlung durchgeführt, die bei Kindern auch gut wirksam ist und meist zuverlässig zur vollständigen Ausheilung führt.

Hinweis für Therapeuten:
Es gibt Fälle, bei denen nach antibiotischer Therapie *Restsymptome* der Borreliose bestehen bleiben, weil Antibiotika zwar die Borrelien beseitigen, nicht aber deren Krankheitsinformationen. Die Löschung informativer Krankheitsaspekte ist Voraussetzung für die vollständige Überwindung von Krankheiten, wie im Teil 1 des Buches beschrieben wurde. Naturheilkundlich bewährte Mittel bei nicht vollständig überwundener Borreliose:

- Borrelien-Nosode C200
- Kardentinktur (Dipsacus sylvestris)

Die Übertragung von Krankheitskeimen durch Zecken kann durch geeignete Maßnahmen minimiert werden. Neben geeigneter Kleidung und *geruchlicher* Zeckenabwehr (z. B. mit Kokosöl-Einreibungen), ist der frühzeitige Zecken-Check nach einem Aufenthalt im Lebensraum von Zecken die wichtigste Maßnahme.
Eine Zecke beginnt erst nach einigen Stunden[61] ihren – möglicherweise infizierten – Speichel in die Bisswunde abzugeben. Diese Zeit haben Sie also, die Zecke ohne Infektionsrisiko zu entfernen. Leicht zu bedienende Zeckenkarten sind in jeder Apotheke erhältlich, dort erhalten Sie auch eine Anleitung, wie Zecken fachgerecht entfernt werden sollten.

[61] Untersuchungen ergaben für FSME einige wenige Stunden, bei Borreliose einen deutlich längeren Zeitraum von 12–24 Stunden.

Einlauf, Wickel und Co. – äußerliche Anwendungen

Dieses Kapitel steht exemplarisch dafür, dass wir Menschen viel zu oft unseren reichen Erfahrungsschatz im Umgang mit Krankheiten nicht mehr nutzen – ja nicht einmal mehr zu wissen scheinen, dass es diesen überhaupt gibt. Wenn ich Eltern zum ersten Mal die Durchführung eines kleinen Einlaufs für ihr hochfieberndes Kind empfohlen habe, dann führte dies sehr häufig zu skeptischen bis entsetzten Gesichtern. Konnten sich die Eltern jedoch auf einen Versuch einlassen, dann hatte diese äußerst wirkungsvolle Anwendung regelmäßig neue überzeugte Anhänger. Die günstige Wirkung ist so schnell und eindrücklich, dass immer wieder die Frage gestellt wurde, warum diese einfach durchzuführende Anwendung nicht viel häufiger empfohlen wird.
In diesem Sinne steht dieses Kapitel ganz im Zeichen der Selbstermächtigung – holen wir uns wieder die Kompetenz für unsere Gesundheit und die unserer Kinder zurück.

Abwaschungen

Abwaschungen sind ein einfaches Mittel zur Stimulierung der Abwehrkräfte und zur Stabilisierung des Kreislaufs. Bei Fieber mit Unruhezuständen und Schlaflosigkeit ist eine Abwaschung schnell durchgeführt und für die Kinder meist angenehmer als kühle Wadenwickel. Unverzichtbar ist diese Anwendung bei allen Kinderkrankheiten, die mit Exanthemen – also akut auftretenden Hautausschlägen – einhergehen. Abwaschungen fördern diese für einen gutartigen Krankheitsverlauf wichtigen Hautausschläge und verringern die Gefahr von Komplikationen deutlich.[62] Hilfreich kann eine Abwaschung auch bei Einschlafschwierigkeiten sein. Vor dem Zubettgehen durchgeführt, fördert sie das abendliche Zur-Ruhe-Kommen.

Für die Anwendung wird benötigt:

- 1–2 l kühles Wasser mit gewünschtem Zusatz
- 1 Waschlappen oder, um möglichst zügig arbeiten zu können, ein Waschhandschuh
- 1 großes Handtuch als Unterlage
- Baumwollschlafanzug

[62] Nach der Auffassung aller traditionellen Heilsysteme muss zur Verhinderung von Krankheitskomplikationen das „Nach-Innen-Schlagen" einer Krankheit verhindert werden.

Praktische Durchführung:

- Handtuch als Schutz für das Leintuch ins Bett legen
- Den nassen Waschlappen gut auswringen (die Haut soll nur befeuchtet und nicht richtig nass werden), das ausgezogene Kind nun kräftig und zügig abwaschen. Mit Armen und Beinen beginnen, dabei immer zur Körpermitte hin arbeiten. Wird dies vom Kind toleriert, anschließend auch Rücken, Brust, Bauch und Gesicht abwaschen.

Bei akuten Erkrankungen:
Ohne vorheriges Abtrocknen den Schlafanzug anziehen. Gut zugedeckt im Bett mindestens 30 Minuten nachruhen.

Zur Einschlafhilfe und abendlichen Beruhigung:
Ohne vorheriges Abtrocknen den Schlafanzug anziehen. Gut zugedeckt beginnt nun die Nachtruhe (also Zähneputzen vorher erledigen).

Zur morgendlichen Kreislaufaktivierung und allgemeinen Förderung der Abwehrkräfte:
Ausgezogen und zugedeckt im Bett verbleiben, bis die Haut gut abgetrocknet ist.

Verschiedene Zusätze zum Wasser für die Waschungen:

<table>
<tr><th colspan="2">Für träge, langsame Kinder, die morgens nicht in die Gänge kommen,
und zur Anregung eines Infektausschlages:</th></tr>
<tr><td>Salzwasser</td><td>1 Esslöffel Salz auf 1 Liter Wasser</td></tr>
<tr><th colspan="2">Bei Abwehrschwäche, Infektanfälligkeit, Kopf- und Gliederschmerzen
(im Rahmen eines grippalen Infektes) sowie zur morgendlichen Kreislaufanregung:</th></tr>
<tr><td>Rosmarinwasser</td><td>1 Teelöffel Rosmarinbademilch (z. B. von Weleda)
auf 1 Liter Wasser</td></tr>
<tr><td>Essigwasser</td><td>1 Esslöffel Obstessig auf 1 Liter Wasser</td></tr>
<tr><th colspan="2">Bei hohem Fieber mit Unruhe:</th></tr>
<tr><td>Zitronenwasser</td><td>1 Esslöffel frisch gepresster Zitronensaft auf 1 Liter Wasser</td></tr>
<tr><td>Essigwasser</td><td>1 Esslöffel Obstessig auf 1 Liter Wasser</td></tr>
<tr><th colspan="2">Bei Einschlafstörungen (sonst gesunder Kinder) oder abendlicher Unruhe:</th></tr>
<tr><td>Lavendelwasser</td><td>1 Esslöffel Lavendelbademilch (z. B. von Weleda)
auf 1 Liter Wasser</td></tr>
</table>

Ansteigendes Fußbad

Als schnelle Maßnahme bei ersten Erkältungszeichen, bei allgemeiner Neigung zu kalten Füßen oder vorübergehender Auskühlung:

Für die Anwendung wird benötigt:

- 1 Eimer – groß genug, damit die Füße bequem darin Platz haben
- 35° C warmes Wasser – die Knöchel sollten mit Wasser bedeckt sein
- Ca. 2 Liter heißes Wasser zum Zugießen
- Thermometer
- Handtuch
- Wollsocken

Praktische Durchführung:

- Fußbad in 35 °C warmem Wasser beginnen. Während 15–20 Minuten immer wieder etwas heißes Wasser zugießen, sodass die Temperatur schrittweise auf 39–40 °C ansteigt. Unbedingt mit Thermometer kontrollieren!
- Füße gut abtrocknen, Wollsocken überziehen und etwas nachruhen.

Brustwickel

Brustwickel sind bei allen Arten von Husten hilfreich. Je nach gewähltem Zusatz wirken sie schleimlösend, reizmildernd, oder sie beruhigen entzündliche Reaktionen der Atemwegsschleimhäute. Besonders hilfreich sind sie – ergänzend zu innerlich eingenommenen Mitteln –, wenn zusätzlich Fieber besteht. Auch Wickel wirken dem „Nach-Innen-Schlagen" des Krankheitsgeschehens entgegen, indem sie die Krankheitsprozesse auf die Hautoberfläche ableiten.

Für die Anwendung wird benötigt:

- Wickelinnentuch (aus Baumwolle oder Leinen, z. B. Stoffwindel, Geschirrhandtuch). Das Tuch sollte in der Länge um den ganzen Brustkorb herumreichen, die Breite ergibt sich, wenn das Tuch in Längsrichtung, je nach Wickelzusatz, 1 bis 2 mal gefaltet wird.
- Wolltuch oder Wollschal, muss um den ganzen Brustkorb herumreichen und in der Breite das Innentuch etwas überragen.
- Für Quarkwickel ist zusätzliche unversponnene Wolle (Krempelflor) zur Bindung überschüssiger Feuchtigkeit günstig.

- Befestigungsmaterial, z. B. Verbandsklammern, Klettband oder große Sicherheitsnadel (mit speziell gesichertem Verschluss)
- Wickelzusatz je nach Krankheitssituation

Bei allen Wickeln ist es sehr wichtig, das Innentuch faltenfrei und eng anzulegen, damit keine Luft zwischen Haut und Innentuch eindringen kann. Weiter muss darauf geachtet werden, das äußere Wolltuch so zu wählen, dass es etwas breiter als das innere feuchte Tuch ist. Ansonsten zieht der Schlafanzug oder das Bettzeug Wasser und das Kind liegt im Nassen. Gerade bei dem über Nacht liegen bleibenden Quarkwickel sollte man immer wieder überprüfen, dass keine feuchten Stellen entstanden sind.

Quark-Brustwickel

Der Quark ist bei krampfartigem, zähschleimigem Reizhusten ebenso geeignet wie beim fieberhaften „Grippe"-Husten. Ergänzend zu allen anderen Behandlungsmaßnahmen können Quark-Brustwickel auch bei Lungenentzündung angewendet werden. Für die Durchführung wird, je nach Größe des Kindes, ca. 500 g Magerquark benötigt. Diesen vor der Anwendung ein paar Stunden bei Zimmertemperatur stehen lassen und vor dem Gebrauch unbedingt die überstehende Flüssigkeit abgießen (der Quark sollte möglichst trocken sein).

Praktische Durchführung:

Vor allem bei kleineren Kindern ist eine zweite Person zur Unterstützung hilfreich, damit zügig gearbeitet werden kann und der Wickel gut sitzt.

- Wolltuch auf der Wickelauflage oder im Bett bereitlegen (falls Rohwolle vorhanden, wird auch diese schon auf dem Wolltuch ausgelegt), Verschlussklammern o. ä. in Reichweite legen.
- Quark bei ganz milder Wärme in einem Topf bis etwa 35 °C erwärmen und umrühren, damit eine homogene, streichfähige Masse entsteht.
- Das Innentuch wird in Längsrichtung mittig fingerdick mit der Quarkmasse bestrichen. Das obere und untere Drittel bleibt frei und wird anschließend über die Masse gefaltet, damit ist der Quark nun „verpackt" (auf einer Seite befindet sich eine Lage Stoff, auf der anderen Seite zwei Lagen).
- Das Quarkpäckchen mit der einlagigen Stoffseite nach oben auf das vorgerichtete Wolltuch legen.
- Das Kind mit dem nackten Oberkörper mittig auf den Wickel legen.
- Möglichst rasch das feucht-kühle Innentuch eng um den Brustkorb legen und vorne fixieren.

- Dasselbe nun mit dem Wolltuch, dabei wird es vor der Fixierung straff gezogen. Das Innentuch sollte gut fingerbreit vom Wolltuch überragt werden. Abends angelegt, kann dieser Wickel die Nacht über liegen bleiben.

Thymian-Brustwickel

Thymian eignet sich für Wickel bei krampfartigem Reizhusten, spastischer Bronchitis und Asthma.
Für eine Anwendung 2 Esslöffel Thymiankraut (aus der Apotheke/Drogerie) mit ½ l siedendem Wasser übergießen und abgedeckt 10 Minuten ziehen lassen.

Praktische Durchführung:
- Wolltuch und Fixierung vorbereiten.
- Innentuch in den heißen Thymiantee tauchen, anschließend gut auswringen.
- Das Innentuch auf die gewünschte Breite falten und auf das Wolltuch legen.
- Sobald der Thymianwickel so weit abgekühlt ist, dass keine Verbrennungsgefahr mehr besteht, wird er wie beim Quarkwickel beschrieben um den Brustkorb des Kindes angelegt.

Bienenwachs-Brustwickel

Mit in der Apotheke gekauften Bienenwachsplatten kann jederzeit schnell und unkompliziert ein Brustwickel angelegt werden. Die Bienenwachsplatten gibt es – passend für das Alter des Kindes – in unterschiedlichen Größen. Vor der Anwendung erwärmt man das Bienenwachs vorsichtig mit dem Fön, bis das Wachs weicher und klebriger wird – Achtung die Wachsplatte soll nicht schmelzen und zerlaufen. Das erwärmte Bienenwachs zügig, bevor es wieder kalt und brüchig wird, auf die Brust oder den rückwärtigen Brustkorb direkt auf die Haut „kleben“ und mit einem festsitzenden Body, einem Wolltuch oder Fertigwickel befestigen. Abends angelegt, schenkt der Wickel milde Wärme und Entspannung und beruhigt gereizte Bronchien. Besonders günstig für Säuglinge und Kleinkinder bei Infekten der unteren Atemwege. Der Wickel kann die ganze Nacht über liegen bleiben, sofern er das Kind nicht irgendwann stört.

Bauchwickel

Feucht-warme Bauchwickel wirken beruhigend und entspannend auf das Nervensystem und krampflösend auf den gesamten Bauchraum. Daraus ergibt sich ein weites Feld für die Anwendung: Krampfschmerzen (des Magen-Darm-Trakts, der Blase, der Gebärmutter), Schlafstörungen, Verdauungsschwäche, Kältesyndrome (Neigung zu kalten Füßen und kaltem Po, Blasenentzündungen), Stressbelastungen.

Für die Anwendung wird benötigt:

- Wickelinnentuch (aus Baumwolle oder Leinen, z. B. Stoffwindel, Geschirrhandtuch). Das Tuch sollte gut um den ganzen Körperstamm herumreichen. Alternativ kann es auch nur als Teilwickel über dem Bauch angewendet werden.
- Evtl. ein trocken-warmes Zwischentuch, um die Wärme länger zu halten.
- Wolltuch oder Wollschal als Außentuch, muss um den ganzen Körperstamm herumreichen und in der Breite das Innentuch etwas überragen.
- Befestigungsmaterial, z. B. Verbandsklammern, Klettband oder große Sicherheitsnadel (mit speziell gesichertem Verschluss)
- Wickelzusatz nach Wunsch.

Bei Säuglingen und Kleinkinder den feucht-warmen Bauchwickel nicht mit einer Plastikwindel abdecken, um einen unerwünschten Wärmestau zu vermeiden.

Schafgarben-Bauchwickel

Schafgarbe wirkt krampflösend und entspannend auf den gesamten Bauchraum. Für eine Anwendung 2 Esslöffel Schafgarbenkraut (Millefolii herba, aus der Apotheke/Drogerie) mit ½ l siedendem Wasser übergießen und abgedeckt 10 Minuten ziehen lassen.

Praktische Durchführung:

- Wolltuch, Zwischentuch und Fixierung vorbereiten.
- Innentuch auf die gewünschte Breite vorfalten und in den heißen Schafgarbentee tauchen, anschließend gut auswringen.
- Das Innentuch auf das vorbereitete Wolltuch (und Zwischentuch) legen.
- Sobald der Schafgarbenwickel soweit abgekühlt ist, dass keine Verbrennungsgefahr mehr besteht, wird er rasch gewickelt – enganliegend das feucht-warme Innentuch, dann das Zwischentuch und am Schluss das wollene Außentuch. Es genügt das Außentuch mit Verbandsklammern o. ä. zu fixieren. Das Kind sollte ca. 15–30 Minuten mit dem Wickel ruhig liegen bleiben.

Dieser feucht-warme Bauchwickel kann auch mit anderen Heilkräutern zubereitet werden:

- Melisse (Melissae Hb.) – bei Einschlafschwierigkeiten, nervöser Unruhe
- Gänsefingerkraut (Anserinae Hb.) – krampfartige Schmerzen im Bauchraum
- Johanniskraut (Hyperici Hb.) – wirkt entspannend auf die Bauchnerven

Ölwickel

Trocken-warme Ölwickel sind etwas einfacher in der Anwendung, allerdings auch etwas milder in der Wirkung. Zur Vorbereitung das gewünschte Öl mild erwärmen (z. B. in einem Topf mit warmem Wasser), das Innentuch ebenfalls (z. B. zwischen zwei Wärmflaschen oder im Backofen).

Praktische Durchführung:

- Wolltuch und Fixierung vorbereiten.
- 1–2 Esslöffel des warmen Öls (je nach Alter des Kindes) sanft am Bauch einmassieren.
- Rasch das warme Innentuch um den Körperstamm wickeln.
- Das wollene Außentuch zügig rundschließen und fixieren. Der Wickel sollte ca. 15–30 Minuten liegen bleiben.

Besonders günstige Öle für die Anwendung als Bauchwickel:

- Johanniskraut-Rotöl – wirkt entspannend auf das Bauchnervensystem
- Melissenöl – wirkt beruhigend und harmonisierend auf das Bauchnervensystem
- Lavendelöl – wirkt schlaffördernd und beruhigend
- Bäuchleinöl (Weleda oder Bahnhof Apotheke Kempten) – für Säuglinge mit Dreimonatskoliken

Halswickel

Kühle Halswickel lindern Halsschmerzen, die mit starken Schluckbeschwerden einhergehen. Die bei lymphatischen Kindern meist sehr großen Mandeln können im Krankheitsfall weiter anschwellen und so die Atemwege sehr unangenehm einengen. Ein kühler Zitronen- oder Quarkwickel wirkt abschwellend und leitet Entzündungsstoffe auf die Haut ab, wo sie vom inneren Wickeltuch aufgenommen werden.

Für die Anwendung wird benötigt:
- Wickelinnentuch (aus Baumwolle oder Leinen, z. B. zurecht geschnittene Stoffwindel, Stofftaschentuch, …)
- Wollschal als Außentuch
- Gewünschter Wickelzusatz: frisch gepresster Zitronensaft oder Magerquark

Praktische Durchführung – Zitronensaftwickel:
- Frisch gepressten Zitronensaft 1:1 mit Wasser mischen.
- Innentuch eintauchen, gut auswringen.
- Das Zitronentuch nun so anlegen, dass es den ganzen Halsbereich bedeckt, die Halswirbelsäule jedoch frei bleibt.
- Mit Wollschal umwickeln, das Innentuch sollte vollständig bedeckt sein.
- Je nach Hautempfindlichkeit kann der Wickel 30–60 Minuten liegen bleiben.
- Anschließend den Hals mit einem leichten Baumwoll- oder Seidentuch bedeckt halten.

Die praktische Durchführung mit einem Quarkzusatz wurde oben beim Brustwickel bereits beschrieben. Ein Quarkwickel kann über Nacht liegen bleiben. Steht nicht die Schwellung und Entzündung im Vordergrund, sondern besteht eine starke Verschleimung im Halsbereich, so kann ein warm angelegter Halswickel die Schleimlösung unterstützen. Dafür wird ein möglichst warmer Thymianwickel, wie beim Brustwickel beschrieben, angelegt.

Einlauf

Es gibt einige Krankheitssituationen, in denen ein Einlauf durch nichts zu ersetzen ist. Dazu gehört der Brech-Durchfall von Säuglingen und Kleinkindern. Bei ihnen kommt es sehr schnell zu bedrohlichem Flüssigkeitsverlust, was durch einen Einlauf rasch und zuverlässig ausgeglichen werden kann – dank der hohen Resorptionsfä-

higkeit der Enddarm-Schleimhaut. In den meisten Fällen können einem Kind auf diese Weise Infusionen erspart bleiben.
Hilfreich wirken Einläufe auch bei hohem Fieber mit Unruhe, Kopfschmerzen und Verwirrung. Ein Einlauf ist unkomplizierter und wirkt umfassender als die viel bekannteren Wadenwickel. Er ist vor allem bei Säuglingen und Kleinstkindern zu bevorzugen.

Für die Anwendung wird benötigt:

- Für Säuglinge und Kleinkinder: Gummiklistier, z. B. Ohrenspritze soft 135 g von Dr. Junghans (in jeder Apotheke erhältlich)
- Für Schulkinder und Jugendliche ist ein Irrigator mit einem Einmal-Darmrohr geeigneter (in jeder Apotheke erhältlich).
- Windel oder andere geeignete Unterlage
- Bei Fieber: circa 25 °C warmes Wasser oder Kamillentee
- Bei Brechdurchfall: circa 35 °C warmes Wasser mit einer Prise Salz
- Etwas Salbe oder Vaseline

Praktische Durchführung:

- Ballspritze zusammendrücken, Spitze in die Flüssigkeit tauchen und durch Loslassen füllen.
- Spitze der Ballspritze mit etwas Vaseline oder Salbe einfetten, damit sie sich schmerzlos einführen lässt.
- Kind auf den Rücken legen, Beinchen hochnehmen, Spitze vorsichtig einführen und sofort kräftig ausdrücken, die Ballspritze gedrückt haltend wieder herausziehen und zum anschließenden Reinigen beiseitelegen.

Bei einem Flüssigkeitsmangel wird das eingebrachte Wasser vollständig von der Schleimhaut des Enddarms aufgenommen und dem Gefäßsystem zur Stabilisierung des Kreislaufs zugeführt. Es ist deshalb nicht ungewöhnlich, wenn nach dem Einlauf kein oder nur wenig Wasser wieder ausgeschieden wird. Bei Bedarf kann ein Einlauf 2–3 x täglich wiederholt werden. Abends angewendet, verbessert er die Nachtruhe des kranken Kindes und ermöglicht so den wertvollen Erholungsschlaf.
Die gebrauchte Ballspritze in etwas Seifenwasser reinigen und anschließend gut trocknen lassen.

Essigsöckchen

Diese einfache und schnelle Anwendung hat sich vor allem bei der Behandlung hitziger Kinder bewährt. Dazu gehören abendliche Einschlafschwierigkeiten, fieberhafte Infekte und nächtlicher trockener Reizhusten. Die Temperatur der Füße entscheidet über die Temperatur des angewendeten Wassers.

Praktische Durchführung:

- 1 Teelöffel Obstessig auf 1 Tasse Wasser. Kühles Leitungswasser bei heißen Füßen. Gut körperwarmes Wasser bei kühlen Füßen.
- Baumwollsöckchen eintauchen, kräftig auswringen und dem Kind anziehen.
- Etwas höher abschließende Wollsocken darüberziehen.

Kopfdampfbad/Dampfinhalation

Wohltuend unterstützt ein Kopfdampfbad die Schleimlösung bei festsitzendem Schnupfen, Nasennebenhöhlenentzündung oder Katarrhen der tieferen Atemwege.

Praktische Durchführung:

- In einem Topf 1 l Wasser aufkochen, 2 Esslöffel Holunderblüten und 2 Esslöffel Salz zugeben.
- Topf auf einen Tisch stellen.
- Das Kind atmet nun unter einem großen Handtuch, das über den Kopf und den Topf gelegt wird, den Dampf ein.
- Kleine Kinder sitzen besser auf den Knien eines Erwachsenen, die Hände sollten wegen der Verbrühungsgefahr festgehalten werden. Praktisch ist auch ein aufgespannter Regenschirm, über den man ein leichtes Bettlaken hängt. In diesem „Zelt“ gibt es dann auch keine Platzangst.
- Je nach Geduld des Kindes 5–15 Minuten inhalieren lassen.

Schwitzbad

Die Anwendung eines Schwitzbades eignet sich für Schulkinder und Jugendliche. Bei ihnen ist der Kreislauf so stabil, dass ihnen diese „Prozedur" zugemutet werden kann (bei Kindergartenkindern ist eine Schwitzpackung besser geeignet, Anwendung siehe dort). Die krankheitsausschwitzende Wirkung wird durch das gleichzeitige Trinken eines schweißtreibenden Tees weiter verstärkt. Diese Schwitzkur heizt die Immunabwehr kräftig an und leitet Krankheitsstoffe über die Haut ab. Daraus ergibt sich auch der sinnvolle Anwendungszeitpunkt: entweder als erste Maßnahme bei Beginn eines Infektes – also noch ohne allgemeine Mobilisierung des Abwehrsystems (Fieber) – oder nach ein paar Fiebertagen zur Unterstützung der endgültigen Krankheitsüberwindung. Unnötig und zu kreislaufbelastend ist ein Schwitzbad in der Hauptaktivitätszeit eines Infektes, wenn das Kind hohes Fieber hat.

Für die Anwendung wird benötigt:

- Schwitztee oder Hollertee (Lindenblüten und Holunderblüten zu gleichen Teilen)
- Badewanne
- Thermometer
- Bademantel, Leintuch oder Bettbezug (aus Baumwolle)

Praktische Durchführung:

- 2 Teelöffel Lindenblüten und 2 Teelöffel Holunderblüten mit 1 l heißem Wasser übergießen, abgedeckt 10 Minuten ziehen lassen.
- ½ l dieses Schwitztees möglichst heiß und zügig trinken.
- Badewannenwasser einlaufen lassen, Temperatur sollte 39–40 °C betragen (mit Thermometer messen).
- Während der 20–30-minütigen Badezeit den Rest des heißen Schwitztees trinken.
- Nach Beendigung des Bades wird flüchtig abgetrocknet (Haut sollte noch etwas feucht sein). Danach legt sich das Kind möglichst rasch in einen Bademantel oder in einen Bettbezug gehüllt ins Bett. (Die Textilien sollen den Schweiß aufnehmen und die Bettwäsche schützen.)
- Gut zugedeckt wird 1 bis 2 Stunden nachgeruht.
- Danach müssen die von der Haut ausgeschwitzten Stoffe nochmals abgewaschen werden.
- Gut abtrocknen und mit einem frischen Schlafanzug versorgt wieder ins Bett legen.

Schwitzpackung

Eine Alternative zum oben beschriebenen Schwitzbad ist eine im Bett ausgeführte Schwitzpackung. Sie ist weniger kreislaufbelastend und kann auch bei kleineren Kindern (ab etwa 3 Jahren) schon angewendet werden. Es geht ebenfalls um eine kräftige Ableitung auf die Haut. Die mit dem Schweiß ausgeschiedenen Krankheitsstoffe entlasten das Lymphsystem und verkürzen die Krankheitsdauer. Der richtige Zeitpunkt für eine Schwitzpackung ist nach den Hauptfiebertagen als Hilfe zur Krankheitsüberwindung oder auch – jeden 2.–3. Tag kurmäßig angewendet – als konstitutionell stabilisierende Methode für Kinder mit Lymphatismus und Skrofulose. Schwitzpackungen sind außerdem sehr hilfreich bei den exanthematischen Kinderkrankheiten (Masern, Röteln, Scharlach, Dreitagefieber), wenn der Ausschlag nur schwach herauskommt. Die Anregung des Ausschlages hilft dem Organismus, die Krankheit rasch und vor allem komplikationslos zu überwinden.

Für die Anwendung wird benötigt:

- Bettlaken (Baumwolle oder Leinen)
- Salzwasser (1 EL Salz auf 10 l lauwarmes Wasser)
- Wasserfeste Unterlage
- Wolldecke

Praktische Durchführung:

- Wasserfeste Unterlage auf die Matratze legen, darauf die Wolldecke legen.
- Bettlaken in das Salzwasser tauchen und möglichst gut auswringen.
- Der Körper des Kindes (auch die Arme) wird rasch ins feuchte Tuch eingewickelt und auf die vorbereitete Wolldecke im Bett gelegt. Die Wolldecke komplett über das feuchte Tuch wickeln und zusätzlich mit der Bettdecke zudecken.
- 30–40 Minuten ruhen und schwitzen[63].
- Danach warm abduschen oder abwaschen, abtrocknen und mit frischem Schlafanzug versorgt wieder ins Bett gehen.
- Mindestens 30 Minuten nachruhen; besser noch Anwendung direkt vor dem Schlafengehen durchführen.

[63] Nicht alle Kinder können sichtbar schwitzen. Die Anwendung ist trotzdem sinnvoll und hilfreich.

Senfmehlfußbad

Senfmehl bildet bei Wasserkontakt ein hautreizendes Senföl. Dieses hat eine stark ableitende und stoffwechselanregende Wirkung. Es erwärmt kräftig, aktiviert die Immunabwehr und regt die Ausscheidung von Krankheitsstoffen an. Kurmäßig angewendet, hilft es bei chronisch kalten Füßen, Kreislaufschwäche und Infektanfälligkeit. Akut wird es angewendet bei ersten Krankheitszeichen (es darf noch kein Fieber vorhanden sein!) oder als Unterstützung bei sich hinziehenden Infekten. Ist ein Gesundungsprozess ins Stocken geraten, kann er mit Senfmehlfußbädern wieder in Gang gebracht werden. Besonders günstig sind sie bei infektbedingtem Kopfschmerz, Husten und Nasennebenhöhlenentzündung.

Für die Anwendung wird benötigt:

- Schwarzes Senfmehl[64]
- 1 Eimer (groß genug, damit die Füße bequem Platz darin haben)
- Warmes Wasser, damit die ganzen Unterschenkel bedeckt sind

Praktische Durchführung:

- Im Eimer 30 g schwarzes Senfmehl mit 10 l warmem Wasser aufgießen (nicht mit dem Gesicht über die aufsteigenden Dämpfe gehen, da sie die Augenbindehäute reizen).
- Fußbad je nach Hautempfindlichkeit 5–20 Minuten. Die Haut sollte zwar kräftig gerötet sein, es sollten sich jedoch keine Blasen bilden. Bei dieser Anwendung muss immer ein Erwachsener dabeibleiben und die Haut kontrollieren.
- Anschließend werden die Füße gut abgeduscht (es sollen keine Senfmehlreste auf der Haut verbleiben), abgetrocknet und Wollstrümpfe angezogen.

Dieses Fußbad kann einmal täglich angewendet werden, vorausgesetzt die Rötung der Haut ist vollständig abgeklungen.

[64] Senfmehl gibt es in der Apotheke zu kaufen. Es hält sich bei trockener Lagerung 6–12 Monate.

Wadenwickel

Dies ist wohl die bekannteste Anwendung bei Fieber, mit der man dem Kind helfen kann, die Fieberwärme abzuleiten, wenn das Fieber sehr hoch ist. Weniger bekannt ist leider, dass es dabei einige Dinge zu beachten gibt, um nicht ungewollt eine gegensätzliche Wirkung zu erzeugen.

Während des Fieberanstiegs zentralisiert der Organismus die Wärme im Körperzentrum. Das Kind friert und verlangt in dieser Zeit nach zusätzlichen Decken, es besteht Schüttelfrost und die Beine sind kalt. Unterstützen können wir hier mit zusätzlicher Wärme von außen (auf Wunsch auch mit *warmen* Wadenwickeln). Kalte Anwendungen jeglicher Art würden in dieser Phase dem körpereigenen Bemühen zuwiderlaufen. Hat der Organismus genug Wärme erzeugt, ist also das Fieber auf seinem Höhepunkt angekommen, dezentralisiert der Organismus, das erhitzte Blut wird also wieder im ganzen Körper verteilt. Arme und Beine sind nun heiß, die Decken werden weggeschoben und der Organismus leitet die übermäßige Wärme über die Körperoberfläche ab. Zur Unterstützung dieser Phase können an den gut durchwärmten Beinen nun kühle Wadenwickel angewendet werden. Sie sind ein sehr bewährtes Hausmittel, um Fieber zu mäßigen und Hitzestauungen zu vermeiden bzw. abzubauen. Da Fieber aber bekanntlich sehr wertvoll für den Überwindungsprozess ist, sind Wadenwickel erst bei einer Temperatur von über 40 °C oder bei gestauter Hitze, mit Unruhe und Verwirrtheit, sinnvoll.

Für die Anwendung wird benötigt:

- 2 Innentücher aus Baumwolle oder Leinen (z. B. Geschirrtücher, Stoffwindeln)
- 2 Zwischentücher aus Baumwolle (z. B. Frotteehandtücher)
- 2 Außentücher aus Wolle oder eine Wolldecke
- Nässeschutz als Unterlage (z. B. Molton)
- Schüssel mit zimmerwarmem Wasser (bei zarten, empfindlichen Kindern kann man auch mit einem etwas milderen Temperaturreiz arbeiten und Wasser mit 28–30 °C verwenden)

Praktische Durchführung:

- Unterlage als Nässeschutz bereitlegen
- Kühl-nasse Innentücher eng um die Waden wickeln
- Trockene Zwischentücher darüberwickeln
- Wollene Außentücher oder Wolldecke als äußeren Abschluss
- Die Temperatur der Innentücher wird während der nächsten 30 bis 40 Minuten immer wieder kontrolliert. Sobald sie warm werden, müssen die Wickel erneuert

werden. Dazu werden die Innentücher kräftig im vorbereiteten Wasser ausgewaschen, bevor sie wieder um die Unterschenkel gewickelt werden.
- Nach Beendigung der Wadenwickel Beine gut abtrocknen und nachruhen.

Die Dauer der Anwendung richtet sich nach dem aktuellen Verlauf. Sollten die Füße kalt werden oder fängt das kranke Kind an zu frösteln, werden die Wadenwickel abgenommen.
Gerade bei kleinen Kindern kann dies sehr schnell der Fall sein, deshalb unbedingt neben dem kranken Kind sitzen bleiben. Bei Säuglingen und Kleinkindern ist ein Einlauf zur Fieberregulation zu bevorzugen.

Zwiebelsaft-Anwendung

Die Zwiebelanwendung bei Ohrenschmerzen hat eine lange Tradition. Meist wird die Zwiebelkompresse mit frisch gehackten Zwiebeln empfohlen. Oft stören jedoch die Zwiebelpäckchen den Schlaf, verrutschen leicht und verteilen den Zwiebelgeruch im ganzen Bett. Einfacher in der Anwendung ist Zwiebelsaft, der direkt in den Gehörgang eingeträufelt wird. Die Inhaltsstoffe von Zwiebeln wirken schmerzlindernd am gereizten Trommelfell und lösen reflektorisch den zähen Schleim im Nasenrachenraum. Damit ist die Zwiebelanwendung ein wertvolles Ersthilfemittel, wenn Ohrenschmerzen zu ungünstigen Zeiten auftreten. Sobald es wieder möglich ist, kann dann eine weitere diagnostische Abklärung erfolgen (siehe dazu auch Kapitel *Erkältungskrankheiten/Ohrenschmerzen* oder *Mittelohrentzündung*). Einzige Voraussetzung für die Anwendung von Zwiebelsaft ist ein intaktes Trommelfell. Sollte ein Sekret aus dem Ohr laufen, darf nichts mehr ins Ohr geträufelt werden.

Für die Anwendung wird benötigt:
- Zwiebel
- Knoblauchpresse
- Watte

Praktische Durchführung:
- Mithilfe einer Knoblauchpresse etwas Zwiebelsaft auf einen Teelöffel pressen (nicht ganz durchdrücken, sonst gibt es Zwiebelmus!) und diesen mild erwärmen (über Kerze o. ä.).
- Kind in Seitenlage bringen und den erwärmten Zwiebelsaft ins Ohr laufen lassen. Das Ohrläppchen sanft nach hinten ziehen, dadurch kann der Zwiebelsaft bis ans

Trommelfell laufen und dort seine Wirkung entfalten.
- Gehörgang mit etwas Watte verschließen.
- Das Prozedere am anderen Ohr wiederholen (auch als vorbeugende Maßnahme, vor allem wenn Schnupfen vorhanden ist).

Kräuterkissen

Kräuterkissen können bereits fertig gekauft werden. Sie können jedoch auch leicht selbst hergestellt werden. Dafür einen Baumwollstoff oder Bourette-Seide (hält die Wärme besser) in der gewünschten Größe zuschneiden, drei Seiten zunähen, mit dem gewünschten Heilkraut locker füllen und abschließend die vierte Seite ebenfalls verschließen. Sie können auf Vorrat hergestellt (oder bestellt) werden. In einem Frischhaltebeutel aufbewahrt, bleibt die Wirksamkeit lange erhalten. Zur Anwendung werden sie auf der Heizung oder im Backofen trocken erwärmt. Solange ein angenehmer Duft von ihnen ausgeht, sind sie wirksam.

Kräuterkissen für die Hausapotheke:
- *Kamillenblüten:* Wirken schmerzlindernd und entzündungshemmend. Bei Ohrenschmerzen oder als Zahnungskissen.
- *Melissenblätter:* Wirken beruhigend, verdauungs- und schlaffördernd. Bei Blähungen, Unruhe und als Schlafkissen.
- *Lavendelblüten:* Wirken entspannend und schlaffördernd. Als Schlafkissen oder als Brustauflage bei nächtlichem Reizhusten.
- *Gänsefingerkraut:* Wirken krampflösend und schmerzlindernd. Bei krampfartigen Bauchschmerzen und als Menstruationskissen bei schmerzhafter Monatsblutung.
- *Schafgarbenkraut:* Wirkt harmonisierend und ausgleichend auf den Spannungszustand der Hohlorgane – Magen, Darm, Blase, Gebärmutter. Bei Magen-Darm-Beschwerden aller Art, bei krampfartigen Schmerzen im Unterleib durch Blasenentzündung oder Monatsblutung.

Je nach Ort der Anwendung können die Kissen mit Mützchen/Stirnband, Body oder eng anliegendem Unterhemdchen fixiert werden. Die Körperwärme unterstützt dabei die Freisetzung der Wirkstoffe.

Anhang

Allgemeine Informationen zur Anwendung von pflanzlichen und homöopathischen Mitteln

Heilpflanzenkunde (Phytotherapie)

- Heilpflanzen werden vorwiegend als Teezubereitung oder als alkoholischer Auszug (Tinktur) – einzeln oder in individuellen Mischungen – angewendet.
- Die pharmazeutische Industrie bietet Fertigpräparate aus vielen Pflanzen in Tropfen-, Tabletten-, Dragee- oder Kapselform an. Diese Fertigpräparate können einzelne Pflanzen (Monopräparate) oder Mischungen aus mehreren Pflanzen enthalten.
- Viele Heilpflanzen werden auch als Ausgangsstoff zur Herstellung homöopathischer Mittel verwendet. Näheres hierzu im nächsten Abschnitt.

Selbstverständlich können bei entsprechender Kenntnis selbstgesammelte Frischpflanzen mit ihrem hohen Wirkstoffgehalt therapeutisch eingesetzt werden. Meist wird man jedoch auf getrocknete Heilpflanzen aus Apotheken, Drogerien oder Kräuterhäusern zurückgreifen. In dieser Form sind sie etwa zwei Jahre haltbar und wirksam. Von jeder Heilpflanze werden die Pflanzenteile mit den meisten Wirkstoffen verwendet. Welche Teile das sind, ist von Pflanze zu Pflanze unterschiedlich. Bei den Behandlungsempfehlungen in diesem Buch wird der jeweils verwendete Pflanzenteil genannt. Ebenso wird bei Teerezepturen die günstigste Zubereitungsart aufgeführt.

Folgende Zubereitungsarten sind möglich:

- *Aufguss (Infus)*, in diesem Buch *Standardzubereitung* genannt: Die Kräuter mit kochendem Wasser übergießen und 5–10 Minuten zugedeckt ziehen lassen. Eignet sich für alle zarten Pflanzenteile (Kraut, Blätter, Blüten).
- *Abkochung (Dekokt):* Die Kräuter in einen Topf mit kaltem Wasser geben und aufkochen, zugedeckt circa 5 Minuten köcheln lassen. Danach im Teesieb abseihen. Diese Zubereitungsart ist für schwerlösliche Pflanzenbestandteile notwendig (z. B. für die Kieselsäure im Schachtelhalmkraut).
- *Kaltauszug (Mazerat):* Die Kräuter abends mit kaltem Wasser ansetzen und über Nacht ziehen lassen. Morgens kann der Tee vorsichtig etwas erwärmt (nicht aufgekocht!) getrunken werden. Diese Zubereitungsart ist optimal bei „harten“ Pflanzenteilen (Wurzel, Früchte, Rinde) und einigen speziellen Krautpflanzen (z. B. Goldrute).

Zur Dosierung:

Für Tees, die getrunken werden, gilt als Faustregel: 1 gehäufter Teelöffel der Teedroge oder Teedrogenmischung pro große Tasse Wasser (circa 0,25 l).

Bei wässrigen Auszügen, die äußerlich angewendet werden (z. B. für Bäder und Waschungen), sollte deutlich höher dosiert werden: Zwei gehäufte Esslöffel der Droge bzw. Drogenmischung auf 0,5 l Wasser.

Heilkräutermischungen

In vielen Fällen ist es sinnvoll, mehrere Heilpflanzen miteinander zu kombinieren. Das ist – soweit die in der Mischung enthalten Pflanzen sich in ihrer Wirkung nicht widersprechen – problemlos möglich. Da jede Pflanze einen spezifischen Heilungsreiz darstellt, auf den der Organismus reagieren muss, sollte eine Teemischung nicht mehr als 4–5 verschiedene Heilpflanzen enthalten.

Behandlungsdauer

- Bei akuten Krankheiten oder Beschwerden sollte die Behandlung so lange dauern, bis die Beschwerden wieder verschwunden sind.
- Hat die Behandlung eine grundsätzliche Stabilisierung des Organismus zum Ziel (Konstitutionstherapie), kann und sollte eine Heilpflanze oder Drogenmischung über mehrere Monate genommen werden, wobei die Zusammensetzung variiert werden kann.

Diese Faustregeln gelten für alle naturheilkundlichen Behandlungsarten.

Behandlung mit Tinkturen

Bei der Herstellung von Tinkturen werden die Wirkstoffe der Heilpflanze in Alkohol ausgezogen. Dazu wird Weingeist (Ethanol) mit einer Konzentration von 40 bis 70 % verwendet. Dies garantiert eine lange Haltbarkeit der Tinkturen (circa 5 Jahre) ohne Kühlung, und sie sind bequem in der Anwendung. Im Alkoholgehalt liegt aber auch der Nachteil von Tinkturen. In diesem Buch wird eine Einnahmeempfehlung gegeben, die den Alkoholgehalt reduziert (Alkohol ist flüchtig) und die – bei einer Konstitutionsbehandlung – lange Einnahmedauer erleichtert: Dazu wird die gesamte Tagestropfenmenge auf ein Glas warmes Wasser gegeben. Dieses lässt man über Nacht offen (ohne Abdeckung) stehen. Am nächsten Tag dann morgens und abends jeweils ½ Glas trinken. Ist abends der letzte Schluck getrunken, kann sofort die Mischung für den nächsten Tag zubereitet werden. Bei Bedarf kann die Tinkturenmischung auch in warmem Tee oder einem Fruchtsaft-Wasser-Gemisch angesetzt werden.

Die flüssige Form von Tinkturen hat den Vorteil, dass sie leicht mit anderen Tinkturen, aber auch flüssigen homöopathischen Mitteln zu individuellen Rezepturen gemischt werden können.
Tinkturen gibt es in Apotheken[65], aber leider nicht von allen Heilpflanzen. Bei den Pflanzen, von denen keine Tinktur verfügbar ist, kann auf die homöopathische Urtinktur zurückgegriffen werden, die es für jede (ungiftige) Heilpflanze gibt. Für Therapeuten, die häufiger Tropfenmischungen rezeptieren, lohnt es sich eine Partnerapotheke zu suchen, die Tinkturen und Urtinkturen in größeren Gebinden bevorratet. Die sonst recht teuren Tropfenmischungen werden dadurch deutlich günstiger und die Menge der gewählten Einzeltinkturen ist frei wählbar.

Einnahmezeiten von pflanzlichen Heilmitteln:
Alle Zubereitungen mit Bitterstoffpflanzen (z. B. Kalmus, Erzengelwurz, Eberraute, Schafgarbe, Löwenzahn) oder Mischungen mit diesen Pflanzen sollten ca. eine Viertelstunde *vor dem Essen* genommen werden, so entfalten sie ihre anregende Wirkung auf die Verdauungssäfte am besten.

Bei allen anderen Heilpflanzen ist der Zeitpunkt der Einnahme nicht so wichtig. Lediglich bei empfindlichem Magen ist die Einnahme nach dem Essen günstiger – eventuell in reduzierter Dosis.
Teezubereitungen sollten abends nicht nach 18 Uhr genommen werden, damit die Nachtruhe des Kindes nicht durch eine volle Blase gestört wird. Ausnahme: Durchspülungbehandlung bei einer akuten Blasenentzündung (z. B. mit Schachtelhalm- und/oder Goldrutentee) oder die Anwendung einer schlaffördernden Teemischung.

Dosierung pflanzlicher Mittel

Teezubereitungen:
In akuten Krankheitsfällen können 3 Tassen Heilpflanzentee täglich getrunken werden. Kleine Kinder – kleine Tassen, große Kinder – große Tassen. Bei Blasenentzündungen können deutlich größere Teemengen sinnvoll sein.

[65] In der Schweiz sind auf Naturheilmittel spezialisierte Drogerien oft besser sortiert.

Tinkturen und Urtinkturen:

Behandlung	0 bis 5 Jahre	6 bis 14 Jahre	ab 15 Jahre
Akute Krankheiten	3 x täglich 5 Tropfen bei Bedarf bis zu stündlich 5 Tropfen	3 x täglich 10 Tropfen bei Bedarf bis zu stündlich 10 Tropfen	3 x täglich 15 Tropfen bei Bedarf bis zu stündlich 15 Tropfen
Konstitutions-therapie	3 x täglich 5 Tropfen	3 x täglich 10 Tropfen	3 x täglich 15 Tropfen

Homöopathie

Der Begriff Homöopathie wird umgangssprachlich häufig mit dem Begriff Naturheilkunde gleichgesetzt. Das ist aber nicht korrekt. Die Homöopathie ist vielmehr eine spezielle Therapierichtung innerhalb der großen Vielfalt an naturheilkundlichen Behandlungsmöglichkeiten. Es würde den Rahmen dieses Buches sprengen, die Denk- und Arbeitsweise der Homöopathie ausführlich zu beschreiben. Wir wollen uns daher auf Punkte beschränken, die notwendig sind, die Therapievorschläge in diesem Buch zu verstehen und praktisch umzusetzen. Diese Basisinformationen können Ihnen auch helfen, sich in der nahezu unüberschaubaren Vielfalt homöopathischer Mittel besser zurechtzufinden.
Es gibt in der Homöopathie verschiedene Richtungen:

Klassische Homöopathie

Sie arbeitet streng nach den Richtlinien ihres Begründers Dr. med. Samuel Hahnemann (1755–1843). Für die homöopathische Arbeit wurde für jedes Mittel ein umfangreiches Arzneimittelbild erstellt, das sich aus den Symptomen zusammensetzt, die entstehen, wenn gesunde Menschen dieses Mittel einnehmen. Erkrankt ein Mensch, wählt der Homöopath das Arzneimittel für die Behandlung, dessen Mittelbild den Symptomen des Kranken am ähnlichsten ist. Dabei wird nur *ein* homöopathisches Hochpotenzmittel als Einmalgabe gegeben, das dann über mehrere Wochen wirkt. Eine Kombination mit anderen Therapieverfahren wird dabei abgelehnt. Die klassische Homöopathie mit hohen Potenzen ist eine sehr differenzierte Behandlungsmethode, die für das Anliegen dieses Buches jedoch nicht geeignet ist. Aus diesem Grunde gebe ich auch keine entsprechenden Therapie-Empfehlungen. Eine Ausnahme ist die im Impfkapitel aufgeführte Thuja-Trinkkur, deren Durchführung im Anhang noch folgt.

Funktionelle Homöopathie

Homöopathisch potenzierte Mittel werden nach ihrer speziellen Wirkungsweise auf den Gesamtorganismus eingesetzt. Streng genommen ist diese Vorgehensweise keine Homöopathie im klassischen Sinne, sondern zeigt Analogien zur Pflanzenheilkunde. Daher lassen sich homöopathische Mittel – meist Niedrigpotenzen zwischen D1 und D6 – in dieser Therapierichtung auch gut mit pflanzlichen Heilmitteln kombinieren. Die in diesem Buch empfohlenen konstitutionellen Tropfenmischungen sind häufig solche kombinierten pflanzlich-homöopathischen Rezepturen.

Komplex-Homöopathie

Diese dritte Richtung lässt sich nicht streng von der funktionellen Homöopathie trennen. Hierbei werden Kombinationen mehrerer homöopathischer Mittel – meist Niedrigpotenzen mit ähnlicher Wirkungsrichtung – verwendet. Ihre Rezepturen sind mit dem Ziel erstellt worden, die Behandlung bestimmter Krankheiten bzw. konstitutioneller Situationen zu vereinfachen. Die einzelnen Bestandteile solcher Komplexe können sich gegenseitig in ihrer Wirkung ergänzen. Solche Mittel werden von einigen Herstellern der biologischen Pharmaindustrie als Fertigpräparate angeboten und sind dann wesentlich preisgünstiger, als wenn man die gleiche Mischung in einer Apotheke anfertigen lässt. Zu bedenken ist, dass auch die Anwendung eines Komplexmittels Kenntnisse über die Wirkungen der Einzelbestandteile voraussetzt, damit es passend zur Krankheitssituation eingesetzt werden kann. Einige dieser Mittel werden bei den Krankheiten – als Behandlungsempfehlung mit Fertigpräparaten – aufgeführt.

Herstellung homöopathischer Mittel

Eine der ganz großen Besonderheiten der Homöopathie ist die Technik, mit der ihre Arzneimittel hergestellt werden. Grundsätzlich kann jeder Stoff, den es auf der Erde gibt, zu einem homöopathischen Mittel weiterverarbeitet werden.
Die am häufigsten in der Homöopathie verwendeten Stoffe sind:

- Pflanzen (z. B. Arnica, Belladonna, Aconit, Hypericum, Pulsatilla)
- Mineralien (z. B. Calcium carbonicum, Graphites, Sulfur)
- Metalle (z. B. Ferrum phosphoricum, Cuprum metallicum, Aurum chloratum)
- Tiere oder Tierprodukte (z. B. Apis, Formica rufa, Cantharis, Lachesis)
- Krankheitsstoffe (z. B. Tuberculinum, Psorinum, Morbillinum)

In einem ersten Arbeitsgang wird ein alkoholischer Auszug, die sogenannte Urtinktur, hergestellt.

Diese Urtinktur wird dann nach strengen Regeln schrittweise verdünnt und anschließend geschüttelt. Diesen Vorgang bezeichnet man als „Potenzierung", wobei in der Homöopathie drei Verdünnungsverhältnisse verwendet werden:

Verdünnung 1:10	**ergibt die D-Potenzen (lat. D = 10)**
Verdünnung 1:100	**ergibt die C-Potenzen (lat. C = 100)**
Verdünnung 1:50000	**ergibt die LM-Potenzen (lat. LM = 50000)**

Die Anzahl der Potenzierungsstufen, die ein Mittel beim Herstellungsprozess durchlaufen hat, wird als Zahl hinter dem Buchstaben D, C oder LM angegeben.

Nehmen wir drei Beispiele:
- Calcium phosphoricum D6 bedeutet: Die Ausgangssubstanz Calciumphosphat wurde 6 Mal im Verhältnis 1:10 potenziert.
- Sulfur C30 bedeutet: Die Ausgangssubstanz Sulfur (Schwefel) wurde 30 Mal im Verhältnis 1:100 potenziert.
- Natrium muriaticum LM 18 bedeutet: Die Ausgangssubstanz Natrium muriaticum (Kochsalz) wurde 18 Mal im Verhältnis 1:50000 verdünnt.

Ein homöopathisches Mittel wird grundsätzlich mit dem *lateinischen* Namen des Ausgangsstoffes bezeichnet, während in der Pflanzenheilkunde auch die deutschen Namen üblich sind.

Die fortschreitende Verdünnung während des Herstellungsprozesses hat zur Folge, dass ein homöopathisches Mittel nur noch sehr geringe Mengen des Ausgangsstoffes enthält. Mathematisch ist ab der Potenzstufe D23 gar nichts mehr von der ursprünglichen Substanz vorhanden. Diese Tatsache führt zu der offenbar niemals enden wollenden Grundsatzdiskussion darüber, ob Homöopathie denn nun wirkt oder nicht. Diese Diskussion ist aber nicht nur überflüssig, sondern sie steht einem echten Fortschritt der Medizin im Wege. Jeder, der die Wirkung eines homöopathischen Mittels einmal an sich selbst, einem Menschen in seiner Umgebung oder auch bei einem Tier erlebt hat, wird nicht mehr an der prinzipiellen Wirksamkeit zweifeln. Aber Homöopathie hat völlig andere Wirkungsmechanismen als allopathische Medikamente. Homöopathische Mittel wirken nicht dadurch, dass sie sich als *Stoff* an den chemischen Reaktionen im Körper beteiligen und diese in eine gewünschte Richtung verändern, sondern sie wirken über Informationen, mit denen die Regulationsvorgänge des erkrankten Gesamtorganismus so beeinflusst werden, dass blockierte Selbstheilungsmechanismen wieder effizient ablaufen können. *Informationen* aber sind prinzipiell *nicht-materiell*, benötigen jedoch eine Trägersubstanz als Transportvehikel. Dies kann bei homöopathischen Mitteln Alkohol (in Tropfenpräparaten), Milchzucker (in Tabletten, Pulver oder Globuli) oder auch Kochsalzlösung (in Injektionspräparaten) sein.[66]

Die meisten homöopathischen Mittel sind daher in verschiedenen Darreichungsformen erhältlich: Tropfen, Tabletten und Globuli. Für die Wirkung spielt dies keine Rolle, die ist immer gleich.
Da die Homöopathie (wie auch weitere naturheilkundliche Verfahren) *andere* Wirkungsmechanismen als schulmedizinische Behandlungsmethoden hat, gelten für ihre praktische Anwendung auch völlig andere – eigenständige – Kriterien, die es zu berücksichtigen gilt.
Die Herstellungstechnik homöopathischer Mittel führt dazu, dass die in dem Ausgangsstoff enthaltenen Informationen auf die Trägersubstanz übertragen werden.[67] Dabei reduziert sich zwar die rein stoffliche Menge des Mittels, dafür wird jedoch die Information des Ausgangsstoffes mit jedem Potenzierungsschritt deutlicher und kraftvoller. Für die Wirkung des Mittels bedeutet dies, dass niedrige Potenzstufen eher auf den körperlichen, organischen Bereich des Organismus wirken, während hohe Potenzstufen eher die seelischen und konstitutionellen Bereiche ansprechen.

Als Niedrigpotenz bezeichnet man die Potenzstufen D1 bis D6 (auch C1 bis C6).
Als Hochpotenz bezeichnet man die Potenzstufen ab D30 oder C30. Nach oben besteht keine Grenze.
Häufig verwendete Potenzstufen sind:

- D2, D3, D4, D6, D12, D30, D200
- C6, C30, C200, C1000
- LM 6, LM 12, LM 18

Es sind zwar auch viele Zwischenstufen zu bekommen, aber diese sind dann meist Sonderanfertigungen – mit längerer Lieferzeit und höherem Preis.

Die D-Potenzen sind eine Spezialität in den deutschsprachigen Ländern. Im übrigen Teil der Welt werden fast ausschließlich C- und LM-Potenzen verwendet. (Besonders in Indien und Südamerika ist die Homöopathie eine ebenbürtige, sehr kostengünstige und selbstverständlich angewendete Alternative zur westlichen Schulmedizin und dort auch Lehrfach an Universitäten.)

[66] Analog zur Computertechnik, bei der ebenfalls die Speicherung oder Übertragung von Informationen (z. B. Festplatte, CD, USB-Stick, Telefonleitung, Funkwellen) auf ein Trägermedium angewiesen ist.

[67] In der modernen Physik wurde bewiesen, dass Wassermoleküle die Information eines anderen Stoffes wie einen Stempelabdruck übernehmen und für lange Zeit speichern können.

In der traditionellen Naturheilkunde ist die Grenze zwischen Pflanzenheilkunde und Homöopathie fließend. Nicht selten werden in Tropfenmischungen Heilpflanzen in homöopathischen Niedrigpotenzen verwendet. Dies geschieht vor allem dann, wenn eine Heilpflanze in ihrer Reinform giftig ist, wie beispielsweise der Lebensbaum (Thuja) oder die Aufrechte Waldrebe (Clematis). Der Gesetzgeber reglementiert in diesen Fällen den Verkauf der Drogen und Tinkturen. Frei verfügbar sind diese in den meisten Fällen in potenzierter Form ab der D4. Ihr Einsatz erfolgt dann aber nach den Kriterien der Pflanzenheilkunde – nicht nach den Kriterien der klassischen Homöopathie!
Auch können Heilpflanzen in Niedrigpotenzen eingesetzt werden, wenn man deren Wirkung oder deren Geschmack etwas mildern will. Üblicherweise wird in solchen Fällen dann die D1 oder D2 der jeweiligen Pflanze gewählt.

Bei der Entscheidung für eine Anwendung als Tee, Tinktur oder eine homöopathische Zubereitung können persönliche Vorlieben berücksichtigt werden. Die Auswahl des richtigen Mittels für die jeweilige Krankheitssituation ist viel wichtiger als die Zubereitungsart oder die Potenzstufe, in der sie angewendet wird.

Dosierung homöopathischer Mittel

Homöopathische Mittel werden nach folgenden Dosierungsrichtlinien angewendet:

Homöopathische Potenz	Kinder von 0 bis 5 Jahren	Kinder ab 6 Jahre und Erwachsene
Niedrigpotenzen D1-D12	**3 x täglich 3 Globuli** Kann bei akuten Erkrankungen bis zur stündlichen Gabe der Dosis gesteigert werden.	**3 x täglich 5 Globuli** Kann bei akuten Erkrankungen bis zur stündlichen Gabe der Dosis gesteigert werden.
	3 x täglich 1 Tablette Kann bei akuten Erkrankungen bis zur stündlichen Gabe der Dosis gesteigert werden.	**3 x täglich 1 Tablette** Kann bei akuten Erkrankungen bis zur stündlichen Gabe der Dosis gesteigert werden.
	3 x täglich 3 Tropfen Kann bei akuten Erkrankungen bis zur stündlichen Gabe der Dosis gesteigert werden.	**3 x täglich 5 Tropfen** Kann bei akuten Erkrankungen bis zur stündlichen Gabe der Dosis gesteigert werden.
Hochpotenz ab D30 bzw. C30	**3 Globuli alle 4 Wochen** oder seltener	**3 Globuli alle 4 Wochen** oder seltener
	3 Tropfen alle 4 Wochen oder seltener	**3 Tropfen alle 4 Wochen** oder seltener

Achtung: In den Beipackzetteln und auf der Verpackung industriell gefertigter Präparate werden darin enthaltene Urtinkturen als homöopathische Mittel bezeichnet. Dies ist aufgrund von Zulassungsbestimmungen zwar so vorgeschrieben, aber fachlich nicht korrekt. Urtinkturen sind von ihrer Wirkung mit pflanzlichen Tinkturen vergleichbar. Für sie gelten die Dosierungshinweise, die weiter oben bei den Tinkturen angegeben sind. Der in vielen Beipackzetteln aufgeführte Dosierungshinweis – z. B. 3 x täglich 5 Tropfen – ist für eine optimale Wirkung häufig zu gering. Um etwas verschlüsselt auf diesen Umstand hinzuweisen, ist immer der Zusatz aufgeführt: „Falls nicht anders verordnet." Ähnliches gilt für Komplexpräparate, die aus mehreren Homöopathika zusammengesetzt sind. Auch hier ist die im Beipackzettel angegeben Dosierung von 3 x täglich 5 Tropfen nur bei Kindern bis circa 5 Jahre ausreichend wirksam. Für ältere Kinder und Erwachsene muss die Dosierung meist deutlich höher liegen: 3 x täglich 15–20 Tropfen.

Komplexmittel und Spezialitäten

Neben den bisher angesprochenen pflanzlichen und homöopathischen *Einzelmitteln* werden auch Präparate aus Mischungen verschiedener pflanzlicher Zubereitungen oder homöopathischer Bestandteile hergestellt. Diese Mittel basieren auf bewährten Rezepturen für bestimmte Krankheiten und Konstitutionstypen. Sie werden von biologisch arbeitenden Arzneimittelherstellern produziert und sind unter spezifischen Handelsnamen in Apotheken oder Drogerien zu beziehen.

Die lange Zeit üblichen Mischungen pflanzlicher und homöopathisch potenzierter Substanzen sind als industriell gefertigte Spezialitäten seit einigen Jahren nicht mehr verfügbar. Gerade diese Kombination ist jedoch für eine Konstitutionstherapie äußerst wirksam und möchte man nicht auf diese verzichten, dann bleibt nur die freie Rezeptur.

Durchführung einer Thuja-Trinkkur

Hinweis für Therapeuten:
Für die Ausleitung von Impfbelastungen hat sich die Kombination aus einer konstitutionellen Lymphtherapie (siehe Kapitel *Skrofulose*) mit einer sanft ausleitenden Thuja-Trinkkur bewährt. Mit einem geeigneten Testverfahren – ich arbeite mit dem Vega-Expert (Fa. Wegamed) – wird dann sowohl die günstigste Potenz als auch die Anzahl der benötigten Globuli ausgetestet.
Für die Behandlung von Kindern genügen meist folgende Potenzen:

- Thuja C30
- Thuja D200

Wenn kein Testverfahren zur Verfügung steht:
Bei Kindern wird überwiegend die C30 (bei Impfbelastungen, die noch nicht lange bestehen[68]) und die D200 (bei Impfbelastungen, die bereits seit einigen Jahren bestehen[69]) benötigt. Die Dosierung beträgt 1–5 Globuli. Als Faustregel gilt, dass sehr sensible und erethische Kinder 1–3 Globuli erhalten, die robusten und torpiden bekommen 4–5 Globuli.

Die ausgetesteten Globuli und folgende Anleitung zur Durchführung der 4-wöchigen Thuja-Trinkkur gebe ich den Patienten mit. Für die Kur werden 4 Flaschen stilles Mineralwasser benötigt. Patienten weise ich darauf hin, dass die Globuli nicht angefasst werden sollen (Die Milchzuckerkügelchen werden mit dem potenzierten Wirkstoff nur besprüht!). Die Hauptflasche für die Vierwochenkur – die anderen drei sind nur die Nachfüllflaschen – sollte auffällig und eindeutig gekennzeichnet werden. Die Zugabe der homöopathischen Globuli ist nicht zu sehen.

[68] Dies ist nur als grobe Faustregel zu verstehen.
[69] Dies ist nur als grobe Faustregel zu verstehen.

Homöopathische Trinkkur	
mit	(z. B. Thuja C30)
für	(der Name des Kindes)
Globuli auf 0,75 l stilles Mineralwasser geben und kräftig schütteln. Die Flasche bitte kennzeichnen, damit alle im Haushalt wissen, dass dies die Thuja-Kur-Flasche ist.	
1.–7. Tag	Täglich ca. 90 ml morgens nüchtern trinken. Sollte die Trinkmenge morgens nicht bewältigt werden, dann kann der verbleibende Rest auch noch über den Tag verteilt getrunken werden.
8. Tag	Den verbliebenen Rest in der Flasche mit stillem Mineralwasser auffüllen und kräftig schütteln.
8.–14. Tag	Täglich ca. 90 ml morgens nüchtern trinken.
15. Tag	Den verbliebenen Rest in der Flasche mit stillem Mineralwasser auffüllen und kräftig schütteln.
15.–21. Tag	Täglich ca. 90 ml morgens nüchtern trinken.
22. Tag	Den verbliebenen Rest in der Flasche mit stillem Mineralwasser auffüllen und kräftig schütteln.
22.–29. Tag	Täglich ca. 90 ml morgens nüchtern trinken.

Hinweis für Therapeuten:
Die Thuja-Trinkkur regt die stofflich-chemische Ausscheidungskraft an sowie die informativ-biologische Reorganisation des Organismus. Sowohl die Ausscheidung von im Interstitium abgelagerten Stoffen (hier: Zusatzstoffe aus Impfungen) als auch die Überwindung der noch bestehenden Krankheitsinformation (hier: der Impf-Krankheitserreger) benötigt Zeit und Kraft. Die kurmäßige Unterstützung dieser Prozesse erfolgt sanft und gut verträglich. Nach Beendigung der Kur lasse ich die begleitenden konstitutionellen Mittel noch mindestens vier Wochen weitergeben, bis zum Kontrolltermin.
Die interstitielle Anregung der Thuja-Trinkkur kann in **sehr** seltenen Fällen zu einer Symptomverschlechterung führen. In diesem Fall die morgendliche Thuja-Einnahme pausieren, bis sich die Situation wieder beruhigt hat. Danach wieder einsteigen, mit etwas reduzierter Dosis: die Hälfte der Trinkmenge, jeden 2. Tag. Sollte es dann nochmals zu einer Symptomverschlechterung kommen, die Thuja-Kur abbrechen und in die Ursachenforschung gehen:

- Die mobilisierten Stoffe im Interstitium wurden nicht dynamisch genug abtransportiert → den Zug aus dem Bindegewebe und den Tonus der Lymphgefäße verbessern.
- Die allgemeine Kraft hat gefehlt → zuerst einen allgemeinen Blut- und Kraftaufbau vornehmen, dann nochmals die Kur starten.
- Der Dosierungsreiz war zu hoch → nochmals mit einer geringeren Dosierung starten.
- Das Abwehrsystem hat alarmiert reagiert → *zusätzlich* Immunsystem beruhigen, zum Beispiel mit *Synerga (Laves) morgens ½–1 Teelöffel* (altersabhängig).

Nach meiner Erfahrung zeigt der nach 6–8 Wochen durchgeführte Vegatest meist keine Impf- bzw. Zusatzstoffbelastung mehr an. Das heißt, dass die vorher bestehende Dauerbelastung abgebaut worden ist. In vielen Fällen ist damit auch die damit verbundene Krankheitssymptomatik abgeklungen. In Fällen mit einer tiefergehenden Fehlregulation ist die Beseitigung der ständigen Reizbelastung jedoch erst ein Zwischenziel auf dem Weg zur Gesundheit.

Literaturempfehlungen

Kinderheilkunde allgemein

Heilpflanzen in der Kinderheilkunde
Bühring, Ellbeiser, Girsch. Haug Verlag 2012

Kinderkrankheiten natürlich behandeln
Georg Soldner und Michael Stellmann. Gräfe und Unzer 2014

Die Hebammen-Sprechstunde
Ingeborg Stadelmann. Eigenverlag 2018

Wickel & Co.- Bärenstarke Hausmittel für Kinder
Ursula Uhlemayr. Urs Verlag 2021

Wickel und Kompressen
Verena Brumm und Madeleine Ducommun-Capponi. AT-Verlag 2019

Thema Ernährung

Das Stillbuch
Hannah Lothrop. Kösel Verlag 2016

Die Wahrheit über Käpt'n Iglo und die Fruchtzwerge
Hans-Ulrich Grimm und Annette Sabersky. Antiquarisch

Chemie im Essen: Lebensmittel-Zusatzstoffe. Wie sie wirken, warum sie schaden
Hans-Ulrich Grimm. Droemer Verlag 2023

Kochen für hyperaktive Kinder
Margrit Sulzberger und Sonja Hutter. Antiquarisch

Fruktose Unverträglichkeit
Doris Fritzsche. Gräfe und Unzer 2017

Köstlich essen bei Zöliakie
Andrea Hiller. Trias Verlag 2016

Thema Impfungen

Die Impfentscheidung: Ansichten, Überlegungen und Informationen
Dr. Friedrich P. Graf. Sprangsrade 2007

Nicht impfen – was dann?
Dr. Friedrich P. Graf. Sprangsrade 2023

Impfen Pro und Kontra: Das Handbuch für die individuelle Impfentscheidung
Martin Hirte. Droemer Knaur 2023

Der große Impfreport. 400 kritische Studien für Eltern und Forscher.
Neil Z. Miller. Unimedica 2020

Fachliteratur

Grundlagen der Traditionellen Europäischen Naturheilkunde
Raimann, Ganz, Garvelmann, Bertschi-Stahl, Fehr-Streule. Bacopa Verlag 2012

Humoralmedizinische Praxis Band 1 und 2
Friedemann Garvelmann, Christian Raimann. Bacopa Verlag 2016

Ab- und Ausleitung in der TEN/TEM
Friedemann Garvelmann, Jim M. Müller. Bacopa Verlag 2022

Konstitutionsmedizin
Friedemann Garvelmann. Bacopa Verlag 2018

Die Komplex-Biochemie. Therapie mit kombinierten Mitteln auf der Grundlage der biochemischen Heilweise nach Dr. Schüßler
Werner Hemm und Stefan Mair. ML Verlag 2017

Praktische Biochemie nach Dr. Schüßler. Lehrbuch und Nachschlagewerk
Werner Hemm und Stefan Mair. ML Verlag 2021

Homöopathie und die Gesunderhaltung von Kindern und Jugendlichen - Ein Entwicklungsbegleiter
Dr. Friedrich P. Graf. Sprangsrade Verlag 2009

Das System der Grundregulation – Grundlagen einer ganzheitsbiologischen Medizin
Alfred Pischinger und Hartmut Heine. Thieme Verlag 2014

Internetseiten

www.humores.org
Info-Portal und Seminare zur Traditionellen Europäischen Naturheilkunde (TEN)

www.tem-akademie.org
Akademie für Traditionelle Europäische Medizin (TEM)

www.biovis.eu
www.enterosan.de
Spezialisierte Labore für mikrobiologische Stuhldiagnostik

www.gzm.org
Internationale Gesellschaft für Ganzheitliche Zahn-Medizin e.V.

www.gaed.de
GAÄD Gesellschaft Anthroposophischer Ärztinnen und Ärzte in Deutschland

www.individuelle-impfentscheidung.de
ÄFI: Ärztinnen und Ärzte für individuelle Impfentscheidung e.V.

www.impfkritik.de
Portal für unabhängige Impfaufklärung

www.impf-report.de
Rundbrief rund ums Impfen

www.pei.de
Paul-Ehrlich-Institut, Bundesinstitut für Impfstoffe und biomedizinische Arzneimittel

www.nebenwirkungen.bund.de
Online-Meldeformular zur Meldung einer Impfnebenwirkung

www.rki.de
Robert-Koch-Institut

SurvStat@RKI 2.0
Web-basierte Abfrage der Meldedaten gemäß Infektionsschutzgesetz (IfSG)

STIKO@rki.de
App mit umfangreichen Informationen zu Impfungen, u. a. auch die Fachinformationen der Hersteller (Beipackzettel) zu einzelnen Impfstoffen.

Bezugsquellen

www.wickel-co.de
Bezugsquelle für Wickelmaterialien

www.amidor-naturkosmetik.de
Bezugsquelle für Galium Lotion u. a.

www.bahnhof-apotheke.de
Bezugsquelle für Engelwurz-Balsam, Myrthe-Thymian-Balsam, Zeckenglobuli u. a.

www.phytofit.de
Bezugsquelle für Kräuter, Tee, Öle u. a.

www.fink-drogerie.ch
Bezugsquelle für individuelle Tropfenmischungen

www.mixtura.ch
Bezugsquelle für individuelle Tropfenmischungen

www.vrenibrumm.ch
Bezugsquelle für Wickelmaterialien

www.kneippbund.at
Bezugsquelle für Wickelmaterialien

Danksagung

Vielen herzlichen Dank an alle, die zum Gelingen des Buches beigetragen haben.

Ein besonderer Dank gebührt dem ganzen Team des Bacopa Verlags – Ihr habt aus meinem Manuskript das bestmögliche Buch gemacht. Ich bin tief beeindruckt mit wie viel Engagement und Liebe zum Detail Ihr Eure Arbeit macht. Vielen Dank Herr Fehlinger, für Ihr Vertrauen in das Buchprojekt, Ihre kampferprobte Nervenstärke und das „Fäden zusammenhalten".
Das Buch wäre nicht was es nun ist, wenn nicht Frau Hübner ihre ganze Erfahrung, Sorgfalt und liebevolle Strenge eingebracht hätte – ganz großen Dank dafür!
Kerstin und Mili, ich hätte mir keine besseren Grafiker wünschen können – Ihr habt so großartige Arbeit geleistet und es war ein Vergnügung mit Euch zu arbeiten. An dieser Stelle auch noch danke an Eure Tochter Mia, die mich vom orangenen Lesebändchen überzeugt hat.

Ein ganz tiefer Dank an meine Patientenkinder und ihre Familien. Es war mir eine Freude Euch begleiten und von Euch lernen zu dürfen. Letztendlich seid Ihr der Antrieb dafür gewesen, dass ich mich an dieses Buchprojekt gewagt habe.

Vielen Dank Friedemann für das großzügige Teilen Deines immensen Wissens und für den langjährigen inspirierenden kollegialen und freundschaftlichen Austausch. Und danke dafür, dass Du mir die Neufassung unserer gemeinsamen ersten Ausgabe anvertraut hast.

Meine Dankbarkeit gilt auch den Kolleginnen und Kollegen, die sich von meiner Begeisterung für die TEN haben anstecken lassen. Euer Wissensdurst hat mich zu Antworten geführt, deren Fragen ich mir vermutlich ohne Euch nie gestellt hätte.

Danke Sylvi, Du hast den ganzen langen Geburtsvorgang dieses Buches mit begleitet. Ich durfte mit Dir Dein erstes Buch feiern, und Du hast mir mit Deinem großherzigen Wesen Deine Erfahrungen geschenkt. Dein Bild des Nadelöhrs hat mich gerettet – wahrscheinlich wäre ich sonst verzweifelt.

Danke Maria, Du hast mir gezeigt, dass Schreiben Spaß machen kann und sich leicht anfühlen darf. Dass wir uns gefunden haben – entgegen jeder Wahrscheinlichkeit –, ist ein Wunder.

Vielen Dank *Kolibri* für das tolle Bild. Es erfreut mich täglich an meinem Schreibtisch und macht sich ganz prächtig auf dem Buchcover.

Und *last but not least:* Ein großes Dankeschön an meine lebhafte Familie. Eure Wertschätzung für die Naturheilkunde bedeutet mir viel. Besonderen Dank meiner Mutter und meiner Oma mütterlicherseits (die ich leider nie kennengelernt habe), die ihr Vertrauen auch schon eher in Mutter Natur als in Vater Staat gesetzt haben.

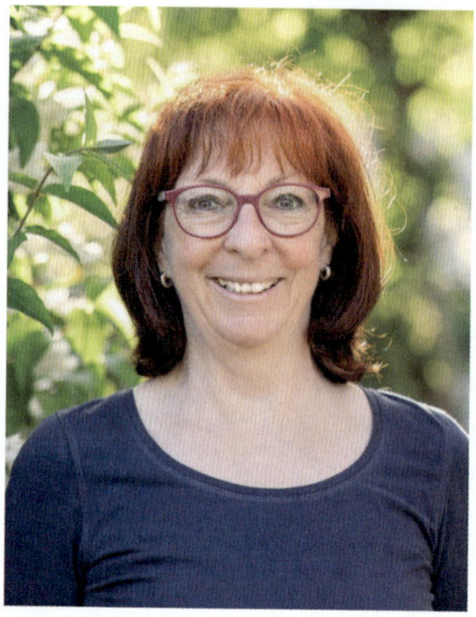

Die Autorin

Geboren 1960. Nach einer ersten Ausbildung zur Medizinisch-technischen Assistentin und anschließender Berufstätigkeit erfolgte 1993 die Ausbildung zur Heilpraktikerin.

- 1995 Zulassung als Heilpraktikerin.
- 1996–1997 Assistenztätigkeit in der Naturheilpraxis Friedemann Garvelmann.
- 1997–2023 Praxistätigkeit: Naturheilkundliche Behandlung von Erwachsenen und Kindern mit den Schwerpunkten Traditionelle Chinesische Medizin und Traditionelle Europäische Naturheilkunde (TCM und TEN).
- Ab 1993 naturheilkundliche Ausbildungen in Phytotherapie, konstitutionelle Augendiagnose, Ausleitverfahren, Shiatsu, TCM-Akupunktur und Diätetik, Neuraltherapie, Dorn-Breuss-Behandlungen u. a.
- Ab 2000 Dozententätigkeit: Traditionelle Europäische Naturheilkunde (TEN), Frauenheilkunde, Kinderheilkunde u. a.
- Koautorin des Praxisbuchs *Naturheilkunde für Kinder* (erschienen 2009 im AT-Verlag, Friedemann Garvelmann/Susanne Alber-Jansohn).

Susanne Alber-Jansohn lebt am Hochrhein (D). Sie ist verheiratet, Mutter zweier erwachsener Kinder und begeisterte vierfache Großmutter.

Die Autorin bietet Vorträge und Seminare zum Thema *Naturheilkunde für Kinder* für Eltern, Hebammen, Heilpraktiker/Ärzte im gesamten deutschsprachigen Raum an.

www.susanne-alber-jansohn.de | susanne@alber-jansohn.de

Stichwortverzeichnis

L

M

N

O

Titel der Traditionellen Europäischen Naturheilkunde (TEN), Traditionellen Europäischen Medizin (TEM) im Bacopa Verlag

Christian Raimann, Chrischta Ganz, Friedemann Garvelmann, Heide-Dore Bertschi-Stahl, Rosmarie Fehr-Streule
Grundlagen der Traditionellen Europäischen Naturheilkunde TEN
4. Auflage, 588 Seiten, vierfarbige Abb. und Fotos, mit Lesebändchen, geb.
ISBN 9783902735218 € 79,00

Christian Raimann, Chrischta Ganz, Friedemann Garvelmann, Heide-Dore Bertschi-Stahl, Rosmarie Fehr-Streule
Fondamenti della Medicina Tradizionale Europea MTE
580 pagine circa, illustrazioni a colori, con segnalibro, rilegato
ISBN 9783991140474 € 89,00
Dieser Titel erscheint Herbst 2024

Christian Raimann, Chrischta Ganz, Friedemann Garvelmann, Heide-Dore Bertschi-Stahl, Rosmarie Fehr-Streule
Bases de la Medecine Traditionnelle Europeenne
580 pages, relie
ISBN 9783991140481 € 89,00
Dieser Titel erscheint Sommer 2024

Friedemann Garvelmann, Christian Raimann
Humoralmedizinische Praxis. Band 1: Arbeitsgrundlagen der TEN
3. Auflage, 424 Seiten, 125 Farbabb. und 116 Tabellen, mit Lesebändchen, geb.
ISBN 9783903071322 € 59,00

Friedemann Garvelmann, Christian Raimann
Humoralmedizinische Praxis. Band 2: Arzneitherapie
3. Auflage, 523 Seiten, 153 Farbabb. und 213 Tabellen, mit Lesebändchen, geb.
ISBN 9783903071339 € 79,00

Friedemann Garvelmann, Christian Raimann
Humoralmedizinische Praxis. 2 Bände im Set. Band 1: Arbeitsgrundlagen der TEN. Band 2: Arzneitherapie
3. Auflage, 944 Seiten, ca. 278 Farbabb. und ca. 329 Tabellen, mit Lesebändchen, geb.
ISBN 9783902735768 € 110,00

Friedemann Garvelmann
Konstitutionsmedizin
2. Auflage, 348 Seiten, ca. 160 Fotos und Abb., Lesebändchen, geb.
ISBN 9783903071469 € 89,00

Friedemann Garvelmann, Jim M. Müller
Ab- und Ausleitung in der TEN/TEM. Ein Lehr- und Anwendungsbuch
192 Seiten, 97 Fotos und Abb., Lesebändchen, geb.
ISBN 9783991140153 € 44,80

Christian Raimann, Louis Hutter, Chrischta Ganz
Heilpflanzen der Traditionellen Europäischen Naturheilkunde...auf einen Blick
416 Seiten, 170 Pflanzenabb., mit Lesebändchen, geb.
ISBN 9783991140023 € 79,00

Louis Hutter
Tee-Rezepte für die humoralmedizinische Praxis
180 Seiten, 118 Abb., Lesebändchen, geb.
ISBN 9783903071490 € 44,80

Sybille Binder, Laura Koch, Louis Hutter, Fiorina Springhetti
Integrative TEN Ernährung
2. Auflage, 440 Seiten, Abb., Tabellen und Grafiken, mit Lesebändchen, geb.
ISBN 9783991140115 € 69,00

Louis Hutter, Karl-Heinz Steinmetz
Traditionelle Europäische Medizin im Aufwind.
Standortbestimmungen und Zukunftsperspektiven der TEM/TEN
252 Seiten, 63 Fotos, Grafiken, mit Lesebändchen, geb.
ISBN 9783991140443 € 49,80

Susanne Alber-Jansohn
Naturheilkunde für Kinder. Ein Praxisbuch für Eltern und Therapeuten
356 Seiten, Abbildungen, mit Lesebändchen, geb.
ISBN 9783991140849 € 44,80

Lehr- und Lerntafeln der TEN/TEM

Friedemann Garvelmann, Christian Raimann, Erika Wirth
Wandtafel Traditionelle Europäische Naturheilkunde TEN Humoralmedizin – Vier-Säfte-Lehre.
2. Auflage, ca. 70 x 100 cm inkl. Postklemmschiene und zwei Hängern
ISBN 9783903071384 € 20,00

Friedemann Garvelmann, Christian Raimann, Erika Wirth
A4 Tafel Traditionelle Europäische Naturheilkunde TEN Humoralmedizin – Vier-Säfte-Lehre
3. Auflage, Lehrtafel A4, Vierfarbdruck
ISBN 9783903071421 € 5,00

Friedemann Garvelmann
Wandtafel Konstitutionsorientierte Irisdiagnose.
2. Auflage, ca. 70 x 100 cm inkl. Postklemmschiene und zwei Hängern
ISBN 9783903071568 € 20,00

Friedemann Garvelmann
A4 Tafel Konstitutionsorientierte Irisdiagnose
Lehrtafel A4, Vierfarbdruck
ISBN 9783903071544 € 5,00

Friedemann Garvelmann
A4 Tafel Topografien der Irisdiagnose
Lehrtafel A4, Vierfarbdruck
ISBN 9783903071551 € 5,00

Silke Lutz, Friedemann Garvelmann
Lernkarten für die Konstitutionsmedizin
72 Seiten, A5 Format, vierfarbig, Spiralbindung
ISBN 9783991140962 € 24,80

Alle Titel direkt bestellbar beim BACOPA Verlag unter Tel: +43-(0)7251-22235 oder versand@bacopa.at.
Portofreie Zusendung in Österreich und nach Deutschland.
www.bacopa.at